MANUAL TÉCNICO DE DIETOLOGÍA DE PAPAGAYOS

Todas las fotos son © Ángel Nuevo

Gruppo Editoriale Castel Negrino
Strada per Castel Negrino 8
20886 Aicurzio (MB) ITALIA
info@gruppoeditorialecastelnegrino.com
www.castelnegrino.com

ÁNGEL NUEVO

MANUAL TÉCNICO DE DIETOLOGÍA DE PAPAGAYOS

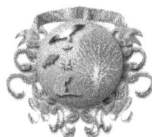

GRUPPO EDITORIALE
CASTEL NEGRINO

ÍNDICE

A mi churri, Myriam, a quien le debo todas las horas que le he quitado mientras preparaba este libro, sin su paciente comprensión y sacrificio, no me hubiera sido posible, ¡gracias mi amor!
A mi familia, cuya fe, apoyo y cariño han forjado al que hoy escribe estas líneas.
Y a todos los abajo citados, con todo mi cariño

AGRADECIMIENTOS

A Nadia Ghibaudo, mi mentora en esta obra y sin cuyo empeño no hubiera sido posible.
A Veronica Fresta, mi editora, que ha creído y apoyado en el proyecto y que me ha brindado esta gran oportunidad, que como intachable regalo, acepto y hoy comparto con todos vosotros. ¡Gracias por vuestra paciencia!
A mis loros y a los que con ellos he trabajado y que tanto me han enseñado.
A todas las personas que me han brindado sus conocimientos y experiencias para hacer de este manual, una realidad, especialmente a José Antonio Díaz Luque.

Ángel Nuevo, apasionado desde su infancia por la fauna y el medio ambiente es licenciado en biología, con especialidad en Biología Animal, por la Universidad de Alcalá (Madrid).
Numerosas han sido las colaboraciones académicas tanto en las Facultades de Biología como en la de Ciencias Ambientales de dicha Universidad, pero también con la Facultad de Veterinaria de la Universidad Complutense de Madrid.
Su amplia experiencia profesional abarca, además de en el ámbito académico, en diversos parques zoológicos españoles así como en centros de cría especializados en aves psitácidas, entre otros. Durante varios meses, entre los años 2004 y 2005, participó en proyectos de estudio y conservación de especies del género Amazona *in situ*, en Argentina.
Numerosas son sus publicaciones en varias revistas de divulgación de temática ornitológica y faunística durante los últimos años asi como sus colaboraciones como ponente en los principales cursos y congresos anuales especializadas en manejo, tenencia, reproducción y salud de aves psitácidas, tanto a nivel nacional como internacional.
Fuertemente comprometido con la causa conservacionista, fue promotor del movimiento "Parrot People", en el que se desarrollaron campañas de ayuda para diversos proyectos de campo.
Actualmente, y junto a su mujer, Myriam Navarro, co-gestiona su propia colección de cría de psitácidas en Mallorca: *Ekkies Parrots*.

INTRODUCCIÓN

No existe mejor título para el propósito del presente libro. La dietología, entendida como la ciencia y arte de utilizar los alimentos de forma adecuada, nos va a definir el objeto principal que nos ocupa. Esta utilización de los alimentos ha de partir de la base de un conocimiento profundo de las especies a las que va dirigida, para proponer formas de alimentación equilibradas, completas y variadas que permitan cubrir las necesidades biológicas de los individuos sanos y adultos (como modelo básico del que partir), contemplando a su vez gustos, costumbres y posibilidades.

En la formulación de las dietas para cada una de las especies de psitácidas que mantenemos en cautividad hemos de tener en cuenta infinidad de aspectos que van mucho más allá de los nutricionales, pero implicándolos de manera básica, troncal, para garantizar cubrir sus necesidades indispensables. Es por esto que este manual técnico no pretende ser un manual de nutrición al uso, lejos de ésto, abordaremos obviamente aspectos puramente nutricionales pero tendremos en cuenta además, aspectos etológicos (proporcionados por los trabajos de campo), anatómicos, aportaciones de la medicina veterinaria y las experiencias que se han ido acumulando en su mantenimiento en cautividad.

Este manual, por tanto, propone y defiende una visión holística en la elaboración de dietas para las psitácidas. Tan importante será cubrir sus necesidades nutricionales, como sus necesidades psicológicas. Ir más allá de los aspectos puramente nutricionales, teniendo en cuenta todos los factores implicados: etológicos, preferenciales, capacidades, etc... hace que el resultado final sea mucho más valioso, más fidedigno, más apropiado. Solo si tenemos en cuenta que la implicación de cada uno de estos factores enriquece el resultado final estaremos actuando de manera responsable, si tenemos en cuenta además, que una alimentación de calidad es la principal de las necesidades que como cuidadores de animales hemos de garantizar.

Tal y como defiende la holística esto permite entender la necesidad de elaborar una dieta apropiada desde el punto de vista de las múltiples interacciones que la caracterizan; corresponde a una actitud integradora que orienta hacia una comprensión global de todos los procesos implicados, de los protagonistas (las especies destino) y de sus contextos (etología, costumbres, anatomía específica...) así como de las relaciones que establecen entre si todos los ingredientes que la conforman. La holística se refiere a la manera de ver las cosas enteras, en su totalidad, en su conjunto, en su complejidad, pues de esta forma se pueden apreciar interacciones, particularidades y procesos que por lo regular no se perciben si se estudian los aspectos que conforman este todo, por separado.

Teniendo en cuenta todo ello, vamos a sentar las bases para la elaboración de las dietas especie-específicas de individuos sanos y en estado adulto de las diferentes especies de papagayos intentando llegar al máximo de especificidad en todos aquellos casos en los que existe información suficiente para ello. En los que no, al menos intentaremos una aproximación a las necesidades por géneros, para que todos los profesionales (biólogos, veterinarios, nutricionistas, conservadores, técnicos de zoología, etc...) dispongan de unas herramientas básicas pero bien fundadas para confeccionar sus propias dietas adaptándolas a los contextos propios en los que mantienen a las especies destino en cautividad.

Está claro que las necesidades a cubrir de individuos adultos y sanos, difieren de las de otras categorías de edad (juveniles, seniles, etc...) y en otros estados naturales (reproductores, muda, etc...), así como de ejemplares con patologías concretas. Hacerlo para cada una de las especies sería cuanto menos un despropósito, en tanto en cuanto habrá que tener en cuenta, más que nunca, las consideraciones contextuales en cada caso, por lo que se hará necesario confeccionar nuevas dietas o adaptar las ya existentes a cada uno de los casos con la ayuda del profesional veterinario. No obstante, se incluye en el presente manual un capítulo en el que recogeré las particularidades de cada uno de los estados diferenciales.

Elaborar un manual como éste, es sin duda una "aventura", un "atrevimiento" que espero y deseo sea bien entendido, pero lo sería aún más si no tenemos en cuenta además un aspecto que se torna fundamental en el manejo de especies inteligentes y complejas como lo son las psitácidas: el concepto de enriquecimiento ambiental, que nos va a permitir aplicar sus técnicas en la elaboración de los menús para las psitácidas, puesto que no sólo es importante entender y valorar *qué* deben comer, sino *cómo* deben hacerlo. La presentación física, espacial y temporal de los alimentos cobra tal importancia en el manejo de psitácidas en cautividad que se merece, al menos, que le dediquemos un capítulo de este manual para sentar unas bases aplicables a tener en cuenta.

Debido a que el público destinatario de esta obra es personal técnico cualificado para, conforme a unas bases, establecer unas dietas correctas y adecuadas a la especie, al final del escrutinio de cada una de las especies (o géneros) se establecen las recomendaciones que considero oportunas para la elaboración de dichos menús. Estas bases quedarán recogidas de la siguiente manera. Por un lado, de manera gráfica en "escalones" alimentarios, que, en similitud con las tradicionales pirámides alimentarias, en cualquier caso, de forma simbólica, en los que se mostrará la importancia relativa de los diferentes alimentos que han de componer su dieta. Por otro lado, se muestran sendos cuadros destacados en los que se recogerá:

- información respecto a la cantidad de alimento a ofrecer en función de su Peso Corporal (P.C.). Diferenciando entre Alimento Seco (semillas de cualquier naturaleza y pienso principalmente, si se opta por su uso) independientemente de su estado de elaboración (crudo, cocido...), de hidratación o deshidratación y Alimento Húmedo/Blando (macedonia de frutas, verduras y hortalizas);
- información respecto a las recomendaciones dentro de las anteriores categorías. De este modo, se recogerán en dicho cuadro aquellos ítems que han de formar parte de su dieta predominantemente (pero nunca excluyentemente) y que serán reflejo tanto de su conveniencia a nivel específico como de su preferencia en aquellos casos en los que se conozca. En este cuadro se especificará el tipo de mezcla de semillas a usar (en base a las principales mezclas comerciales disponibles), así como el tipo de pienso formulado de elección (Alta Energía (AE): aquellos con alto contenido en grasas; Estándar (St): aquellos con niveles más bajos de grasas...y salvo que se exprese lo contrario, serán fórmulas de Mantenimiento (Mto) y no de Reproducción (Rep).

En base a estas directrices y a la información volcada en los textos para cada especie, habrá suficientes herramientas para la confección de dietas especie-específicas. En cualquier caso, habrá que tener en cuenta además, para incluirlos en los casos en los que no se especifique, los alimentos especificados en el texto previo a las recomendaciones.

El% de Alimento Seco, habrá de entenderse como un porcentaje máximo, siempre y cuando las aves estén ingiriendo y aprovechando el porcentaje de Alimento Blando, que habrá de entenderse como un mínimo a partir del cual, puede incrementarse dicha porción. Si esto no fuera así, habría que ir disminuyendo la porción seca hasta el correcto aprovechamiento de la húmeda. Independientemente de esto, y aún no respetando los porcentajes en función de su peso corporal, nos marcará una pauta de proporciones que habría que intentar respetar en su dieta.

Con la aparición en el mercado (podríamos decir, por suerte, o no) de los ya famosos piensos formulados para psitácidas cabría pensar que se hace innecesario entonces un manual como éste. Es bien cierto que dicha inclusión en el manejo de las psitácidas ha supuesto un gran avance. No obstante, es fácil de entender que muy a nuestro pesar como cuidadores, es imposible que, apenas 4 o 5 formulaciones distintas existentes puedan abarcar el total de las necesidades de más de 350 especies diferentes de psittaciformes.

Hay grandes defensores y grandes detractores del uso de estos piensos formulados, y es bien cierto que su consumo tiene grandes ventajas pero también grandes inconvenientes, por lo que una alimentación en exclusiva a base de pienso difícilmente cubra las necesidades reales de cada una de las especies que lo están consumiendo. No obstante, van a ver que incluyo en la inmensa mayoría de los casos, el pienso como parte integrante a la hora de elaborar las distintas dietas, como una herramienta útil que es, si se utiliza convenientemente.

Antes de entrar en materia, sería interesante hacer una breve descripción de la clasificación entre los psittaciformes en base al tipo de alimentos que consumen en libertad (que a menudo, por no decir casi siempre, difieren de los que consumen en cautividad). En general, en tanto en cuanto las psitácidas consumen principalmente diferentes partes de las plantas podemos denominarlas como "florívoras".

Las subclasificaciones más habituales en las psitácidas las agrupan en:

- **granívoras**, dietas basadas en granos o semillas de diferentes plantas (podría ser el caso de *Melopsittacus* y *Nymphicus*);
- **frugívoras**, alimentándose principalmente de los frutos (incluyendo la pulpa de los mismos, como ocurre con *Psitrichas fulgidus* o *Tanygnatus* sp.);
- **nectarívoras**, cuya fuente principal consiste en el néctar de las flores (loris y loriquitos).

No obstante, esta mera clasificación no hace justicia, en muchos casos, a la dieta real, puesto que, salvo los casos de especialización trófica casi estricta (pueden ser buenos ejemplos especies del género *Calyptorhynchus*), a menudo las dietas consumidas están conformadas en base a varios de los ítems vegetales de 2 o más categorías, de manera que es más frecuente que muchas de las especies se cataloguen como una conjunción de ambas (frugívoro-granívoros: como *Ara macao* o *Polytelis anthopeplus*).

Cuando todos los ítems consumidos provienen del reino vegetal, como en los casos de las categorías anteriormente citadas, es cuando mantenemos la denominación general de "Florívoros", sin poder ceñirlos a una y otra subcategoría. En los casos, en los que además se consumen fuentes de alimento animales, estaremos hablando de especies "Omnívoras", como pueden representar los casos de *Cyanoramphus novaezelandiae* o *Cacatua pastinator*.

Permítanme concluir esta introducción con algunas reflexiones que, de alguna manera, justifican una obra como la que tienen entre sus manos:

- está claro que elaborar una dieta correctamente balanceada no es tarea fácil, pero esto no ha de justificar el uso de los pellets como fuente única de alimento para los loros. Es cierto que no todo el mundo tiene conocimientos de las bases científicas que establecen las necesidades nutricionales ni el comportamiento e interacciones de los diferentes nutrientes, ni tampoco a menudo de las dietas que se consumen en libertad, pero elaborar guías como la presente puede facilitar, ayudar, a que, casi cualquiera, con ayuda de un profesional cualificado pueda ofrecer un menú apto para el animal/es que tiene bajo su responsabilidad. El compromiso realmente responsable, huyendo de la comodidad para nosotros mismos y basado en el respeto por la naturaleza del animal que tienen a su cargo y el uso del sentido común puede facilitar que casi cualquiera, con una buena guía, pueda ofrecer una dieta adecuada para su/s especie/s;

- no es cierto que una alimentación a base de piensos formulados sea superior a una dieta elaborada con ingredientes frescos, naturales, si ésta está bien hecha. Hay que tener en cuenta que la elaboración de los mismos está basada en diferentes tipos de grano, que, por un lado son los mismos que se pueden ofrecer en su forma natural, sin procesar, y por otro lado, en muchos de los casos, no es la base de la alimentación para muchas de las especies. Estos mismos piensos además, a menudo obvian para su elaboración el uso de frutas y vegetales, así como de lo que denominamos "frutos secos" que sí forman parte de manera natural de la dieta de alguno de ellos. Por otro lado, en la elaboración de los piensos formulados se tienen en cuenta tan solo macro y micronutrientes, obviando la idoneidad de la mayoría de los fitonutrientes contenidos en el alimento vegetal fresco, en sus formas naturales. El uso exclusivo de los mismos, ignora la importancia de la rotación y variación de los alimentos que ocurre en la naturaleza, incluso para los especialistas tróficos. Ni los piensos son tan buenos, ni las semillas con las que tradicionalmente se han alimentado a los loros son tan malas, pero del mismo modo que ocurre con el primero, no es adecuado el uso en exclusiva de las segundas casi por los mismos motivos. En definitiva, el uso de piensos formulados como única fuente de alimento puede hacernos mucho más cómoda la tarea, pero es poco o nada respetuosa con la etología del total de especies a quien va dirigida;

- la "sabiduría popular" afirma que los animales pueden elegir los alimentos en función de su composición para satisfacer sus necesidades nutricionales. Esto que podría ser cierto para algunas especies animales y/o en determinados contextos puntuales, se ha demostrado ser totalmente erróneo en el caso de las psitácidas. En éstas que nos ocupan, podemos afirmar, quizás como estrategia de supervivencia como animales presa que son, que está bien demostrado que se alimentan en base a criterios energéticos, que no nutricionales, y por tanto la elección de alimentos la harán para satisfacer sus demandas energéticas (aunque, y tal y como veremos en el transcurso del texto, aún no está todo dicho al respecto…).

Y ahora sí, bienvenidos a una obra siempre inacabada…

ASPECTOS NUTRICIONALES

ASPECTOS GENERALES

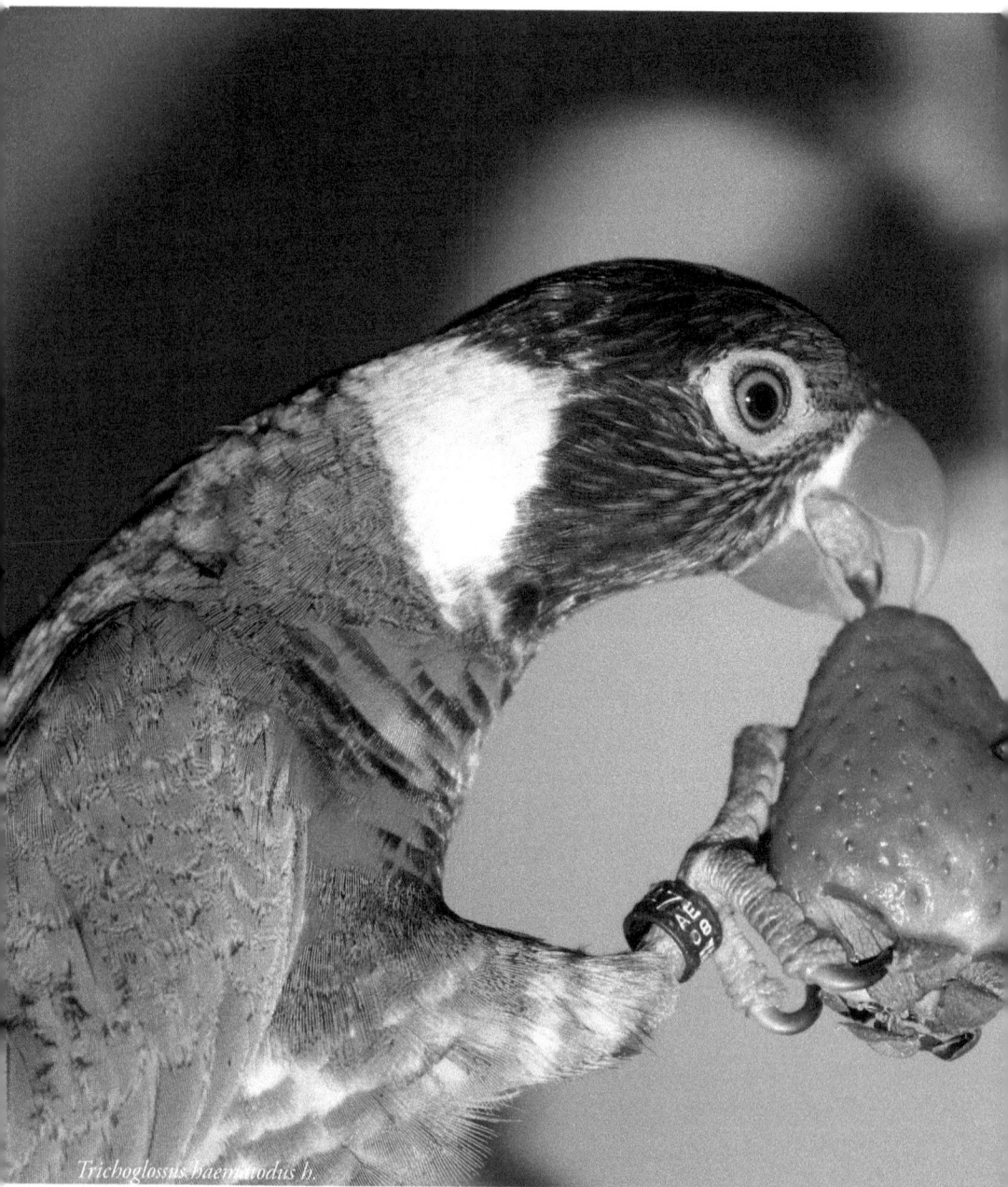

Trichoglossus haematodus h.

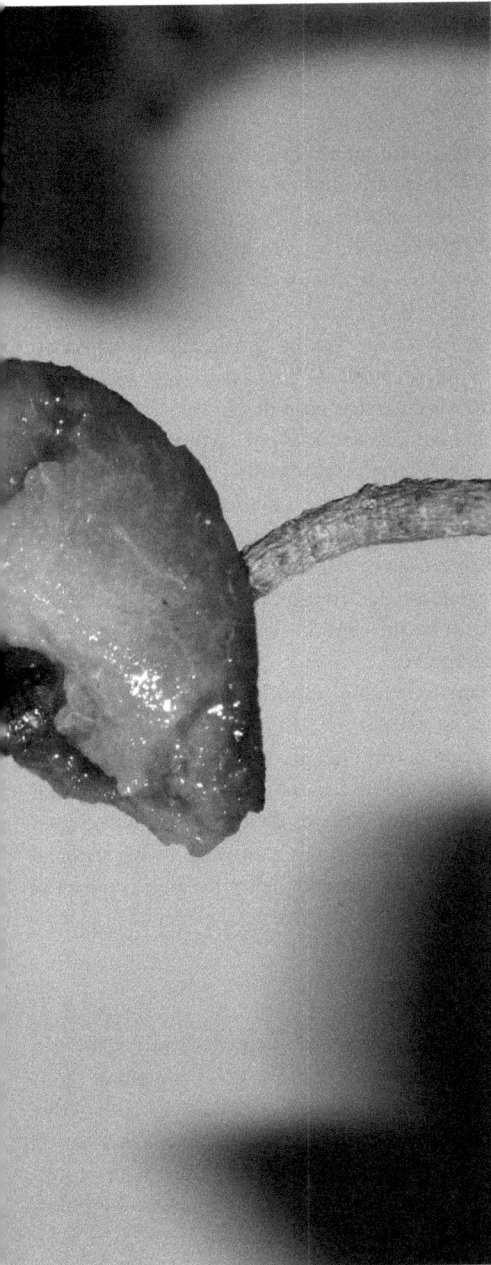

Antes de comenzar el escrutinio por las diferentes especies vamos a abordar algunos aspectos generales que han de tenerse en cuenta.

Por un lado, haremos un recorrido por lo poco que se conoce, en realidad, acerca de las necesidades reales a nivel nutricional y por otro, por el conjunto de alimentos que podemos usar para confeccionar las dietas específicas, analizando las cualidades que aportarán a la misma.

REQUERIMIENTOS NUTRICIONALES DE LAS PSITÁCIDAS

Las recomendaciones para aves de jaula en general y de psitácidas en particular han sido a menudo simples extrapolaciones de los requerimientos nutricionales para aves de producción, a las que se han aplicado algunos principios generales que se mantienen constantes en general en todos los vertebrados. Hoy se van añadiendo consideraciones etológicas, fisiológicas y anatómicas, así como las experiencias de acierto y error que se han ido acumulando durante los últimos años. Y aún así estamos lejos de conocer las necesidades reales de cada una de las especies. No obstante haremos una breve revisión sobre los principales requerimientos.

Agua

Es uno de los nutrientes más críticos, especialmente para algunas especies, y que a menudo pasa desapercibido aún siendo esencial para multitud de funciones vitales: mantenimiento de la homeostasis celular, integridad epitelial, digestión de alimentos, excreción de residuos y en numerosas reacciones metabólicas.

En términos fisiológicos, las aves requieren de menos cantidad de agua que los mamíferos debido a que éstas no transpiran y a que sus desechos nitrogenados son excretados en forma de ácido úrico (insoluble en agua).

Algunas de las pequeñas especies más granívoras pueden llegar a sobrevivir un tiempo sin agua a su disposición ya que son capaces de generar agua metabólicamente a través de la oxidación de grasas y carbohidratos para reponer sus pérdidas. Es el caso de especies como *Melopsittacus* o *Neophema bourkii*, a bajas temperaturas (entre 10-20 ºC), pero requieren de ella a temperaturas superiores. No ocurre lo mismo con especies de mayor tamaño, cuyo requerimiento es imprescindible independientemente de la temperatura ambiental.

Se ha estimado en laboratorio que el requerimiento diario de agua para loros adultos (de entre 48 y 295 gr de peso) es tan solo de un 2,4% de su peso corporal, aunque este porcentaje aumenta considerablemente con pequeños incrementos de la temperatura. Por el contrario es bien conocida la altísima necesidad de la misma durante el desarrollo y crianza de sus pichones, con dietas que habrán de contener en algunos casos porcentajes cercanos al 85%.

Estos datos, que no son más que ensayos laboratoriales, distan bastante de la realidad observada ya que, por ejemplo, ante el ofrecimiento de agua "*ad libitum*" se ha constatado un consumo de agua de 4 ml/día para *Melopsittacus undulatus* y de 13,6 ml/día para *Nymphicus hollandicus* (habiéndose calculado para esta última un consumo mínimo necesario de tan solo 2,5 ml/día).

Aunque la obtención del agua se va a ver complementada, no solo por la producida a nivel metabólico, sino además por la contenida en los diversos alimentos, es crucial para el mantenimiento de cualquier especie de psitácida que se proporcione a diario una fuente de agua limpia y de buena calidad (apta para el consumo humano) que ha de estar disponible en todo momento, y especialmente en aquellas dietas en las que, bien se utilicen piensos formulados, bien se incorporen a los ingredientes del menú algunos vegetales con ciertas propiedades deshidratantes. Además el agua contiene determinados oligoelementos que, aún en cantidades traza, pueden jugar un papel vital para el buen mantenimiento de las aves.

El uso de bebederos de goteo por contacto, similares a los que se utilizan para los roedores y lagomorfos, a pesar de ser mucho más higiénicos, se olvidan de la etología de las diferentes especies. Es bien conocido que casi cualquier loro podrá aprender sin demasiados problemas a obtener el agua de los mismos, no obstante, este modo diferirá bastante de la manera natural de hacerlo para la mayoría. Salvo en el caso de las diferentes especies de loris y loriquitos, cuyo comportamiento natural para la obtención de agua y néctar se asemeja a este dispositivo artificial (y por tanto para ellos, podría ser incluso aconsejable), personalmente desaconsejo su uso para el resto de especies, para las que habrá que optar por un bebedero abierto, tipo cuenco.

Fuentes de Energía

Las aves en general, y las psitácidas en particular utilizan como fuentes de energía tanto carbohidratos como grasas, pero además son capaces de obtener energía de las proteínas, tanto por el proceso de degradación/descomposición de las mismas como por la participación activa de algunos de los aminoácidos resultantes en determinados procesos, como la Lisina y la Serina que colaboran en la obtención de energía a partir de las grasas, o la Arginina que actúa como precursor de la creación de Creatina (importante fuente de energía), por citar algunos ejemplos, y por tanto, deberemos tenerlo en cuenta a la hora de la confección de las dietas.

Según el Sistema Atwater:

nutriente	energía metabolizante (Kcal/gr)
hidratos de Carbono	4
proteínas	4
lípidos	9

Los carbohidratos, como fuente inmediata de energía, son almacenados en el hígado, pero también en el tejido muscular en forma de glucógeno. De éstos hay que tener en cuenta que tan solo una parte de su composición, la fibra soluble, va a ser fácilmente degradable (al romper los enlaces simples de azúcar) y por tanto proveen energía, pero otra parte, la fibra cruda, resulta insoluble y por ende, aunque es importante ya que va a proporcionar un volumen interesante en algunos casos, no va a poder ser utilizada como fuente de energía.

Las grasas o lípidos, reservorio principal de energía a medio y largo plazo, actúan además en incontables reacciones metabólicas, transportadoras de nutrientes (como algunas vitaminas, las liposolubles), forman parte estructural de las membranas celulares y son precursores de hormonas, segundos mensajeros, etc... De los lípidos, los requerimientos de los denominados Ácidos grasos esenciales (aquellos que no pueden ser sintetizados por el organismo y por tanto han de ser incorporados a sus dietas) son similares a los de los mamíferos, siendo, por ejemplo el del Ácido Linoleico en torno al 1 o 1,5% de su dieta.

Su ingesta se hace totalmente necesaria en su debida proporción en las dietas, pero el nivel de actividad de las aves, frecuentemente disminuido en cautividad, nos va a invitar a controlar especialmente los niveles de grasa en la misma, limitándolo a un pequeño porcentaje salvo en los casos en los que sea fundamental a nivel específico.

Independientemente de su función energética en la dieta, deberemos diferenciar entre los distintos tipos de ácidos grasos, de manera que los Ácidos grasos Saturados (sin dobles enlaces) van a ser los más resistentes a la oxidación, seguidos de los Ácidos grasos monoinsaturados (con tal solo un doble enlace molecular) y con la menor resistencia a la oxidación, los Ácidos grasos polinsaturados (con dos o más enlaces dobles).

Esta resistencia a la oxidación de los diferentes tipos de ácidos grasos va a jugar un papel crucial para aquellas especies que habitan naturalmente en ecosistemas con altas temperaturas y humedades junto a altos niveles de radiación UV, que suponen ambientes con gran poder oxidativo sobre los organismos que los habitan y por tanto deberemos tenerlo en cuenta de cara a la elaboración de los menús ajustados para las diferentes especies, ajustándolo a su nueva situación, es decir, teniendo en cuenta que ahora se encuentran en medios no tan altamente oxidativos.

Dietas con altos porcentajes de Ácidos grasos Polinsaturados, requerirán por tanto de un mayor aporte extra de antioxidantes en la misma. Además, de los Ácidos grasos esenciales (linoléico y linolénico, del tipo Omega-6 y Omega-3 respectivamente), que son ambos polinsaturados, es importante que se encuentren en su correcta proporción (aproximadamente de 1:1, en condiciones normales), ya que van a jugar un papel crucial además de en la formación de membranas celulares, importantes repercusiones en funciones hormonales, inmunitarias y cardiovasculares, a diferencia de los saturados y monoinsaturados, que tendrán mucha menor influencia a nivel hormonal.

Las proteínas, como ya hemos comentado, son para las psitácidas un sustrato a partir del cual, se pueden formar carbohidratos y lípidos y por tanto son una fuente más de energía a tener en cuenta, aunque de sus requerimientos en la dieta, hablaremos más adelante.

La TMB (Tasa Metabólica Basal) para las psitácidas, se ha estimado (en Kcal/día) para las especies originarias de climas tropicales en 73,6 x P.C^{0,73}. (Peso Corporal, en Kg), aunque puede ser extrapolable para la gran mayoría de las especies de psitácidas y obviamente se ve incrementado con la actividad, especialmente durante el vuelo y con las condiciones ambientales, especialmente con la temperatura.

En base a estos conocimientos podemos aproximarnos a las necesidades de aporte diario de Energía Metabolizante, en general para loros adultos en función de su alojamiento según la siguiente tabla:

condiciones de alojamiento	requerimientos energéticos (Kcal/día)
jaula en interior	154.6 * P.C.^{073} (kg)
aviario en interior	176.6 * P.C.^{073} (kg)
aviario en exterior/verano	203.9 * P.C.^{073} (kg)
aviario en exterior/invierno	226.1 * P.C.^{073} (kg)
vuelo libre	229.2 * P.C.^{073} (kg)

De manera que, como casos orientativos podríamos hablar de unas necesidades diarias para un periquito australiano en torno a 12-16 Kcal/día, de 100 Kcal/día para un loro amazona y para un guacamayo de talla grande, alrededor de 220 Kcal/día.

La cantidad de comida requerida para suplir las necesidades energéticas de las psitácidas va a depender de la concentración de la Energía Metabolizante (EM) contenida en las distintas fuentes de alimento y su digestibilidad, pero además va a depender de la capacidad digestiva (principalmente debida a las peculiaridades anatómicas y fisiológicas) de cada una de las especies en función de su especialización trófica. En este sentido, podríamos afirmar que las especies más granívoras y/u omnívoras son considerablemente más eficientes para obtener energía de los alimentos que ingieren, que aquellas puramente nectarívoras.

Si tenemos en cuenta todos estos factores, podremos aventurarnos a establecer una guía orientativa sobre la cantidad de comida a ofrecer en función de la EM contenida en las diferentes dietas, para algunas especies de loros adultos:

especie	alojamiento	EM en dieta	ingesta*
Melopsittacus undulatus	aviario en colonia	harinas de maíz y soja 3.3 Kcal/gr	25%
Melopsittacus undulatus	jaula pequeña	mijos 2.9 Kcal/gr	14%
Trichoglossus haematodus	jaula pequeña	pan, miel, leche desecada 4.4 Kcal/gr	10.4%
Psittacus erithacus	jaula pequeña	pienso extrusionado 2.7 Kcal/gr	9.8%
Amazona spp.	jaula pequeña	pienso extrusionado 2.7 Kcal/gr	6.2%
Cacatua sulfúrea	jaula pequeña	pienso extrusionado 2.7 Kcal/gr	9.1%
Ara ararauna	jaula pequeña	pienso extrusionado 2.7 Kcal/gr	7.8%

*(% peso corporal/día)

Aminoácidos y Proteínas

Aunque sus principales funciones van a ser estructurales, y por tanto van a ser esenciales en los momentos de crecimiento y reposición (postura de huevos, muda, etc…) participan también en la formación de sustancias importantes a nivel biológico como determinadas hormonas, la hemoglobina de la sangre y determinados anticuerpos.

De los aminoácidos, los considerados fundamentales para las aves, incapaces de sintetizarlos y por tanto de obligada inclusión en sus dietas son:

- los habituales: *arginina, lisina, leucina, isoleucina, valina, metionina, treonina, triptófano* y *fenilalanina*;
- y además: *glicina, histidina* y *prolina*, puesto que a pesar de que pueden ser sintetizados a nivel interno, dicha síntesis se ha demostrado insuficiente para cubrir sus demandas metabólicas.

Será entonces especialmente importante proveer en las dietas de fuentes externas de todos los aminoácidos citados. A nivel cuantitativo, los individuos adultos en situación de mantenimiento, requerirán de niveles más bajos de proteína en la dieta, al contrario que los individuos más jóvenes (especialmente neonatos, pero incluso hasta la etapa juvenil) y que las hembras reproductoras, cuyos requerimientos proteicos son bastante más elevados.

La naturaleza, sabia como ella misma, pone a disposición de los loros durante la estación reproductora alimentos ricos en aminoácidos, que van a ser esenciales tanto para la reproducción, como para sacar adelante los pichones de cada temporada.

Podríamos generalizar también, diciendo que dichos requerimientos aumentan en las especies, a mayor número de huevos/puesta y a mayor número de puestas/año.

A nivel general, en especies granívoras, el porcentaje de proteína requerido va a aumentar en función de su peso, sin embargo, las especies nectarívoras y frugívoras, van a tener requerimientos proteicos mucho más bajos que los primeros. Es frecuente, de hecho, que los requerimientos de proteínas vayan ligados a los de las grasas, de manera que, según aumenta o disminuye el porcentaje de grasa requerida, aumente o disminuya proporcionalmente el de las proteínas. Aunque no siempre.

La calidad de las proteínas varía en función del balance de aminoácidos que contienen y su digestibilidad. Aunque la digestibilidad de las proteínas en las psitácidas no ha sido suficientemente estudiada, se asume la semejanza con lo que ocurre en aves de granja, salvo excepciones, como es el caso de los loris y loriquitos, con capacidades limitadas para digerir la proteína, seguramente por el pequeño tamaño de su proventrículo y molleja. Es por esto que podemos encontrarnos con ciertas controversias, al afirmar, por ejemplo que los Loris tienen unos requerimientos proteicos considerablemente bajos a pesar de alimentarse en abundancia de una fuente rica en proteínas como es el polen, las cuales, son menos digeribles para ellos y por tanto no están aprovechando el total de las ingeridas.

Determinados experimentos han estimado los siguientes requerimientos proteicos para algunas especies, según se muestran en la tabla:

especie	estado fisiológico	requerimiento proteico estimado
Melopsittacus undulatus	mantenimiento	6.8-12% *
Melopsittacus undulatus	crecimiento	13.2%
Melopsittacus undulatus	producción de huevos	13.2%
Nymphicus hollandicus	mantenimiento	11%
Nymphicus hollandicus	crecimiento	20%
Trichoglossus haematodus	mantenimiento	2.9%
Psittacus erithacus	mantenimiento	10-15% *

*en función de la calidad de proteína en la dieta

Parece haber en general, en las psitácidas, cierta tolerancia a dietas con altos niveles de proteínas, pero cambios bruscos de dietas inicialmente bajas en proteínas a otras con niveles mucho más altos, pueden producir ciertas patologías como incremento del ácido úrico y de producción de urea, nefritis y gota… por tanto, hemos de ser cautos y hacer una adaptación progresiva a las nuevas dietas, si fuera necesario.

Minerales y Oligoelementos

Estos compuestos inorgánicos, no pueden ser sintetizados por el propio organismo, por lo que, a pesar de ser necesitados generalmente en muy pequeñas cantidades, son de vital importancia para las aves psitácidas. Van a tener funciones estructurales (pico, uñas, esqueleto, formación de la cáscara del huevo…), pero además intervienen en multitud de funciones metabólicas, homeostasis, etc…

Los requerimientos de minerales totales en sus dietas, suelen ser menores al 5% y en este apartado juega un papel crucial el balance, la proporción entre unos y otros en la dieta. A diferencia de las vitaminas, una deficiencia de minerales supondrá una recuperación mucho más lenta.

Los principales minerales y oligoelementos requeridos para las aves serán:

- calcio, fósforo, magnesio, sodio, manganeso, cloro, yodo, hierro, selenio y zinc.

minerales	funciones	signos de deficiencia/exceso
calcio (Ca)	calcificación ósea, calcificación de la cáscara del huevo, transmisión del impulso nervioso, contracción muscular, coagulación sanguínea	raquitismo en juveniles, osteomalacia en adultos, retención de huevos, huevos de cáscara blanda, incubabilidad reducida, fracturas patológicas, tetania, convulsiones, sangrado aumentado. Su exceso puede producir un síndrome nefrótico con gota visceral subsiguiente
cloro (Cl)	osmolaridad extracelular, equilibrio de la base ácida, secreción de aniones de la mucosa gástrica, activación de enzimas digestivas por el HCl	escaso crecimiento, debilidad, convulsiones, parálisis, hipocloremia, baja producción de huevos e incubabilidad
fósforo (P)	constituyente de fosfolípidos, ATP, NADP y nucleoproteínas; interviene en la regulación del balance del calcio	crecimiento reducido, osteodistrofia fibrosa, calidad inferior de cáscaras e incubabilidad reducida, plumaje defectuoso y convulsiones
magnesio (Mg)	síntesis proteica, desarrollo óseo, conducción del impulso nervioso, contracción muscular, activación enzimática	escaso crecimiento, deficiente desarrollo óseo, hiperirritabilidad neuromuscular, convulsiones, muerte súbita
potasio (K)	presión osmótica intracelular, equilibrio de base ácida, mantiene el potencial eléctrico de la membrana celular, es necesario para la transmisión de impulsos nerviosos, contractilidad muscular y síntesis proteica y glucólisis	deshidratación, excitación neuromuscular, arritmia cardiaca, ataxia, alteración de la motilidad y secreción gástrica

sodio (Na)	osmolaridad extracelular e intracelular, presión osmótica, transporte de aminoácidos y glucosa a las células	fatiga, hiposmolaridad, hipotensión, depresión, falta de desarrollo, picaje. Su exceso produce sed, diarrea, debilidad muscular y parálisis

Aunque conocemos realmente poco acerca de los requerimientos de cada uno de ellos para las psitácidas, podemos adelantar algunos datos gracias a algunos estudios realizados.

Para el calcio se estima un requerimiento de mantenimiento de tan solo el 0.1% en aves de granja. Aún pudiendo ser extrapolable para las psitácidas, las dietas a base de semillas oleaginosas contienen niveles por debajo de este porcentaje, y es especialmente bajo (por debajo del 0.03%) en las mezclas de grano (mijo, maíz, alpiste, etc...) por lo que se pone de manifiesto lo corroborado a nivel clínico en los casos de hipocalcemias detectadas en psitácidas alimentadas en exclusiva con este tipo de semillas.

En pollos en crecimiento, los requerimientos son mayores, estimados en torno al 1%, (con una relación Ca: P entre 1,4:1 y 4:1) y asumiendo siempre que los niveles de vitamina D_3 sean adecuados (importancia del balance de todos ellos en la dieta). Durante la puesta, los requerimientos de Ca obviamente también se ven incrementados hasta un porcentaje del 3.3%, sin embargo, se ha observado experimentalmente en *Melopsittacus* y *Nymphicus* con dietas con un 0.85% y 0,35% de Ca respectivamente, una normal calcificación de los huevos.

En general, en mantenimiento, podemos hablar de una relación adecuada Ca: P para las aves psitácidas en torno a 2: 1, aunque la disponibilidad de Ca y P en algunos vegetales, es menos digerible por la formación de complejos con ácido oxálico y ácido phitico.

Los insectos son, igual que las semillas habitualmente ofrecidas, bajos en Ca, por lo que habrá que tenerlo en cuenta, especialmente ya que suelen ser ofrecidos normalmente durante la época de cría que es cuando los requerimientos de Ca son mayores.

Las deficiencias de Ca pueden estar provocadas, no solo por niveles bajos de este mineral, también por niveles muy altos de P o muy bajos de vitamina D_3 (esencial para su homeostasis), de hecho, en *Psittacus erithacus* se han diagnosticado con mucha frecuencia casos de hipocalcemias, para algunos autores, no hay indicios suficientes reales de que sus requerimientos de Ca sean mayores que en el resto de especies, por lo que su etiología puede estar debida a otras causas según éstos, como la incapacidad de movilizar los depósitos de Ca desde los huesos (reservorios) durante periodos agudos de insuficiencia alimentaria o la insuficiente exposición a la radiación solar directa, imprescindible para la fijación del Ca. (Aunque no por ello, hay que menospreciarlo en el caso de los loros grises).

Si se fijan en el contenido de Ca y P de los diferentes alimentos habituales con los que confeccionar dietas en cautividad para las psitácidas, encontrarán, por un lado y a diferencia de los alimentos que consumen en estado silvestre, que los niveles de Ca contenidos son generalmente bajos, o aún no siéndolo, lo son en proporción al P. Por tanto, creo conveniente proporcionar fuentes suplementarias de Ca en prácticamente la totalidad de las dietas para las diferentes especies, pero especialmente en aquellas en las que así lo he especificado en sus respectivos cuadros.

Aparte del calcio (y su relación con el fósforo), se desconocen los requerimientos exactos del resto de minerales y oligoelementos, aunque se conoce bien la toxicidad de altos niveles, por ejemplo, de zinc (32 mg/día) difícilmente suministrado con la alimentación, pero fácilmente ingerido de las jaulas con un pobre galvanizado.

Es frecuente en aves de jaula, especialmente tucanes, minás y psitácidas, la acumulación patológica de niveles altos de Fe en el hígado (hemocromatosis), por lo que la recomendación para sus dietas no ha de ser superior a 50-100 mg de Fe/kg de materia seca de alimento.

Estudios de campo en Sudamérica, han estimado la composición mineral de las arcillas ingeridas por varias de las especies de psitácidas que frecuentan los bancos de arcillas (*Collpas* o *Clay licks*), y parecen demostrar su consumo, no solo para absorber las toxinas alcaloides ingeridas en los alimentos durante determinada época del año, sino también como fuente importante de Na y Ca en sus dietas. En Perú los estudios muestran que los loros tienen dietas con concentraciones extremadamente bajas de sodio y que estas aves se alimentan de los suelos con las más altas concentraciones de sodio, en las que además se abastecen de Ca que incluso suministran a sus pichones durante la época de cría.

La siguiente tabla muestra la concentración de los diferentes minerales encontrados en varias muestras de arcilla, estimados con el método gástrico, que estima la cantidad de los mismos disponible, asimilable por el organismo:

mineral	ppm
Cu	0.9
Zn	2.8
Mn	22.4
Fe	103.2
Ca	396
Mg	240
K	128
Na	992

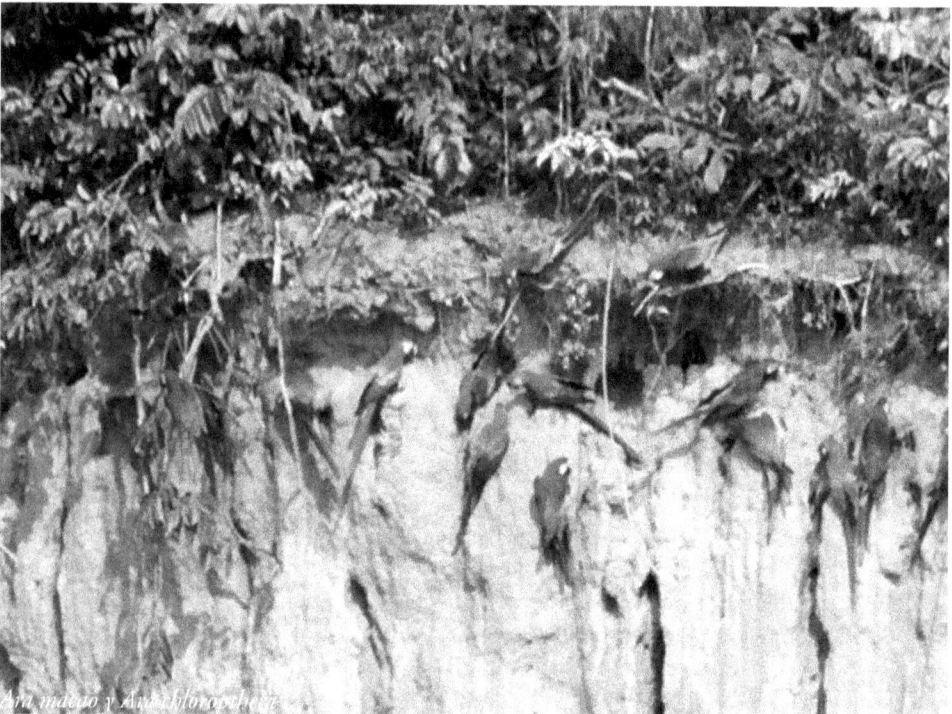

Ara macao y Aramilo...opthera

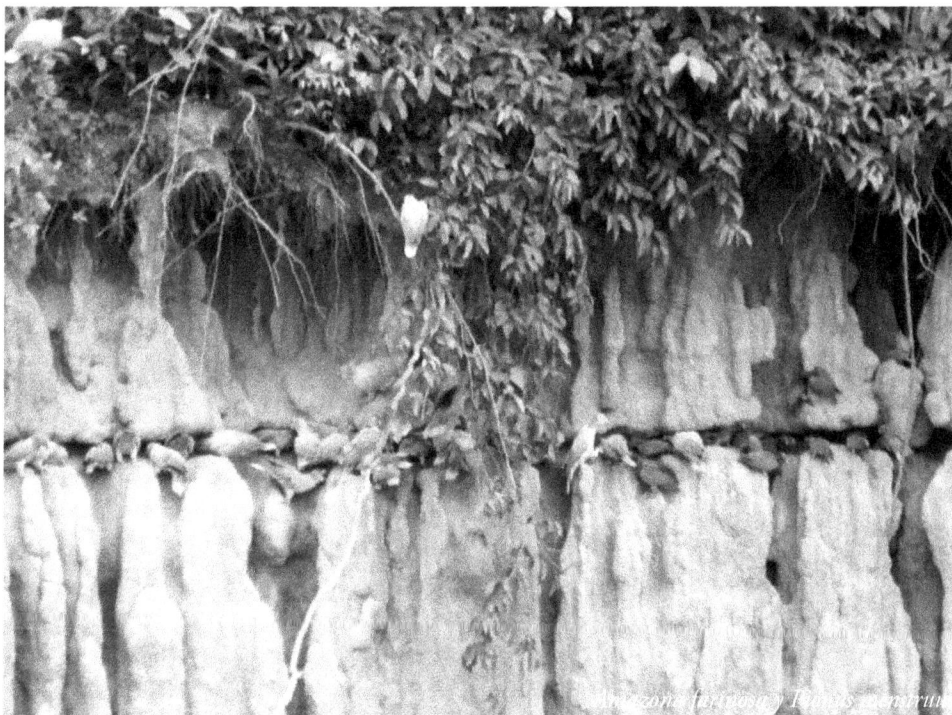

Amazona farinosa y Ibanus penetran

Vitaminas

Estos compuestos orgánicos, son imprescindibles en un gran número de procesos fisiológicos, interviniendo tanto en procesos metabólicos como reproductivos, aún siendo requeridos en muy pequeña cantidad. Algunas de ellas son adquiridas en formas no aprovechables que deberán ser transformadas en el organismo para poder serlo (forma activa), como son el caso de la vitamina A y D_3. Otras pueden ser sintetizadas directamente por el ave, como la vitamina C, pero esto no significa que no sea interesante su inclusión en la dieta.

La absorción y aprovechamiento de las diferentes funciones de las vitaminas, va a depender de la relación con otras vitaminas, minerales y otras sustancias contenidas en la dieta. Un ejemplo de esta interrelación es el efecto de absorción entre las vitaminas liposolubles: el exceso de alguna de ellas va a disminuir la absorción de las restantes, haciéndose pues necesario encontrar un perfecto equilibrio en la aportación de todas ellas en la dieta.

Algunas de estas interrelaciones podemos resumirlas en las siguientes líneas:

- niveles excesivos de vitamina A y E, favorecen la carencia de vitamina K, dificultando su absorción;
- la vitamina B_2 interviene en la conversión a la forma activa de la B_6;
- la vitamina B_5 dificulta la absorción de la B_2 cuando ésta se añade a la dieta de manera excesiva;
- el déficit de fósforo, dificulta la asimilación de vitamina B_2;
- la vitamina B_6 ayuda en la absorción de las vitaminas B_3 y B_{12};
- la vitamina B_6 participa en el metabolismo del Mg;

- el exceso de proteínas provoca una mayor demanda de vitamina B_7;
- la vitamina C y Fe mejoran el aprovechamiento de la vitamina B_9;
- el uso de sulfamidas aumenta la demanda de vitamina B_9;
- carencias de Vit A, E y B_8 inhibe la síntesis de vitamina C;
- para la fijación del Ca, es necesaria la vitamina D_3 y la exposición directa, sin filtración, a la radiación UVB;
- además de su participación en el metabolismo de hidratos de carbono, grasas y proteínas tal y como se detalla en la siguiente tabla…

Las conocidas como vitaminas hidrosolubles (grupo B, C…) son solubles en agua y por tanto son eliminadas a través de la orina, no siendo, o siéndolo muy poco, acumuladas en el organismo de las psitácidas, por lo que su exceso no debería preocuparnos. No obstante, las liposolubles (A, D, E, K) se acumulan en el organismo y por tanto su exceso puede provocar un gran número de trastornos. Son frecuentes los reportes clínicos de casos de toxicidad (hipervitaminosis) por altos niveles de vitamina A en loros mascotas, pero también por defecto (hipovitaminosis), siendo también frecuentes los casos de hipervitaminosis D (y A), en guacamayos que han tenido algún tipo de suplementación extra.

Aun no siendo bien conocidos, para variar, los requerimientos exactos de las diferentes vitaminas para las psitácidas, estudios en laboratorio parecen concluir con una estimación de una dosis de mantenimiento de vitamina A (para *Nymphicus hollandicus*) de entre 2.000-10.000 U.I./kg.

Se ha observado relación probada, entre niveles de vitamina A en la dieta y la frecuencia de vocalizaciones, siendo directamente proporcionales. Lo que puede funcionar de manera natural, como un indicador del estatus nutricional de los ejemplares.

Las fuentes de vitamina A en animales se encuentra en forma de retinol, y en forma de carotenoides en fuentes vegetales. Son éstas últimas las que las psitácidas pueden transformar en vitamina A y por tanto, es la fuente aprovechable para ellas.

Las aves en general, y las psitácidas en particular, son incapaces de transformar la vitamina D_2 a D_3 de manera eficiente, por lo tanto habrá que tenerlo en cuenta, especialmente si se usan suplementos destinados a mamíferos, cuya forma habitual de uso es en forma de vitamina D_2.

vitamina	funciones	síntomas de deficiencia
A	componente de rodopsina e iodopsina (visión), esencial para la diferenciación y el mantenimiento de los tejidos epitelial y óseo; participa, por tanto, en la resistencia a las enfermedades, producción de esperma	reducción del crecimiento, disminución de la producción de huevos y de la incubabilidad, metaplasia escamosa de epitelios, descarga nasal, ceguera nocturna, deformidad ósea, incremento de susceptibilidad a infecciones
D_3 (colecalciferol)	la fórmula activa 1,25-dihidroxi-colecalciferol, contribuye a la absorción de calcio y fósforo, calcificación del tejido óseo, maduración celular, transmisión del impulso nervioso, contracción muscular	raquitismo (juveniles), osteomalacia (adultos), retención de huevo, huevos de cáscara blanda, tetania hipolcalcémica en loro gris Africano y amazonas

E (tocoferol)	es un antioxidante biológico, disminuye la peroxidación lipídica de la membrana celular, preservando así la integridad de la misma y aumenta la fertilidad; favorece la supervivencia de los glóbulos rojos, induce a la proliferación de células implicadas en el sistema inmune, aumentando la respuesta ante daños e infecciones, previene la destrucción de la vitamina A a nivel intestinal y al mismo tiempo tiene una acción anticoagulante	mielopatía degenerativa, encefalomalacia, diátesis exudativa, degeneración del epitelio germinal, infertilidad y muerte embrionaria
K (K$_1$: filoquiona, presente en vegetales y cereales; K$_2$: medaquiona, producida por bacterias intestinales)	actúa como cofactor enzimático microsomial, es esencial para la formación de protrombina y los factores de la coagulación VII, IX y X, promueve la formación ósea y la salud del hígado	hemorragias, coagulación lenta, sangrado intramuscular
C (ácido ascórbico)	formación de colágeno, hidroxilación de prolina y lisina, síntesis de tirosina, hidroxilación de fenilalanina, absorción de hierro y movilización desde el almacenamiento	dificultad para cicatrizar heridas, fragilidad capilar (escorbuto), sangrado, inmunosupresión
B$_1$ (tiamina)	componente de la coenzima pirofosfato de tiamina, importante en el metabolismo de la glucosa, alfa-cetoácidos y ácido cítrico; participa en el funcionamiento del sistema nervioso, respiración celular, contribuye al crecimiento y mantenimiento de la piel	desmielinización de nervios periféricos y parálisis, deficiencias en el crecimiento, anorexia, debilidad, convulsiones y muerte
B$_2$ (rivoflavina)	componente de dos coenzimas (FAD y FMN) involucradas en muchos sistemas enzimáticos relacionados con carbohidratos, lípidos y catabolismo de proteínas; interviene en la conversión de la vitamina B$_6$ y contribuye al correcto estado de la piel, mucosas y plumas	desórdenes neurológicos, parálisis, dedos torcidos; dermatopatías, deficiencias en el crecimiento, producción de huevos y nacimientos
B$_3$ (niacina o ácido nicotínico)	componente de dos coenzimas (NAD y NADP) involucradas en el metabolismo de hidratos de carbono, proteínas y lípidos, es esencial en la síntesis de hormonas sexuales, participa en la circulación sanguínea y en la cadena respiratoria, participa en el sistema nervioso en fin contribuye al correcto estado de la piel y las plumas	falta de crecimiento, plumaje defectuoso, trastornos de la piel, del tracto gastrointestinal y degeneración neuronal

B$_5$ (ácido pantoténico)	componente de la coenzima A (CoA) que interviene en el metabolismo de proteínas, hidratos de carbono y lípidos; interviene en el desarrollo del sistema nervioso central, desarrollo de piel, mucosas y glóbulos rojos, cicatrización de heridas	crecimiento deficiente, plumaje defectuoso, dermatopatías; lesiones costrosas en comisura del pico y en pies, degeneración hepática y nerviosa, baja producción de huevos, mortalidad embrionaria
B$_6$ (piridoxina)	como piridoxal fosfatasa actúa como cofactor para enzimas involucradas en la síntesis y el catabolismo de todos los aminoácidos; además es necesaria para la síntesis del alfa-ácido amino-levulánico, precursor del grupo hemo, mejora el funcionamiento del sistema nervioso, ayuda en la absorción de las vitaminas B$_3$ y B$_{12}$, Participa en el metabolismo del Mg	anorexia, crecimiento lento, reducción de la producción de huevos y nacimientos, anemias microcíticas e hipocrómicas, convulsiones
B$_7$ (Colina)	actúa como lipotrópico, es esencial para la síntesis de acetilcolina, lecitina y metionina, contribuye a la eliminación de toxinas, interviene en la maduración de los huesos, es necesaria para mantener la integridad celular	anorexia, falta de crecimiento, plumaje defectuoso, hígado graso, reducción de la producción de huevos
B$_8$ (Biotina)	coenzima involucrada en las reacciones de carboxilación y descarboxilación enzimáticas; tiene un efecto tonificante en piel y plumas, es esencial en la síntesis de las grasas	hiperqueratosis, escaso crecimiento, deformación ósea, hígado graso, baja incubabilidad
B$_9$ (Ácido Fólico)	coenzima (tetrahidrofolato) que participa en la síntesis de purinas, degradación de la histidina y síntesis del grupo metilo; formación y maduración de la médula ósea, metabolismo de los aminoácidos, formación de ácido úrico, producción de glóbulos blancos	anemia macrocítica megaloblástica, leucopenia, incremento de susceptibilidad a infecciones, crecimiento deficiente, plumaje defectuoso, baja producción de huevos y nacimientos
B$_{12}$ (Cianocobalamina)	como metilcobalamina actúa tan coenzima en el metabolismo del ácido fólico, carbohidratos, proteínas y lípidos; provee grupos metilo para la síntesis de metionina y colina; maduración y desarrollo de glóbulos rojos y médula ósea; crecimiento y regeneración de los tejidos y mantenimiento del sistema nervioso	anemia macrocítica, escaso crecimiento, plumaje defectuoso, desórdenes nerviosos, mortandad embrionaria

ALIMENTOS PARA LA CONFECCIÓN DE LAS DIETAS

A continuación vamos a hacer un pequeño recorrido por los principales tipos de alimentos que podemos usar en la confección de las dietas para las psitácidas. En el siguiente capítulo apuntaremos cuáles de todos ellos serán más importantes para una u otra especie, por lo que ahora, casi me dedicaré a listarlos por grupos, ofreciendo los perfiles nutricionales de éstos. Aunque es importante que estos datos se tomen siempre de manera orientativa, nunca absoluta, ya que la composición nutricional exacta, va a variar (en algunos casos, fuertemente) en función de la región geográfica donde se cultiven y de las variedades de las mismas (en los casos en los que no se especifique).
La obtención de los datos contenidos en las tablas han sido obtenidos de diversas fuentes, pero en gran parte de:

*   programa DIAL: desarrollado por profesores del departamento de Nutrición y Bromatología de la Facultad de Farmacia de la UCM;
*   departamento de Agricultura de los EEUU (*USDA's National Nutrient Database for Standard Reference*).

Frutas

De la gran cantidad de frutas disponibles en el mercado, muchas de ellas recogidas en la siguiente tabla, permítanme aprovechar para aclarar uno de los grandes mitos en el mundo de los loros acerca de la toxicidad o no de una de ellas, en concreto del aguacate (*Persea americana*).
Es bien cierto y se ha documentado con seguridad infinidad de casos de toxicidad mortal para algunas especies (en concreto para *Psittacus erithacus*) habiendo resultado prácticamente fulminante tan solo con probar una pequeña porción de dicho fruto, del mismo modo que ha sido bien documentado y reportado en numerosas ocasiones, observaciones de distintas especies de psitácidas consumiéndolo en libertad. El que escribe estas líneas, ha observado de hecho, diversas especies (entre ellas *Amazonas* spp., *Aratingas* spp. y *Propyrrhuras* spp.) consumiéndolos con frecuencia en Sudamérica sin suponerles ningún tipo de problema aparente. Hay incluso criadores que alimentan a sus aves con aguacates de cosecha propia durante muchos años sin ningún tipo de problema.
Podemos afirmar entonces que, efectivamente el fruto de *Persea americana* (aguacate) resulta tóxico, incluso mortal, para algunas especies de psitácidas, pero no todas las variedades de este fruto lo son. El frecuente desconocimiento de la variedad que en cada momento nos suministran en el mercado y la gran variedad de frutas y verduras diferentes a nuestra disposición hace que sea innecesario correr este tipo de riesgos, por lo que en mi opinión el suministro de aguacates para las psitácidas es totalmente prescindible y por tanto no me molestaré siquiera en mostrar su composición nutricional para evitar mal entendidos.
Respecto al caqui (*Diospyros* sp., Familia Ebenaceae), parece haber reportes sobre la inconveniencia de su uso para las psitácidas en base a experiencias clínicas con humanos. Pueden ser fuente de determinados taninos, especialmente en sus fases no maduras, que pueden estar relacionados con desórdenes gástricos entre otros. De nuevo, es posible que no todas las variedades de caquis sean inadecuadas para el consumo. No obstante, y apelando a la cautela y a la espera de nuevas investigaciones, yo mismo he retirado de la dieta de mis aves este tipo de fruta, a pesar de ser una buena fuente de beta carotenos. Por tanto, y del mismo modo que con el aguacate, he considerado oportuno, omitirlo incluso en la relación de tablas nutricionales.

No será difícil convencer a los loros, en la mayoría de los casos, a que prueben una gran variedad de frutas diferentes (a diferencia de lo que ocurrirá seguramente con verduras y hortalizas) por gozar de mayor palatabilidad.

Los datos reflejados en las siguientes tablas hacen referencia a porciones de 100 gr:

Albaricoque: *Prunus armeniaca* – Familia: Rosaceae (importante fuente de beta carotenos)

Energía [Kcal]	38,1	Calcio [mg]	14,7	Vit. B₁ Tiamina [mg]	0,037
Proteína [g]	0,81	Hierro [mg]	0,60	Vit. B₂ Riboflavina [mg]	0,049
Hidratos carbono [g]	7,9	Yodo [µg]	0,46	Eq. niacina [mg]	0,60
Fibra [g]	1,4	Magnesio [mg]	10,1	Vit. B₆ Piridoxina [mg]	0,064
Grasa total [g]	0,092	Zinc [mg]	0,13	Ac. Fólico [µg]	4,6
AGS [g]	0,0095	Selenio [µg]	1,2	Vit. B₁₂ Cianocobalamina [µg]	0
AGM [g]	0,037	Sodio [mg]	1,8	Vit. C Ac. ascórbico [mg]	5,5
AGP [g]	0,018	Potasio [mg]	257	Retinol [µg]	0
Colesterol [mg]	0	Fósforo [mg]	19,3	Carotenos [µg]	1489
Alcohol [g]	0			Vit. A Eq. Retinol [µg]	258
Agua [g]	81,8			Vit. D [µg]	0
				Vit. E Tocoferoles [µg]	0,46

Albaricoque seco (orejones): *Prunus armeniaca* – Familia: Rosaceae

Energía [Kcal]	283	Calcio [mg]	55,0	Vit. B₁ Tiamina [mg]	0,015
Proteína [g]	3,4	Hierro [mg]	2,7	Vit. B₂ Riboflavina [mg]	0,074
Hidratos carbono [g]	62,6	Yodo [µg]	1,0	Eq. niacina [mg]	2,9
Fibra [g]	7,3	Magnesio [mg]	32,0	Vit. B₆ Piridoxina [mg]	0,14
Grasa total [g]	0,51	Zinc [mg]	0,39	Ac. Fólico [µg]	10,0
AGS [g]	0,017	Selenio [µg]	2,2	Vit. B₁₂ Cianocobalamina [µg]	0
AGM [g]	0,074	Sodio [mg]	10,0	Vit. C Ac. ascórbico [mg]	1,0
AGP [g]	0,074	Potasio [mg]	1162	Retinol [µg]	0
Colesterol [mg]	0	Fósforo [mg]	71,0	Carotenos [µg]	2163
Alcohol [g]	0			Vit. A Eq. Retinol [µg]	361
Agua [g]	26,2			Vit. D [µg]	0
				Vit. E Tocoferoles [µg]	4,3

Arándano azul: *Vaccinium corymbosum* – Familia: Ericaceae

Energía [Kcal]	41,3	Calcio [mg]	9,9	Vit. B₁ Tiamina [mg]	0,020
Proteína [g]	0,62	Hierro [mg]	0,73	Vit. B₂ Riboflavina [mg]	0,020
Hidratos carbono [g]	6,0	Yodo [µg]	0,99	Eq. niacina [mg]	0,089
Fibra [g]	4,9	Magnesio [mg]	2,4	Vit. B₆ Piridoxina [mg]	0,059
Grasa total [g]	0,59	Zinc [mg]	0,13	Ac. Fólico [µg]	9,9
AGS [g]	Trazas	Selenio [µg]	0,099	Vit. B₁₂ Cianocobalamina [µg]	0
AGM [g]	Trazas	Sodio [mg]	0,99	Vit. C Ac. ascórbico [mg]	21,8
AGP [g]	Trazas	Potasio [mg]	77,2	Retinol [µg]	0
Colesterol [mg]	0	Fósforo [mg]	12,9	Carotenos [µg]	33,9
Alcohol [g]	0			Vit. A Eq. Retinol [µg]	5,6
Agua [g]	86,9			Vit. D [µg]	0
				Vit. E Tocoferoles [µg]	1,9

Cereza: *Prunus avium* – Familia: Rosaceae

Energía [Kcal]	51,6	Calcio [mg]	14,1	Vit. B₁ Tiamina [mg]	0,032
Proteína [g]	0,73	Hierro [mg]	0,29	Vit. B₂ Riboflavina [mg]	0,035
Hidratos carbono [g]	11,0	Yodo [µg]	1,00	Eq. niacina [mg]	0,28
Fibra [g]	1,1	Magnesio [mg]	10,8	Vit. B₆ Piridoxina [mg]	0,037
Grasa total [g]	0,26	Zinc [mg]	0,072	Ac. Fólico [µg]	43,2
AGS [g]	0,058	Selenio [µg]	1,00	Vit. B₁₂ Cianocobalamina [µg]	0
AGM [g]	0,070	Sodio [mg]	2,2	Vit. C Ac. ascórbico [mg]	12,5
AGP [g]	0,077	Potasio [mg]	194	Retinol [µg]	0
Colesterol [mg]	0	Fósforo [mg]	19,1	Carotenos [µg]	28,9
Alcohol [g]	0			Vit. A Eq. Retinol [µg]	4,8
Agua [g]	69,9			Vit. D [µg]	0
				Vit. E Tocoferoles [µg]	0,11

Chirimoya: *Annona cherimola* – Familia: Annonaceae

Energía [Kcal]	43,5	Calcio [mg]	12,7	Vit. B₁ Tiamina [mg]	0,042
Proteína [g]	0,75	Hierro [mg]	0,26	Vit. B₂ Riboflavina [mg]	0,066
Hidratos carbono [g]	8,5	Yodo [µg]	0,88	Eq. niacina [mg]	0,72
Fibra [g]	1,4	Magnesio [mg]	10,4	Vit. B₆ Piridoxina [mg]	0,018
Grasa total [g]	0,42	Zinc [mg]	0,066	Ac. Fólico [µg]	7,5
AGS [g]	0,12	Selenio [µg]	0	Vit. B₁₂ Cianocobalamina [µg]	0
AGM [g]	0,060	Sodio [mg]	2,4	Vit. C Ac. ascórbico [mg]	8,5
AGP [g]	0,18	Potasio [mg]	229	Retinol [µg]	0
Colesterol [mg]	0	Fósforo [mg]	12,6	Carotenos [µg]	0
Alcohol [g]	0			Vit. A Eq. Retinol [µg]	5,9
Agua [g]	49,0			Vit. D [µg]	0
				Vit. E Tocoferoles [µg]	0,0060

Ciruela: *Prunus domestica domestica* – Familia: Rosaceae (relación Ca:P descompensada)

Energía [Kcal]	45,2	Calcio [mg]	7,8	Vit. B₁ Tiamina [mg]	0,068
Proteína [g]	0,59	Hierro [mg]	0,24	Vit. B₂ Riboflavina [mg]	0,040
Hidratos carbono [g]	9,6	Yodo [µg]	1,3	Eq. niacina [mg]	1,2
Fibra [g]	1,5	Magnesio [mg]	7,4	Vit. B₆ Piridoxina [mg]	0,042
Grasa total [g]	0,16	Zinc [mg]	0,087	Ac. Fólico [µg]	1,9
AGS [g]	0,021	Selenio [µg]	0,55	Vit. B₁₂ Cianocobalamina [µg]	0
AGM [g]	0,049	Sodio [mg]	1,6	Vit. C Ac. ascórbico [mg]	5,1
AGP [g]	0,073	Potasio [mg]	166	Retinol [µg]	0
Colesterol [mg]	0	Fósforo [mg]	16,0	Carotenos [µg]	349
Alcohol [g]	0			Vit. A Eq. Retinol [µg]	60,8
Agua [g]	82,2			Vit. D [µg]	0
				Vit. E Tocoferoles [µg]	0,81

Ciruela pasa/seca: *Prunus domestica domestica* – Familia: Rosaceae

Energía [Kcal]	184	Calcio [mg]	34,4	Vit. B₁ Tiamina [mg]	0,13
Proteína [g]	1,8	Hierro [mg]	1,9	Vit. B₂ Riboflavina [mg]	0,10
Hidratos carbono [g]	35,6	Yodo [µg]	0,84	Eq. niacina [mg]	1,6

Fibra [g]	15,0	Magnesio [mg]	22,7	Vit. B$_6$ Piridoxina [mg]	0,13
Grasa total [g]	0,44	Zinc [mg]	0,34	Ac. Fólico [µg]	3,4
AGS [g]	0,034	Selenio [µg]	2,3	Vit. B$_{12}$ Cianocobalamina [µg]	0
AGM [g]	0,29	Sodio [mg]	6,7	Vit. C Ac. ascórbico [mg]	1,7
AGP [g]	0,094	Potasio [mg]	692	Retinol [µg]	0
Colesterol [mg]	0	Fósforo [mg]	61,3	Carotenos [µg]	378
Alcohol [g]	0			Vit. A Eq. Retinol [µg]	63,0
Agua [g]	29,4			Vit. D [µg]	0
				Vit. E Tocoferoles [µg]	1,9

Coco fresco: *Cocos nucifera* – **Familia: Arecaceae** (importante fuente de AGS y relación Ca:P muy descompensada)

Energía [Kcal]	269	Calcio [mg]	14,0	Vit. B$_1$ Tiamina [mg]	0,043
Proteína [g]	3,2	Hierro [mg]	1,6	Vit. B$_2$ Riboflavina [mg]	0,0056
Hidratos carbono [g]	3,3	Yodo [µg]	0,84	Eq. niacina [mg]	0,83
Fibra [g]	6,3	Magnesio [mg]	27,3	Vit. B$_6$ Piridoxina [mg]	0,042
Grasa total [g]	25,6	Zinc [mg]	0,55	Ac. Fólico [µg]	21,0
AGS [g]	22,3	Selenio [µg]	7,1	Vit. B$_{12}$ Cianocobalamina [µg]	0
AGM [g]	1,6	Sodio [mg]	24,5	Vit. C Ac. ascórbico [mg]	1,4
AGP [g]	0,48	Potasio [mg]	265	Retinol [µg]	0
Colesterol [mg]	0	Fósforo [mg]	65,8	Carotenos [µg]	0
Alcohol [g]	0			Vit. A Eq. Retinol [µg]	0
Agua [g]	31,6			Vit. D [µg]	0
				Vit. E Tocoferoles [µg]	0,51

Coco Rallado: *Cocos nucifera* – **Familia: Arecaceae**

Energía [Kcal]	633	Calcio [mg]	23,0	Vit. B$_1$ Tiamina [mg]	0,030
Proteína [g]	5,6	Hierro [mg]	3,6	Vit. B$_2$ Riboflavina [mg]	0,050
Hidratos carbono [g]	6,4	Yodo [µg]	3,0	Eq. niacina [mg]	2,0
Fibra [g]	13,7	Magnesio [mg]	90,0	Vit. B$_6$ Piridoxina [mg]	0,090
Grasa total [g]	62,0	Zinc [mg]	0,90	Ac. Fólico [µg]	9,0
AGS [g]	53,4	Selenio [µg]	3,0	Vit. B$_{12}$ Cianocobalamina [µg]	0
AGM [g]	3,5	Sodio [mg]	28,0	Vit. C Ac. ascórbico [mg]	1,0
AGP [g]	1,5	Potasio [mg]	660	Retinol [µg]	0
Colesterol [mg]	0	Fósforo [mg]	160	Carotenos [µg]	0
Alcohol [g]	0			Vit. A Eq. Retinol [µg]	0
Agua [g]	12,3			Vit. D [µg]	0
				Vit. E Tocoferoles [µg]	1,3

Frambuesa: *Rubus idaeus* – **Familia:** Rosaceae (importante fuente de Ca)

Energía [Kcal]	36,9	Calcio [mg]	40,0	Vit. B$_1$ Tiamina [mg]	0,023
Proteína [g]	1,3	Hierro [mg]	1,0	Vit. B$_2$ Riboflavina [mg]	0,050
Hidratos carbono [g]	4,9	Yodo [µg]	3,0	Eq. niacina [mg]	0,78
Fibra [g]	4,7	Magnesio [mg]	30,0	Vit. B$_6$ Piridoxina [mg]	0,060
Grasa total [g]	0,30	Zinc [mg]	0,36	Ac. Fólico [µg]	30,0
AGS [g]	0,010	Selenio [µg]	1,3	Vit. B$_{12}$ Cianocobalamina [µg]	0

AGM [g]	0,030	Sodio [mg]	1,3	Vit. C Ac. ascórbico [mg]	25,0
AGP [g]	0,20	Potasio [mg]	200	Retinol [µg]	0
Colesterol [mg]	0	Fósforo [mg]	44,0	Carotenos [µg]	22,5
Alcohol [g]	0			Vit. A Eq. Retinol [µg]	3,8
Agua [g]	88,8			Vit. D [µg]	0
				Vit. E Tocoferoles [µg]	0,91

Fresa: *Fragaria x ananassa* – **Familia: Rosaceae** (fuente de vitamina K)

Energía [Kcal]	30,6	Calcio [mg]	20,4	Vit. B₁ Tiamina [mg]	0,029
Proteína [g]	0,77	Hierro [mg]	0,44	Vit. B₂ Riboflavina [mg]	0,051
Hidratos carbono [g]	5,2	Yodo [µg]	2,6	Eq. niacina [mg]	0,75
Fibra [g]	1,6	Magnesio [mg]	12,7	Vit. B₆ Piridoxina [mg]	0,057
Grasa total [g]	0,38	Zinc [mg]	0,21	Ac. Fólico [µg]	58,5
AGS [g]	0,030	Selenio [µg]	1,2	Vit. B₁₂ Cianocobalamina [µg]	0
AGM [g]	0,060	Sodio [mg]	1,3	Vit. C Ac. ascórbico [mg]	52,2
AGP [g]	0,23	Potasio [mg]	153	Retinol [µg]	0
Colesterol [mg]	0	Fósforo [mg]	24,7	Carotenos [µg]	17,1
Alcohol [g]	0			Vit. A Eq. Retinol [µg]	2,9
Agua [g]	87,0			Vit. D [µg]	0
				Vit. E Tocoferoles [µg]	0,22

Granada: *Punica granatum* – **Familia: Lythraceae**

Energía [Kcal]	43,2	Calcio [mg]	4,5	Vit. B₁ Tiamina [mg]	0,028
Proteína [g]	0,39	Hierro [mg]	0,28	Vit. B₂ Riboflavina [mg]	0,011
Hidratos carbono [g]	9,0	Yodo [µg]	0	Eq. niacina [mg]	0,17
Fibra [g]	1,3	Magnesio [mg]	1,7	Vit. B₆ Piridoxina [mg]	0,11
Grasa total [g]	0,34	Zinc [mg]	0,13	Ac. Fólico [µg]	16,2
AGS [g]	0,043	Selenio [µg]	0,34	Vit. B₁₂ Cianocobalamina [µg]	0
AGM [g]	0,050	Sodio [mg]	1,4	Vit. C Ac. ascórbico [mg]	3,9
AGP [g]	0,071	Potasio [mg]	133	Retinol [µg]	0
Colesterol [mg]	0	Fósforo [mg]	9,5	Carotenos [µg]	22,4
Alcohol [g]	0			Vit. A Eq. Retinol [µg]	3,8
Agua [g]	45,0			Vit. D [µg]	0
				Vit. E Tocoferoles [µg]	0,31

Grosella negra: *Ribes nigrum* – **Familia: Grossulariaceae** (importante fuente de Ca)

Energía [Kcal]	44,3	Calcio [mg]	45,1	Vit. B₁ Tiamina [mg]	0,050
Proteína [g]	1,3	Hierro [mg]	1,3	Vit. B₂ Riboflavina [mg]	0,043
Hidratos carbono [g]	6,0	Yodo [µg]	0,98	Eq. niacina [mg]	0,39
Fibra [g]	6,6	Magnesio [mg]	16,7	Vit. B₆ Piridoxina [mg]	0,078
Grasa total [g]	0,22	Zinc [mg]	0,25	Ac. Fólico [µg]	8,6
AGS [g]	0,025	Selenio [µg]	1,7	Vit. B₁₂ Cianocobalamina [µg]	0
AGM [g]	0,024	Sodio [mg]	1,7	Vit. C Ac. ascórbico [mg]	173
AGP [g]	0,11	Potasio [mg]	297	Retinol [µg]	0
Colesterol [mg]	0	Fósforo [mg]	39,2	Carotenos [µg]	79,4
Alcohol [g]	0			Vit. A Eq. Retinol [µg]	13,2

Agua [g]	83,9			Vit. D [µg]	0
				Vit. E Tocoferoles [µg]	1,8

Grosella Roja: *Ribes rubrum* – **Familia: Grossulariaceae**

Energía [Kcal]	32,1	Calcio [mg]	28,7	Vit. B$_1$ Tiamina [mg]	0,040
Proteína [g]	1,1	Hierro [mg]	0,90	Vit. B$_2$ Riboflavina [mg]	0,030
Hidratos carbono [g]	4,7	Yodo [µg]	0,99	Eq. niacina [mg]	0,30
Fibra [g]	3,5	Magnesio [mg]	12,9	Vit. B$_6$ Piridoxina [mg]	0,045
Grasa total [g]	0,20	Zinc [mg]	0,24	Ac. Fólico [µg]	10,9
AGS [g]	0,039	Selenio [µg]	1,3	Vit. B$_{12}$ Cianocobalamina [µg]	0
AGM [g]	0,029	Sodio [mg]	1,6	Vit. C Ac. ascórbico [mg]	35,6
AGP [g]	0,072	Potasio [mg]	254	Retinol [µg]	0
Colesterol [mg]	0	Fósforo [mg]	26,7	Carotenos [µg]	24,8
Alcohol [g]	0			Vit. A Eq. Retinol [µg]	4,2
Agua [g]	89,5			Vit. D [µg]	0
				Vit. E Tocoferoles [µg]	0,71

Guayaba: *Psidium* **spp.** – **Familia: Myrtaceae** (relación Ca:P desajustada, importante fuente de Vitamina C, importante fuete de beta carotenos)

Energía [Kcal]	37,0	Calcio [mg]	15,1	Vit. B$_1$ Tiamina [mg]	0,027
Proteína [g]	0,78	Hierro [mg]	0,67	Vit. B$_2$ Riboflavina [mg]	0,036
Hidratos carbono [g]	5,2	Yodo [µg]	0	Eq. niacina [mg]	0,99
Fibra [g]	4,6	Magnesio [mg]	11,6	Vit. B$_6$ Piridoxina [mg]	0,12
Grasa total [g]	0,45	Zinc [mg]	0,50	Ac. Fólico [µg]	12,5
AGS [g]	0,13	Selenio [µg]	0,45	Vit. B$_{12}$ Cianocobalamina [µg]	0
AGM [g]	0,040	Sodio [mg]	3,6	Vit. C Ac. ascórbico [mg]	243
AGP [g]	0,19	Potasio [mg]	258	Retinol [µg]	0
Colesterol [mg]	0	Fósforo [mg]	27,6	Carotenos [µg]	652
Alcohol [g]	0			Vit. A Eq. Retinol [µg]	109
Agua [g]	78,0			Vit. D [µg]	0
				Vit. E Tocoferoles [µg]	1,00

Higo: *Ficus carica* – **Familia: Moraceae** (importante fuente de vitamina K, buena relación Ca:P, contiene niveles moderados de ácido oxálico)

Energía [Kcal]	53,0	Calcio [mg]	43,7	Vit. B$_1$ Tiamina [mg]	0,037
Proteína [g]	1,1	Hierro [mg]	0,49	Vit. B$_2$ Riboflavina [mg]	0,041
Hidratos carbono [g]	10,4	Yodo [µg]	1,2	Eq. niacina [mg]	0,52
Fibra [g]	1,6	Magnesio [mg]	16,2	Vit. B$_6$ Piridoxina [mg]	0,089
Grasa total [g]	0,41	Zinc [mg]	0,19	Ac. Fólico [µg]	5,4
AGS [g]	0,072	Selenio [µg]	1,3	Vit. B$_{12}$ Cianocobalamina [µg]	0
AGM [g]	0,079	Sodio [mg]	1,1	Vit. C Ac. ascórbico [mg]	2,2
AGP [g]	0,17	Potasio [mg]	201	Retinol [µg]	0
Colesterol [mg]	0	Fósforo [mg]	25,9	Carotenos [µg]	38,9
Alcohol [g]	0			Vit. A Eq. Retinol [µg]	6,5
Agua [g]	67,5			Vit. D [µg]	0
				Vit. E Tocoferoles [µg]	0,72

Higo seco: *Ficus carica* – **Familia: Moraceae** (importante aporte de Ca)

Energía [Kcal]	272	Calcio [mg]	193	Vit. B$_1$ Tiamina [mg]	0,12
Proteína [g]	3,6	Hierro [mg]	3,3	Vit. B$_2$ Riboflavina [mg]	0,085
Hidratos carbono [g]	55,1	Yodo [µg]	4,0	Eq. niacina [mg]	1,5
Fibra [g]	12,9	Magnesio [mg]	70,0	Vit. B$_6$ Piridoxina [mg]	0,12
Grasa total [g]	1,3	Zinc [mg]	0,90	Ac. Fólico [µg]	14,0
AGS [g]	0,26	Selenio [µg]	5,6	Vit. B$_{12}$ Cianocobalamina [µg]	0
AGM [g]	0,29	Sodio [mg]	40,0	Vit. C Ac. ascórbico [mg]	2,5
AGP [g]	0,62	Potasio [mg]	850	Retinol [µg]	0
Colesterol [mg]	0	Fósforo [mg]	89,0	Carotenos [µg]	51,0
Alcohol [g]	0			Vit. A Eq. Retinol [µg]	8,5
Agua [g]	24,7			Vit. D [µg]	0
				Vit. E Tocoferoles [µg]	0,35

Kiwi: *Actinidia deliciosa* – **Familia: Actinidiaceae** (importante fuente de Vitamina K)

Energía [Kcal]	44,5	Calcio [mg]	29,3	Vit. B$_1$ Tiamina [mg]	0,017
Proteína [g]	0,86	Hierro [mg]	0,32	Vit. B$_2$ Riboflavina [mg]	0,034
Hidratos carbono [g]	7,8	Yodo [µg]	0,28	Eq. niacina [mg]	0,52
Fibra [g]	1,8	Magnesio [mg]	12,8	Vit. B$_6$ Piridoxina [mg]	0,10
Grasa total [g]	0,69	Zinc [mg]	0,14	Ac. Fólico [µg]	23,1
AGS [g]	0,086	Selenio [µg]	0,52	Vit. B$_{12}$ Cianocobalamina [µg]	0
AGM [g]	0,086	Sodio [mg]	3,4	Vit. C Ac. ascórbico [mg]	37,1
AGP [g]	0,34	Potasio [mg]	249	Retinol [µg]	0
Colesterol [mg]	0	Fósforo [mg]	27,5	Carotenos [µg]	32,0
Alcohol [g]	0			Vit. A Eq. Retinol [µg]	5,3
Agua [g]	74,8			Vit. D [µg]	0
				Vit. E Tocoferoles [µg]	0,80

Lima: *Citrus x aurantifolia* – **Familia: Rutaceae**

Energía [Kcal]	11,9	Calcio [mg]	9,1	Vit. B$_1$ Tiamina [mg]	0,015
Proteína [g]	0,35	Hierro [mg]	0,14	Vit. B$_2$ Riboflavina [mg]	0,014
Hidratos carbono [g]	1,3	Yodo [µg]	1,1	Eq. niacina [mg]	0,18
Fibra [g]	2,0	Magnesio [mg]	5,6	Vit. B$_6$ Piridoxina [mg]	0,028
Grasa total [g]	0,14	Zinc [mg]	0,077	Ac. Fólico [µg]	7,0
AGS [g]	0,015	Selenio [µg]	0,28	Vit. B$_{12}$ Cianocobalamina [µg]	0
AGM [g]	0,013	Sodio [mg]	1,4	Vit. C Ac. ascórbico [mg]	30,8
AGP [g]	0,039	Potasio [mg]	57,4	Retinol [µg]	0
Colesterol [mg]	0	Fósforo [mg]	7,7	Carotenos [µg]	7,0
Alcohol [g]	0			Vit. A Eq. Retinol [µg]	1,2
Agua [g]	66,2			Vit. D [µg]	0
				Vit. E Tocoferoles [µg]	0,56

Limón: *Citrus x limon* – **Familia: Rutaceae**

Energía [Kcal]	17,7	Calcio [mg]	7,0	Vit. B$_1$ Tiamina [mg]	0,033
Proteína [g]	0,44	Hierro [mg]	0,29	Vit. B$_2$ Riboflavina [mg]	0,013
Hidratos carbono [g]	2,0	Yodo [µg]	0,96	Eq. niacina [mg]	0,17

Fibra [g]	3,0	Magnesio [mg]	17,9	Vit. B₆ Piridoxina [mg]		0,038
Grasa total [g]	0,19	Zinc [mg]	0,068	Ac. Fólico [μg]		4,0
AGS [g]	0,025	Selenio [μg]	0,64	Vit. B₁₂ Cianocobalamina [μg]		0
AGM [g]	0,0070	Sodio [mg]	1,2	Vit. C Ac. ascórbico [mg]		32,6
AGP [g]	0,057	Potasio [mg]	109	Retinol [μg]		0
Colesterol [mg]	0	Fósforo [mg]	10,2	Carotenos [μg]		2,2
Alcohol [g]	0			Vit. A Eq. Retinol [μg]		0,36
Agua [g]	58,4			Vit. D [μg]		0
				Vit. E Tocoferoles [μg]		0,51

Mandarina: *Citrus deliciosa o reticulata* – **Familia: Rutaceae**

Energía [Kcal]	34,0	Calcio [mg]	26,2	Vit. B₁ Tiamina [mg]	0,046
Proteína [g]	0,48	Hierro [mg]	0,23	Vit. B₂ Riboflavina [mg]	0,023
Hidratos carbono [g]	7,0	Yodo [μg]	Trazas	Eq. niacina [mg]	0,31
Fibra [g]	1,4	Magnesio [mg]	8,3	Vit. B₆ Piridoxina [mg]	0,061
Grasa total [g]	0,15	Zinc [mg]	0,068	Ac. Fólico [μg]	16,6
AGS [g]	0,017	Selenio [μg]	1,8	Vit. B₁₂ Cianocobalamina [μg]	0
AGM [g]	0,026	Sodio [mg]	0,84	Vit. C Ac. ascórbico [mg]	24,3
AGP [g]	0,028	Potasio [mg]	114	Retinol [μg]	0
Colesterol [mg]	0	Fósforo [mg]	15,2	Carotenos [μg]	41,5
Alcohol [g]	0			Vit. A Eq. Retinol [μg]	49,4
Agua [g]	67,0			Vit. D [μg]	0
				Vit. E Tocoferoles [μg]	0,22

Mango: *Mangifera indica* – **Familia: Anacardiaceae** (importante fuente de beta carotenos)

Energía [Kcal]	40,3	Calcio [mg]	7,9	Vit. B₁ Tiamina [mg]	0,030
Proteína [g]	0,41	Hierro [mg]	0,26	Vit. B₂ Riboflavina [mg]	0,033
Hidratos carbono [g]	8,4	Yodo [μg]	1,1	Eq. niacina [mg]	0,44
Fibra [g]	1,1	Magnesio [mg]	11,9	Vit. B₆ Piridoxina [mg]	0,086
Grasa total [g]	0,30	Zinc [mg]	0,078	Ac. Fólico [μg]	23,8
AGS [g]	0,067	Selenio [μg]	0,40	Vit. B₁₂ Cianocobalamina [μg]	0
AGM [g]	0,12	Sodio [mg]	3,3	Vit. C Ac. ascórbico [mg]	24,4
AGP [g]	0,050	Potasio [mg]	112	Retinol [μg]	0
Colesterol [mg]	0	Fósforo [mg]	8,6	Carotenos [μg]	804
Alcohol [g]	0			Vit. A Eq. Retinol [μg]	137
Agua [g]	55,7			Vit. D [μg]	0
				Vit. E Tocoferoles [μg]	0,66

Manzana: *Malus domestica* – **Familia: Rosaceae** (relación Ca:P desajustada)

Energía [Kcal]	48,1	Calcio [mg]	4,9	Vit. B₁ Tiamina [mg]	0,031
Proteína [g]	0,28	Hierro [mg]	0,50	Vit. B₂ Riboflavina [mg]	0,028
Hidratos carbono [g]	10,1	Yodo [μg]	0,98	Eq. niacina [mg]	0,12
Fibra [g]	1,8	Magnesio [mg]	5,0	Vit. B₆ Piridoxina [mg]	0,053
Grasa total [g]	0,32	Zinc [mg]	0,12	Ac. Fólico [μg]	5,2
AGS [g]	0,052	Selenio [μg]	1,2	Vit. B₁₂ Cianocobalamina [μg]	0
AGM [g]	0,13	Sodio [mg]	1,1	Vit. C Ac. ascórbico [mg]	11,0

AGP [g]	0,093	Potasio [mg]	107	Retinol [µg]	0
Colesterol [mg]	0	Fósforo [mg]	9,8	Carotenos [µg]	13,3
Alcohol [g]	0			Vit. A Eq. Retinol [µg]	2,7
Agua [g]	76,5			Vit. D [µg]	0
				Vit. E Tocoferoles [µg]	0,32

Maracuyá: *Passiflora edulis* – **Familia: Passifloraceae** (relación Ca:P muy desajustada e importante fuente de beta carotenos)

Energía [Kcal]	32,9	Calcio [mg]	10,4	Vit. B$_1$ Tiamina [mg]	0,012
Proteína [g]	1,5	Hierro [mg]	0,79	Vit. B$_2$ Riboflavina [mg]	0,061
Hidratos carbono [g]	5,8	Yodo [µg]	0	Eq. niacina [mg]	1,2
Fibra [g]	0,88	Magnesio [mg]	17,7	Vit. B$_6$ Piridoxina [mg]	0
Grasa total [g]	0,24	Zinc [mg]	0,40	Ac. Fólico [µg]	17,7
AGS [g]	0,061	Selenio [µg]	0,12	Vit. B$_{12}$ Cianocobalamina [µg]	0
AGM [g]	0,061	Sodio [mg]	11,6	Vit. C Ac. ascórbico [mg]	14,6
AGP [g]	0,061	Potasio [mg]	163	Retinol [µg]	0
Colesterol [mg]	0	Fósforo [mg]	34,8	Carotenos [µg]	385
Alcohol [g]	0			Vit. A Eq. Retinol [µg]	66,4
Agua [g]	52,6			Vit. D [µg]	0
				Vit. E Tocoferoles [µg]	0,12

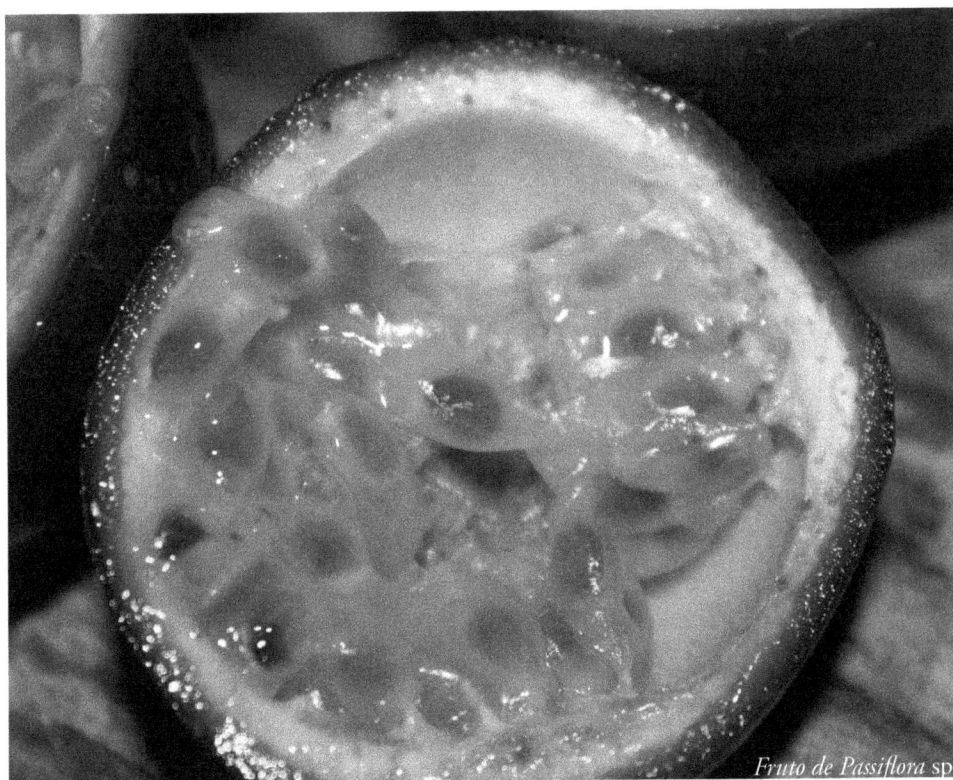

Fruto de Passiflora sp.

Melocotón: *Prunus pérsica* – **Familia: Rosaceae** (relación Ca:P desajustada)

Energía [Kcal]	45,7	Calcio [mg]	7,2	Vit. B$_1$ Tiamina [mg]	0,018
Proteína [g]	0,90	Hierro [mg]	0,38	Vit. B$_2$ Riboflavina [mg]	0,036
Hidratos carbono [g]	9,3	Yodo [µg]	2,1	Eq. niacina [mg]	0,90
Fibra [g]	1,7	Magnesio [mg]	7,9	Vit. B$_6$ Piridoxina [mg]	0,018
Grasa total [g]	0,18	Zinc [mg]	0,081	Ac. Fólico [µg]	2,4
AGS [g]	0,016	Selenio [µg]	1,1	Vit. B$_{12}$ Cianocobalamina [µg]	0
AGM [g]	0,055	Sodio [mg]	1,2	Vit. C Ac. ascórbico [mg]	8,0
AGP [g]	0,071	Potasio [mg]	175	Retinol [µg]	0
Colesterol [mg]	0	Fósforo [mg]	18,9	Carotenos [µg]	82,8
Alcohol [g]	0			Vit. A Eq. Retinol [µg]	15,9
Agua [g]	77,9			Vit. D [µg]	0
				Vit. E Tocoferoles [µg]	0,51

Melocotón seco (orejones): *Prunus pérsica* – **Familia: Rosaceae**

Energía [Kcal]	257	Calcio [mg]	44,0	Vit. B$_1$ Tiamina [mg]	0,010
Proteína [g]	3,0	Hierro [mg]	6,9	Vit. B$_2$ Riboflavina [mg]	0,14
Hidratos carbono [g]	53,2	Yodo [µg]	1,0	Eq. niacina [mg]	4,5
Fibra [g]	12,8	Magnesio [mg]	54,0	Vit. B$_6$ Piridoxina [mg]	0,15
Grasa total [g]	0,76	Zinc [mg]	0,80	Ac. Fólico [µg]	14,0
AGS [g]	0,082	Selenio [µg]	0,50	Vit. B$_{12}$ Cianocobalamina [µg]	0
AGM [g]	0,28	Sodio [mg]	9,0	Vit. C Ac. ascórbico [mg]	17,0
AGP [g]	0,37	Potasio [mg]	1340	Retinol [µg]	0
Colesterol [mg]	0	Fósforo [mg]	126	Carotenos [µg]	500
Alcohol [g]	0			Vit. A Eq. Retinol [µg]	83,3
Agua [g]	27,2			Vit. D [µg]	0
				Vit. E Tocoferoles [µg]	0,19

Melón: *Cucumis melo* – **Familia: Cucurbitaceae** (importante fuente de beta carotenos, algunas variedades (Galia) con mayor contenido en Ca)

Energía [Kcal]	36,6	Calcio [mg]	10,3	Vit. B$_1$ Tiamina [mg]	0,033
Proteína [g]	0,58	Hierro [mg]	0,23	Vit. B$_2$ Riboflavina [mg]	0,0066
Hidratos carbono [g]	8,2	Yodo [µg]	0,36	Eq. niacina [mg]	0,44
Fibra [g]	0,48	Magnesio [mg]	7,8	Vit. B$_6$ Piridoxina [mg]	0,040
Grasa total [g]	0,066	Zinc [mg]	0,19	Ac. Fólico [µg]	1,8
AGS [g]	0,017	Selenio [µg]	0,33	Vit. B$_{12}$ Cianocobalamina [µg]	0
AGM [g]	0,0086	Sodio [mg]	11,2	Vit. C Ac. ascórbico [mg]	21,2
AGP [g]	0,0099	Potasio [mg]	205	Retinol [µg]	0
Colesterol [mg]	0	Fósforo [mg]	11,2	Carotenos [µg]	442
Alcohol [g]	0			Vit. A Eq. Retinol [µg]	73,9
Agua [g]	56,7			Vit. D [µg]	0
				Vit. E Tocoferoles [µg]	0,092

Membrillo: *Cydonia oblonga* – **Familia: Rosaceae** (mala relación Ca:P)

Energía [Kcal]	30,7	Calcio [mg]	6,5	Vit. B$_1$ Tiamina [mg]	0,020
Proteína [g]	0,29	Hierro [mg]	0,39	Vit. B$_2$ Riboflavina [mg]	0,020

Hidratos carbono [g]	4,8	Yodo [µg]	0	Eq. niacina [mg]	0,13
Fibra [g]	3,8	Magnesio [mg]	5,3	Vit. B$_6$ Piridoxina [mg]	0,026
Grasa total [g]	0,33	Zinc [mg]	0,13	Ac. Fólico [µg]	2,0
AGS [g]	0,024	Selenio [µg]	0,39	Vit. B$_{12}$ Cianocobalamina [µg]	0
AGM [g]	0,098	Sodio [mg]	1,3	Vit. C Ac. ascórbico [mg]	8,5
AGP [g]	0,13	Potasio [mg]	119	Retinol [µg]	0
Colesterol [mg]	0	Fósforo [mg]	12,4	Carotenos [µg]	21,5
Alcohol [g]	0			Vit. A Eq. Retinol [µg]	3,6
Agua [g]	55,8			Vit. D [µg]	0
				Vit. E Tocoferoles [µg]	0,58

Mora: *Rubus fructicosus* – **Familia: Rosaceae** (Buena fuente de beta carotenos y buena relación Ca:P)

Energía [Kcal]	45,0	Calcio [mg]	44,0	Vit. B$_1$ Tiamina [mg]	0,030
Proteína [g]	1,2	Hierro [mg]	0,90	Vit. B$_2$ Riboflavina [mg]	0,040
Hidratos carbono [g]	6,2	Yodo [µg]	0,40	Eq. niacina [mg]	0,60
Fibra [g]	3,2	Magnesio [mg]	30,0	Vit. B$_6$ Piridoxina [mg]	0,050
Grasa total [g]	1,0	Zinc [mg]	0,19	Ac. Fólico [µg]	34,0
AGS [g]	Trazas	Selenio [µg]	Trazas	Vit. B$_{12}$ Cianocobalamina [µg]	0
AGM [g]	0,40	Sodio [mg]	2,4	Vlt. C Ac. ascórbico [mg]	17,0
AGP [g]	0,40	Potasio [mg]	190	Retinol [µg]	0
Colesterol [mg]	0	Fósforo [mg]	30,0	Carotenos [µg]	270
Alcohol [g]	0			Vit. A Eq. Retinol [µg]	45,0
Agua [g]	88,4			Vit. D [µg]	0
				Vit. E Tocoferoles [µg]	0,72

Naranja: *Citrus aurantium* – **Familia: Rutaceae** (buena relación Ca:P)

Energía [Kcal]	31,8	Calcio [mg]	28,7	Vit. B$_1$ Tiamina [mg]	0,056
Proteína [g]	0,61	Hierro [mg]	0,34	Vit. B$_2$ Riboflavina [mg]	0,028
Hidratos carbono [g]	6,2	Yodo [µg]	1,5	Eq. niacina [mg]	0,34
Fibra [g]	1,6	Magnesio [mg]	10,6	Vit. B$_6$ Piridoxina [mg]	0,042
Grasa total [g]	0,14	Zinc [mg]	0,11	Ac. Fólico [µg]	27,1
AGS [g]	0,020	Selenio [µg]	0,84	Vit. B$_{12}$ Cianocobalamina [µg]	0
AGM [g]	0,038	Sodio [mg]	0,98	Vit. C Ac. ascórbico [mg]	35,4
AGP [g]	0,053	Potasio [mg]	116	Retinol [µg]	0
Colesterol [mg]	0	Fósforo [mg]	14,0	Carotenos [µg]	27,6
Alcohol [g]	0			Vit. A Eq. Retinol [µg]	23,5
Agua [g]	61,4			Vit. D [µg]	0
				Vit. E Tocoferoles [µg]	0,57

Nectarina: *Prunus persica var. Nectarina* – **Familia: Rosaceae** (relación Ca:P desajustada)

Energía [Kcal]	44,7	Calcio [mg]	6,3	Vit. B$_1$ Tiamina [mg]	0,018
Proteína [g]	0,81	Hierro [mg]	0,36	Vit. B$_2$ Riboflavina [mg]	0,036
Hidratos carbono [g]	9,2	Yodo [µg]	2,7	Eq. niacina [mg]	0,72
Fibra [g]	2,0	Magnesio [mg]	9,0	Vit. B$_6$ Piridoxina [mg]	0,027
Grasa total [g]	0,090	Zinc [mg]	0,090	Ac. Fólico [µg]	8,1

AGS [g]	0,0099	Selenio [µg]	0,90	Vit. B$_{12}$ Cianocobalamina [µg]	0		
AGM [g]	0,030	Sodio [mg]	0,90	Vit. C Ac. ascórbico [mg]	33,3		
AGP [g]	0,044	Potasio [mg]	153	Retinol [µg]	0		
Colesterol [mg]	0	Fósforo [mg]	19,8	Carotenos [µg]	36,2		
Alcohol [g]	0			Vit. A Eq. Retinol [µg]	7,8		
Agua [g]	77,9			Vit. D [µg]	0		
				Vit. E Tocoferoles [µg]	0,45		

Níspero: *Mespilus germanica* – **Familia: Rosaceae** (importante fuente de beta carotenos)

Energía [Kcal]	26,4	Calcio [mg]	11,8	Vit. B$_1$ Tiamina [mg]	0,012
Proteína [g]	0,35	Hierro [mg]	0,19	Vit. B$_2$ Riboflavina [mg]	0,019
Hidratos carbono [g]	5,3	Yodo [µg]	0,62	Eq. niacina [mg]	0,22
Fibra [g]	1,3	Magnesio [mg]	6,2	Vit. B$_6$ Piridoxina [mg]	0,012
Grasa total [g]	0,12	Zinc [mg]	0,031	Ac. Fólico [µg]	14,3
AGS [g]	0,026	Selenio [µg]	0,31	Vit. B$_{12}$ Cianocobalamina [µg]	0
AGM [g]	0,0056	Sodio [mg]	2,5	Vit. C Ac. ascórbico [mg]	2,5
AGP [g]	0,064	Potasio [mg]	163	Retinol [µg]	0
Colesterol [mg]	0	Fósforo [mg]	14,3	Carotenos [µg]	496
Alcohol [g]	0			Vit. A Eq. Retinol [µg]	82,7
Agua [g]	54,9			Vit. D [µg]	0
				Vit. E Tocoferoles [µg]	0,55

Papaya: *Carica papaya* – **Familia: Caricaceae** (Buena fuente de beta carotenos y buena relación Ca:P)

Energía [Kcal]	25,2	Calcio [mg]	15,1	Vit. B$_1$ Tiamina [mg]	0,022
Proteína [g]	0,36	Hierro [mg]	0,30	Vit. B$_2$ Riboflavina [mg]	0,028
Hidratos carbono [g]	5,1	Yodo [µg]	0,72	Eq. niacina [mg]	0,30
Fibra [g]	1,4	Magnesio [mg]	7,9	Vit. B$_6$ Piridoxina [mg]	0,022
Grasa total [g]	0,065	Zinc [mg]	0,11	Ac. Fólico [µg]	27,4
AGS [g]	0,019	Selenio [µg]	0,43	Vit. B$_{12}$ Cianocobalamina [µg]	0
AGM [g]	0,018	Sodio [mg]	2,2	Vit. C Ac. ascórbico [mg]	57,6
AGP [g]	0,014	Potasio [mg]	144	Retinol [µg]	0
Colesterol [mg]	0	Fósforo [mg]	9,4	Carotenos [µg]	119
Alcohol [g]	0			Vit. A Eq. Retinol [µg]	110
Agua [g]	65,1			Vit. D [µg]	0
				Vit. E Tocoferoles [µg]	0,81

Pera: *Pyrus communis* – **Familia: Rosaceae**

Energía [Kcal]	45,0	Calcio [mg]	8,7	Vit. B$_1$ Tiamina [mg]	0,018
Proteína [g]	0,39	Hierro [mg]	0,27	Vit. B$_2$ Riboflavina [mg]	0,027
Hidratos carbono [g]	9,6	Yodo [µg]	1,9	Eq. niacina [mg]	0,18
Fibra [g]	2,0	Magnesio [mg]	7,6	Vit. B$_6$ Piridoxina [mg]	0,018
Grasa total [g]	0,091	Zinc [mg]	0,21	Ac. Fólico [µg]	2,7
AGS [g]	0,013	Selenio [µg]	0,54	Vit. B$_{12}$ Cianocobalamina [µg]	0
AGM [g]	0,020	Sodio [mg]	1,9	Vit. C Ac. ascórbico [mg]	4,7
AGP [g]	0,040	Potasio [mg]	106	Retinol [µg]	0

Colesterol [mg]	0	Fósforo [mg]	11,8	Carotenos [µg]	14,7
Alcohol [g]	0			Vit. A Eq. Retinol [µg]	2,5
Agua [g]	78,9			Vit. D [µg]	0
				Vit. E Tocoferoles [µg]	0,81

Piña: *Ananas comosus* – Familia: Bromeliaceae

Energía [Kcal]	28,9	Calcio [mg]	8,3	Vit. B$_1$ Tiamina [mg]	0,046
Proteína [g]	0,25	Hierro [mg]	0,23	Vit. B$_2$ Riboflavina [mg]	0,017
Hidratos carbono [g]	5,9	Yodo [µg]	2,5	Eq. niacina [mg]	0,22
Fibra [g]	1,1	Magnesio [mg]	9,6	Vit. B$_6$ Piridoxina [mg]	0,043
Grasa total [g]	0,23	Zinc [mg]	0,074	Ac. Fólico [µg]	2,9
AGS [g]	0	Selenio [µg]	0,31	Vit. B$_{12}$ Cianocobalamina [µg]	0
AGM [g]	0,057	Sodio [mg]	1,2	Vit. C Ac. ascórbico [mg]	8,5
AGP [g]	0,057	Potasio [mg]	99,8	Retinol [µg]	0
Colesterol [mg]	0	Fósforo [mg]	5,7	Carotenos [µg]	21,0
Alcohol [g]	0			Vit. A Eq. Retinol [µg]	3,5
Agua [g]	49,5			Vit. D [µg]	0
				Vit. E Tocoferoles [µg]	0,074

Plátano: *Platanus orientalis* – Familia: Platanaceae (relación Ca:P muy desajustada)

Energía [Kcal]	62,7	Calcio [mg]	4,8	Vit. B$_1$ Tiamina [mg]	0,033
Proteína [g]	0,70	Hierro [mg]	0,39	Vit. B$_2$ Riboflavina [mg]	0,046
Hidratos carbono [g]	13,7	Yodo [µg]	1,6	Eq. niacina [mg]	0,65
Fibra [g]	1,7	Magnesio [mg]	24,0	Vit. B$_6$ Piridoxina [mg]	0,24
Grasa total [g]	0,18	Zinc [mg]	0,14	Ac. Fólico [µg]	13,2
AGS [g]	0,079	Selenio [µg]	0,92	Vit. B$_{12}$ Cianocobalamina [µg]	0
AGM [g]	0,026	Sodio [mg]	0,66	Vit. C Ac. ascórbico [mg]	7,6
AGP [g]	0,059	Potasio [mg]	244	Retinol [µg]	0
Colesterol [mg]	0	Fósforo [mg]	15,2	Carotenos [µg]	150
Alcohol [g]	0			Vit. A Eq. Retinol [µg]	25,1
Agua [g]	49,7			Vit. D [µg]	0
				Vit. E Tocoferoles [µg]	0,15

Pomelo: *Citrus × paradisi* – Familia: Rutaceae

Energía [Kcal]	24,9	Calcio [mg]	15,6	Vit. B$_1$ Tiamina [mg]	0,033
Proteína [g]	0,43	Hierro [mg]	0,11	Vit. B$_2$ Riboflavina [mg]	0,016
Hidratos carbono [g]	5,0	Yodo [µg]	0,88	Eq. niacina [mg]	0,25
Fibra [g]	1,1	Magnesio [mg]	6,5	Vit. B$_6$ Piridoxina [mg]	0,020
Grasa total [g]	0,10	Zinc [mg]	0,045	Ac. Fólico [µg]	9,5
AGS [g]	0,024	Selenio [µg]	0,68	Vit. B$_{12}$ Cianocobalamina [µg]	0
AGM [g]	0,020	Sodio [mg]	0,75	Vit. C Ac. ascórbico [mg]	24,5
AGP [g]	0,038	Potasio [mg]	101	Retinol [µg]	0
Colesterol [mg]	0	Fósforo [mg]	10,9	Carotenos [µg]	6,3
Alcohol [g]	0			Vit. A Eq. Retinol [µg]	1,2
Agua [g]	61,3			Vit. D [µg]	0
				Vit. E Tocoferoles [µg]	0,20

Sandía: *Citrullus lanatus* – Familia: Cucurbitaceae

Energía [Kcal]	15,9	Calcio [mg]	3,8	Vit. B$_1$ Tiamina [mg]	0,017
Proteína [g]	0,35	Hierro [mg]	0,16	Vit. B$_2$ Riboflavina [mg]	0,017
Hidratos carbono [g]	3,1	Yodo [µg]	0,82	Eq. niacina [mg]	0,13
Fibra [g]	0,22	Magnesio [mg]	5,2	Vit. B$_6$ Piridoxina [mg]	0,039
Grasa total [g]	0,17	Zinc [mg]	0,11	Ac. Fólico [µg]	2,5
AGS [g]	0,056	Selenio [µg]	0,22	Vit. B$_{12}$ Cianocobalamina [µg]	0
AGM [g]	0	Sodio [mg]	1,1	Vit. C Ac. ascórbico [mg]	3,6
AGP [g]	0,056	Potasio [mg]	56,0	Retinol [µg]	0
Colesterol [mg]	0	Fósforo [mg]	5,0	Carotenos [µg]	84,8
Alcohol [g]	0			Vit. A Eq. Retinol [µg]	19,8
Agua [g]	52,1			Vit. D [µg]	0
				Vit. E Tocoferoles [µg]	0,062

Uva blanca: *Vitis* sp. – Familia: Vitaceae

Energía [Kcal]	66,1	Calcio [mg]	16,0	Vit. B$_1$ Tiamina [mg]	0,047
Proteína [g]	0,68	Hierro [mg]	0,56	Vit. B$_2$ Riboflavina [mg]	0,028
Hidratos carbono [g]	15,1	Yodo [µg]	1,9	Eq. niacina [mg]	0,35
Fibra [g]	0,75	Magnesio [mg]	9,4	Vit. B$_6$ Piridoxina [mg]	0,10
Grasa total [g]	0,15	Zinc [mg]	0,19	Ac. Fólico [µg]	18,8
AGS [g]	0,051	Selenio [µg]	0,094	Vit. B$_{12}$ Cianocobalamina [µg]	0
AGM [g]	0,0066	Sodio [mg]	1,9	Vit. C Ac. ascórbico [mg]	2,8
AGP [g]	0,045	Potasio [mg]	235	Retinol [µg]	0
Colesterol [mg]	0	Fósforo [mg]	20,7	Carotenos [µg]	Trazas
Alcohol [g]	0			Vit. A Eq. Retinol [µg]	Trazas
Agua [g]	77,3			Vit. D [µg]	0
				Vit. E Tocoferoles [µg]	0,88

Uva negra: *Vitis* sp. – Familia: Vitaceae (mala relación Ca:P)

Energía [Kcal]	63,1	Calcio [mg]	3,8	Vit. B$_1$ Tiamina [mg]	0,038
Proteína [g]	0,68	Hierro [mg]	0,28	Vit. B$_2$ Riboflavina [mg]	0,019
Hidratos carbono [g]	14,6	Yodo [µg]	1,9	Eq. niacina [mg]	0,35
Fibra [g]	0,38	Magnesio [mg]	3,8	Vit. B$_6$ Piridoxina [mg]	0,15
Grasa total [g]	0,15	Zinc [mg]	0,56	Ac. Fólico [µg]	25,4
AGS [g]	0,051	Selenio [µg]	0,094	Vit. B$_{12}$ Cianocobalamina [µg]	0
AGM [g]	0,0066	Sodio [mg]	1,9	Vit. C Ac. ascórbico [mg]	3,8
AGP [g]	0,045	Potasio [mg]	301	Retinol [µg]	0
Colesterol [mg]	0	Fósforo [mg]	15,0	Carotenos [µg]	56,4
Alcohol [g]	0			Vit. A Eq. Retinol [µg]	9,4
Agua [g]	78,2			Vit. D [µg]	0
				Vit. E Tocoferoles [µg]	0,66

Uva Pasa: *Vitis* sp. – Familia: Vitaceae

Energía [Kcal]	309	Calcio [mg]	80,0	Vit. B$_1$ Tiamina [mg]	0,12
Proteína [g]	2,5	Hierro [mg]	2,3	Vit. B$_2$ Riboflavina [mg]	0,055
Hidratos carbono [g]	69,3	Yodo [µg]	2,0	Eq. niacina [mg]	0,68

Fibra [g]	6,5	Magnesio [mg]	41,0	Vit. B$_6$ Piridoxina [mg]	0,25
Grasa total [g]	0,50	Zinc [mg]	0,25	Ac. Fólico [µg]	10,0
AGS [g]	0,16	Selenio [µg]	7,3	Vit. B$_{12}$ Cianocobalamina [µg]	0
AGM [g]	0,14	Sodio [mg]	21,0	Vit. C Ac. ascórbico [mg]	1,0
AGP [g]	0,14	Potasio [mg]	782	Retinol [µg]	0
Colesterol [mg]	0	Fósforo [mg]	111	Carotenos [µg]	30,0
Alcohol [g]	0			Vit. A Eq. Retinol [µg]	5,0
Agua [g]	21,2			Vit. D [µg]	0
				Vit. E Tocoferoles [µg]	0,12

Verduras y Hortalizas

No quisiera dejar pasar más tiempo antes de comentar, que, a pesar de la costumbre popular al mayor uso de las frutas respecto a las verduras y hortalizas (quizás por su mejor aceptación), son estas últimas las que mayor importancia nutricional tienen y por tanto las que, en condiciones generales, han de predominar en la dietas de los papagayos.

La inmensa mayoría de las mismas deberán ofrecerse en crudo, aunque en ocasiones, su cocción y su consecuente cambio de palatabilidad para las psitácidas pueda hacerlo aconsejable. Esta cocción además de cambiar sabor y textura, supone un cambio en su composición nutricional, a menudo en sentido desfavorable, pero que en ocasiones, nos será de imprescindible aplicación para aquellas en las que en su estado crudo puedan suponer algún tipo de inconveniencia para las mismas.

Es el caso, por ejemplo de algunos tubérculos como la patata (*Solanum tuberosum*, Familia Solanaceae) y el boniato (*Convolvulus batatas, Batata edulis, Ipomea batatas*), de frutos como la calabaza (*Cucurbita* sp., Fam. Cucurbitaceae), o partes verdes (hojas) como las espinacas, por citar algunos, que será de obligado proceder su cocción, antes de ser ofrecidos a los loros. En cualquier caso, tras ofrecer su tabla de composición nutricional, me detendré para puntualizar los por qué en estos casos.

Incluiré, por tanto en ese apartado, todas las raíces y tubérculos aptos para su uso, aunque podrían formar una categoría propia.

Se ha publicado mucho acerca de la inconveniencia o no del perejil (*Petroselinum crispum*) en la alimentación de las psitácidas por su supuesta toxicidad. A pesar de su alto contenido en vitamina A, es cierto que en altas cantidades supone unos niveles de toxicidad que deberemos evitar a mi parecer.

Aunque no siempre tenemos bien reportados, o bien los motivos o bien sus efectos sobre las psitácidas, evitaremos también el uso en su alimentación de frutos como la berenjena (*Solanum melongena*), de los que se pueda sospechar su inconveniencia para éstas.

Obviaré en las siguientes tablas tanto el ajo (*Allium sativum*) como la cebolla (*Allium cepa*), a pesar de usarse con los papagayos con éxito por sus propiedades antiparasitarias y antisépticas. Puesto que su inclusión habitual en las dietas puede suponer también desarreglos fisiológicos no deseados.

Respecto a la mandioca, yuca o tapioca (*Manihot* sp.) hay que comentar que es un alimento rico en hidratos de carbono complejos (almidón), sin embargo, toda yuca es tóxica recién cosechada. La "dulce", que es la que se usa para comer como tubérculo, pierde la toxicidad al poco tiempo y por lo tanto es segura siempre que se utilice cocinada. Por otro lado la yuca "amarga" es una variedad que no pierde su toxicidad aún después de hervida y su ingesta es mortal. Debido a que no nos ofrece unas calidades nutricionales distintas a las de otros tubérculos, evito su uso para la elaboración de las dietas de los papagayos y por tanto tampoco me molestaré si quiera, en reflejar su composición nutricional.

Los datos reflejados en las siguientes tablas hacen referencia a porciones de 100 gr:

Acelga: *Beta vulgaris var. Cicla* – **Familia: Amaranthaceae** (contiene bastante ácido oxálico, por lo que su uso, como la espinaca y remolacha, ha de ser cocido... El ácido oxálico tiene la capacidad de formar en el intestino, complejos insolubles con minerales como el Fe o el Ca impidiendo su asimilación. Además es una buena fuente de beta carotenos y vitamina K)

Energía [Kcal]	26,1	Calcio [mg]	92,4	Vit. B$_1$ Tiamina [mg]	0,044
Proteína [g]	1,7	Hierro [mg]	2,9	Vit. B$_2$ Riboflavina [mg]	0,044
Hidratos carbono [g]	4,0	Yodo [µg]	34,4	Eq. niacina [mg]	0,92
Fibra [g]	1,1	Magnesio [mg]	66,9	Vit. B$_6$ Piridoxina [mg]	0,097
Grasa total [g]	0,18	Zinc [mg]	0,026	Ac. Fólico [µg]	113
AGS [g]	0,026	Selenio [µg]	0,79	Vit. B$_{12}$ Cianocobalamina [µg]	0
AGM [g]	0,035	Sodio [mg]	132	Vit. C Ac. ascórbico [mg]	16,6
AGP [g]	0,062	Potasio [mg]	334	Retinol [µg]	0
Colesterol [mg]	0	Fósforo [mg]	35,2	Carotenos [µg]	1769
Alcohol [g]	0			Vit. A Eq. Retinol [µg]	295
Agua [g]	81,1			Vit. D [µg]	0
				Vit. E Tocoferoles [µg]	0,026

Alcachofa: *Cynara cardunculus var. Scolymus* – **Familia: Asteraceae**

Energía [Kcal]	21,1	Calcio [mg]	25,4	Vit. B$_1$ Tiamina [mg]	0,067
Proteína [g]	1,1	Hierro [mg]	0,72	Vit. B$_2$ Riboflavina [mg]	0,058
Hidratos carbono [g]	1,4	Yodo [µg]	0,48	Eq. niacina [mg]	0,43
Fibra [g]	5,2	Magnesio [mg]	12,5	Vit. B$_6$ Piridoxina [mg]	0,043
Grasa total [g]	0,058	Zinc [mg]	0,048	Ac. Fólico [µg]	22,6
AGS [g]	0,013	Selenio [µg]	0,34	Vit. B$_{12}$ Cianocobalamina [µg]	0
AGM [g]	0,0019	Sodio [mg]	22,6	Vit. C Ac. ascórbico [mg]	3,6
AGP [g]	0,024	Potasio [mg]	169	Retinol [µg]	0
Colesterol [mg]	0	Fósforo [mg]	62,4	Carotenos [µg]	48,0
Alcohol [g]	0			Vit. A Eq. Retinol [µg]	8,0
Agua [g]	40,2			Vit. D [µg]	0
				Vit. E Tocoferoles [µg]	0,091

Apio: *Apium graveolens* – **Familia: Apiaceae** (fuente de vitamina K con niveles moderados de ácido Oxálico y buena relación Ca:P)

Energía [Kcal]	15,4	Calcio [mg]	32,8	Vit. B$_1$ Tiamina [mg]	0,038
Proteína [g]	0,95	Hierro [mg]	0,32	Vit. B$_2$ Riboflavina [mg]	0,061
Hidratos carbono [g]	2,0	Yodo [µg]	0,78	Eq. niacina [mg]	0,38
Fibra [g]	1,1	Magnesio [mg]	9,6	Vit. B$_6$ Piridoxina [mg]	0,072
Grasa total [g]	0,16	Zinc [mg]	0,11	Ac. Fólico [µg]	12,8
AGS [g]	0,042	Selenio [µg]	2,4	Vit. B$_{12}$ Cianocobalamina [µg]	0
AGM [g]	0,032	Sodio [mg]	80,0	Vit. C Ac. ascórbico [mg]	5,6
AGP [g]	0,079	Potasio [mg]	256	Retinol [µg]	0

Colesterol [mg]	0	Fósforo [mg]	16,8	Carotenos [µg]	40,0
Alcohol [g]	0			Vit. A Eq. Retinol [µg]	6,7
Agua [g]	75,8			Vit. D [µg]	0
				Vit. E Tocoferoles [µg]	0,16

Berro: *Lepidium sativum* – **Familia: Brassicaceae** (fuente de vitamina K, beta carotenos y Ca)

Energía [Kcal]	12,5	Calcio [mg]	112	Vit. B_1 Tiamina [mg]	0,053
Proteína [g]	0,99	Hierro [mg]	1,9	Vit. B_2 Riboflavina [mg]	0,11
Hidratos carbono [g]	1,3	Yodo [µg]	7,4	Eq. niacina [mg]	0,45
Fibra [g]	0,91	Magnesio [mg]	21,1	Vit. B_6 Piridoxina [mg]	0,14
Grasa total [g]	0,19	Zinc [mg]	0,43	Ac. Fólico [µg]	133
AGS [g]	0,050	Selenio [µg]	0,56	Vit. B_{12} Cianocobalamina [µg]	0
AGM [g]	0,015	Sodio [mg]	7,4	Vit. C Ac. ascórbico [mg]	59,5
AGP [g]	0,065	Potasio [mg]	171	Retinol [µg]	0
Colesterol [mg]	0	Fósforo [mg]	39,7	Carotenos [µg]	3038
Alcohol [g]	0			Vit. A Eq. Retinol [µg]	506
Agua [g]	58,7			Vit. D [µg]	0
				Vit. E Tocoferoles [µg]	0,91

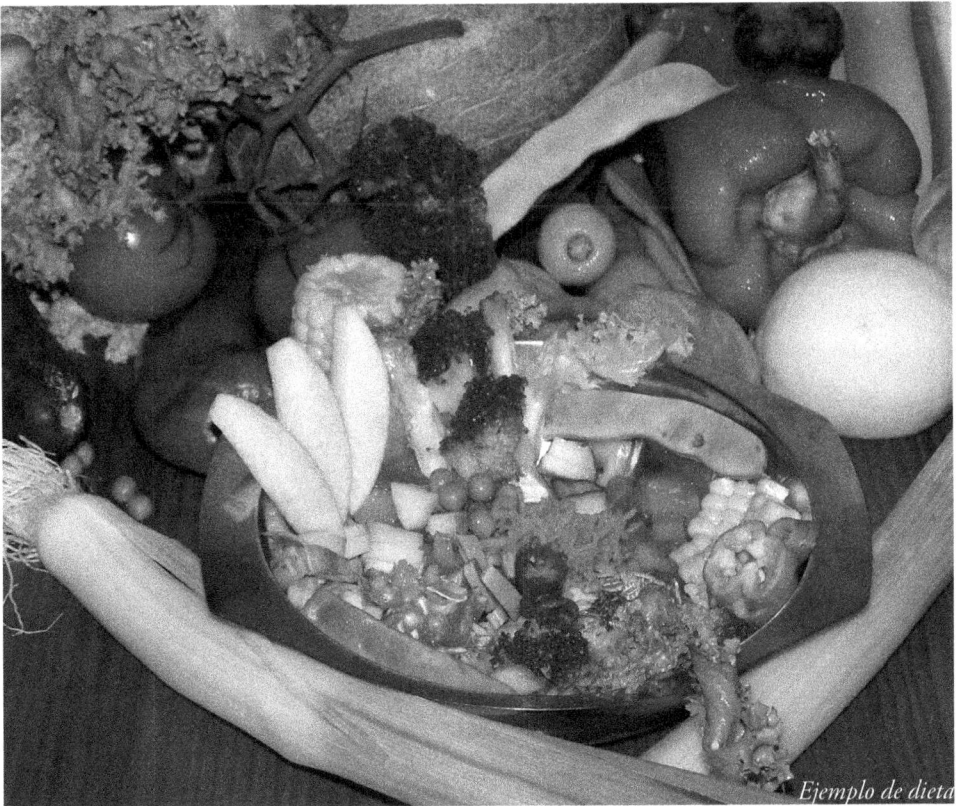

Ejemplo de dieta

Boniato (Batata) *Ipomoea batatas* – **Familia: Convolvulaceae** (utilizar cocido, es buena fuente de beta carotenos)

Energía [Kcal]	96,6	Calcio [mg]	18,5	Vit. B₁ Tiamina [mg]	0,14
Proteína [g]	1,4	Hierro [mg]	0,56	Vit. B₂ Riboflavina [mg]	0,050
Hidratos carbono [g]	20,3	Yodo [µg]	2,0	Eq. niacina [mg]	0,81
Fibra [g]	2,6	Magnesio [mg]	15,1	Vit. B₆ Piridoxina [mg]	0,23
Grasa total [g]	0,50	Zinc [mg]	0,32	Ac. Fólico [µg]	14,3
AGS [g]	0,19	Selenio [µg]	0,84	Vit. B₁₂ Cianocobalamina [µg]	0
AGM [g]	0,034	Sodio [mg]	16,0	Vit. C Ac. ascórbico [mg]	21,0
AGP [g]	0,17	Potasio [mg]	252	Retinol [µg]	0
Colesterol [mg]	0	Fósforo [mg]	42,0	Carotenos [µg]	3301
Alcohol [g]	0			Vit. A Eq. Retinol [µg]	550
Agua [g]	59,2			Vit. D [µg]	0
				Vit. E Tocoferoles [µg]	3,8

Borraja: *Borago officinalis* – **Familia: Boraginaceae** (buena relación Ca:P)

Energía [Kcal]	20,6	Calcio [mg]	74,4	Vit. B₁ Tiamina [mg]	0,048
Proteína [g]	1,4	Hierro [mg]	2,6	Vit. B₂ Riboflavina [mg]	0,12
Hidratos carbono [g]	2,4	Yodo [µg]	0	Eq. niacina [mg]	0
Fibra [g]	0	Magnesio [mg]	41,6	Vit. B₆ Piridoxina [mg]	0,067
Grasa total [g]	0,56	Zinc [mg]	0,16	Ac. Fólico [µg]	10,4
AGS [g]	0,14	Selenio [µg]	0,72	Vit. B₁₂ Cianocobalamina [µg]	0
AGM [g]	0,17	Sodio [mg]	64,0	Vit. C Ac. ascórbico [mg]	28,0
AGP [g]	0,087	Potasio [mg]	376	Retinol [µg]	0
Colesterol [mg]	0	Fósforo [mg]	42,4	Carotenos [µg]	0
Alcohol [g]	0			Vit. A Eq. Retinol [µg]	168
Agua [g]	75,5			Vit. D [µg]	10,4
				Vit. E Tocoferoles [µg]	

Brócoli: *Brassica oleracea itálica* – **Familia: Brassicaceae** (fuente de vitamina K)

Energía [Kcal]	20,1	Calcio [mg]	35,4	Vit. B₁ Tiamina [mg]	0,055
Proteína [g]	2,2	Hierro [mg]	0,52	Vit. B₂ Riboflavina [mg]	0,11
Hidratos carbono [g]	1,6	Yodo [µg]	9,2	Eq. niacina [mg]	0,93
Fibra [g]	1,8	Magnesio [mg]	11,6	Vit. B₆ Piridoxina [mg]	0,17
Grasa total [g]	0,12	Zinc [mg]	0,30	Ac. Fólico [µg]	69,5
AGS [g]	0,019	Selenio [µg]	0,43	Vit. B₁₂ Cianocobalamina [µg]	0
AGM [g]	0,0085	Sodio [mg]	13,4	Vit. C Ac. ascórbico [mg]	61,0
AGP [g]	0,058	Potasio [mg]	170	Retinol [µg]	0
Colesterol [mg]	0	Fósforo [mg]	39,7	Carotenos [µg]	519
Alcohol [g]	0			Vit. A Eq. Retinol [µg]	87,7
Agua [g]	55,3			Vit. D [µg]	0
				Vit. E Tocoferoles [µg]	0,38

Calabacín: *Cucurbita pepo* – **Familia: Cucurbitaceae**

Energía [Kcal]	20,4	Calcio [mg]	18,9	Vit. B₁ Tiamina [mg]	0,079
Proteína [g]	1,7	Hierro [mg]	0,59	Vit. B₂ Riboflavina [mg]	0,062

Hidratos carbono [g]	1,8	Yodo [µg]	1,8	Eq. niacina [mg]	0,62
Fibra [g]	1,4	Magnesio [mg]	11,3	Vit. B₆ Piridoxina [mg]	0,062
Grasa total [g]	0,44	Zinc [mg]	0,21	Ac. Fólico [µg]	29,1
AGS [g]	0,088	Selenio [µg]	0,88	Vit. B₁₂ Cianocobalamina [µg]	0
AGM [g]	0,088	Sodio [mg]	0,88	Vit. C Ac. ascórbico [mg]	12,2
AGP [g]	0,088	Potasio [mg]	202	Retinol [µg]	0
Colesterol [mg]	0	Fósforo [mg]	39,6	Carotenos [µg]	253
Alcohol [g]	0			Vit. A Eq. Retinol [µg]	42,1
Agua [g]	82,7			Vit. D [µg]	0
				Vit. E Tocoferoles [µg]	0,053

Calabaza: *Cucurbita* sp. – Familia: Cucurbitaceae (utilizar cocida, contiene niveles moderados de Ác. Oxálico)

Energía [Kcal]	19,0	Calcio [mg]	14,7	Vit. B₁ Tiamina [mg]	0,031
Proteína [g]	0,75	Hierro [mg]	0,54	Vit. B₂ Riboflavina [mg]	0,045
Hidratos carbono [g]	3,1	Yodo [µg]	0,94	Eq. niacina [mg]	0,23
Fibra [g]	1,4	Magnesio [mg]	5,4	Vit. B₆ Piridoxina [mg]	0,074
Grasa total [g]	0,087	Zinc [mg]	0,13	Ac. Fólico [µg]	24,1
AGS [g]	0,046	Selenio [µg]	0,20	Vit. B₁₂ Cianocobalamina [µg]	0
AGM [g]	0,011	Sodio [mg]	2,1	Vit. C Ac. ascórbico [mg]	8,0
AGP [g]	0,0047	Potasio [mg]	204	Retinol [µg]	0
Colesterol [mg]	0	Fósforo [mg]	29,5	Carotenos [µg]	473
Alcohol [g]	0			Vit. A Eq. Retinol [µg]	85,5
Agua [g]	61,6			Vit. D [µg]	0
				Vit. E Tocoferoles [µg]	0,71

Canónigo (lechuga de campo): *Valerianella locusta* – Familia: Valerianaceae (buena relación Ca:P)

Energía [Kcal]	13,7	Calcio [mg]	43,5	Vit. B₁ Tiamina [mg]	0,047
Proteína [g]	1,3	Hierro [mg]	0,79	Vit. B₂ Riboflavina [mg]	0,071
Hidratos carbono [g]	0,79	Yodo [µg]	2,4	Eq. niacina [mg]	0,47
Fibra [g]	2,1	Magnesio [mg]	10,3	Vit. B₆ Piridoxina [mg]	0,040
Grasa total [g]	0,16	Zinc [mg]	0,16	Ac. Fólico [µg]	86,9
AGS [g]	0	Selenio [µg]	0,79	Vit. B₁₂ Cianocobalamina [µg]	0
AGM [g]	0	Sodio [mg]	11,1	Vit. C Ac. ascórbico [mg]	7,9
AGP [g]	0,079	Potasio [mg]	258	Retinol [µg]	0
Colesterol [mg]	0	Fósforo [mg]	29,2	Carotenos [µg]	348
Alcohol [g]	0			Vit. A Eq. Retinol [µg]	57,9
Agua [g]	74,7			Vit. D [µg]	0
				Vit. E Tocoferoles [µg]	0,47

Cardo: *Cynara cardunculus* – Familia: Asteraceae (buena relación Ca:P)

Energía [Kcal]	10,1	Calcio [mg]	42,0	Vit. B₁ Tiamina [mg]	0,012
Proteína [g]	0,48	Hierro [mg]	0,42	Vit. B₂ Riboflavina [mg]	0,024
Hidratos carbono [g]	1,3	Yodo [µg]	0,60	Eq. niacina [mg]	0,18
Fibra [g]	1,2	Magnesio [mg]	19,2	Vit. B₆ Piridoxina [mg]	0,030

Grasa total [g]	0,060	Zinc [mg]	0,12	Ac. Fólico [µg]	20,4
AGS [g]	0,0066	Selenio [µg]	0,54	Vit. B$_{12}$ Cianocobalamina [µg]	0
AGM [g]	0,011	Sodio [mg]	13,8	Vit. C Ac. ascórbico [mg]	2,4
AGP [g]	0,025	Potasio [mg]	240	Retinol [µg]	0
Colesterol [mg]	0	Fósforo [mg]	13,8	Carotenos [µg]	0
Alcohol [g]	0			Vit. A Eq. Retinol [µg]	3,6
Agua [g]	56,9			Vit. D [µg]	0
				Vit. E Tocoferoles [µg]	0,54

Col (o repollo): *Brassica oleracea* **var.** *Viridis* – **Familia: Brassicaceae** (buena fuente de vitamina K)

Energía [Kcal]	24,6	Calcio [mg]	40,0	Vit. B$_1$ Tiamina [mg]	0,12
Proteína [g]	1,3	Hierro [mg]	0,54	Vit. B$_2$ Riboflavina [mg]	0,015
Hidratos carbono [g]	3,2	Yodo [µg]	1,5	Eq. niacina [mg]	0,62
Fibra [g]	1,8	Magnesio [mg]	6,2	Vit. B$_6$ Piridoxina [mg]	0,13
Grasa total [g]	0,34	Zinc [mg]	0,23	Ac. Fólico [µg]	57,8
AGS [g]	0,077	Selenio [µg]	0,77	Vit. B$_{12}$ Cianocobalamina [µg]	0
AGM [g]	0,036	Sodio [mg]	3,9	Vit. C Ac. ascórbico [mg]	37,7
AGP [g]	0,23	Potasio [mg]	208	Retinol [µg]	0
Colesterol [mg]	0	Fósforo [mg]	31,6	Carotenos [µg]	296
Alcohol [g]	0			Vit. A Eq. Retinol [µg]	49,4
Agua [g]	70,4			Vit. D [µg]	0
				Vit. E Tocoferoles [µg]	0,15

Col de bruselas: *Brassica oleracea var. Gemmifera* – **Familia: Brassicaceae** (buena fuente de vitamina K, mala relación Ca:P)

Energía [Kcal]	33,3	Calcio [mg]	25,7	Vit. B$_1$ Tiamina [mg]	0,098
Proteína [g]	3,5	Hierro [mg]	0,78	Vit. B$_2$ Riboflavina [mg]	0,10
Hidratos carbono [g]	2,6	Yodo [µg]	0,55	Eq. niacina [mg]	0,80
Fibra [g]	3,4	Magnesio [mg]	17,2	Vit. B$_6$ Piridoxina [mg]	0,26
Grasa total [g]	0,27	Zinc [mg]	0,42	Ac. Fólico [µg]	78,8
AGS [g]	0,037	Selenio [µg]	0,47	Vit. B$_{12}$ Cianocobalamina [µg]	0
AGM [g]	0,0055	Sodio [mg]	7,2	Vit. C Ac. ascórbico [mg]	87,4
AGP [g]	0,19	Potasio [mg]	352	Retinol [µg]	0
Colesterol [mg]	0	Fósforo [mg]	65,5	Carotenos [µg]	370
Alcohol [g]	0			Vit. A Eq. Retinol [µg]	61,6
Agua [g]	68,3			Vit. D [µg]	0
				Vit. E Tocoferoles [µg]	0,44

Col de Milán (O Rizada): *Brassica oleracea convar. acephala var. sabellica* – **Familia: Brassicaceae** (aporte importante de Ca y buena relación Ca:P, es fuente de vitamina K y beta carotenos)

Energía [Kcal]	37,1	Calcio [mg]	180	Vit. B$_1$ Tiamina [mg]	0,085
Proteína [g]	3,7	Hierro [mg]	1,6	Vit. B$_2$ Riboflavina [mg]	0,21
Hidratos carbono [g]	2,2	Yodo [µg]	3,8	Eq. niacina [mg]	1,8
Fibra [g]	3,6	Magnesio [mg]	26,4	Vit. B$_6$ Piridoxina [mg]	0,21

Grasa total [g]	0,77	Zinc [mg]	0,28	Ac. Fólico [µg]	159
AGS [g]	0,089	Selenio [µg]	1,2	Vit. B$_{12}$ Cianocobalamina [µg]	0
AGM [g]	0,014	Sodio [mg]	29,8	Vit. C Ac. ascórbico [mg]	89,3
AGP [g]	0,42	Potasio [mg]	383	Retinol [µg]	0
Colesterol [mg]	0	Fósforo [mg]	74,0	Carotenos [µg]	4420
Alcohol [g]	0			Vit. A Eq. Retinol [µg]	737
Agua [g]	74,9			Vit. D [µg]	0
				Vit. E Tocoferoles [µg]	1,4

Coliflor: *Brassica oleracea* **var.** *Botrytis* – **Familia:** **Brassicaceae** (rica en ácido oxálico, preferible su cocción, además mala relación Ca:P y buena fuente de vitamina K)

Energía [Kcal]	22,0	Calcio [mg]	15,4	Vit. B$_1$ Tiamina [mg]	0,070
Proteína [g]	2,0	Hierro [mg]	0,67	Vit. B$_2$ Riboflavina [mg]	0,074
Hidratos carbono [g]	1,9	Yodo [µg]	4,7	Eq. niacina [mg]	1,0
Fibra [g]	2,3	Magnesio [mg]	12,7	Vit. B$_6$ Piridoxina [mg]	0,19
Grasa total [g]	0,22	Zinc [mg]	0,26	Ac. Fólico [µg]	58,0
AGS [g]	0,034	Selenio [µg]	0,74	Vit. B$_{12}$ Cianocobalamina [µg]	0
AGM [g]	0,0048	Sodio [mg]	10,4	Vit. C Ac. ascórbico [mg]	47,0
AGP [g]	0,11	Potasio [mg]	237	Retinol [µg]	0
Colesterol [mg]	0	Fósforo [mg]	41,6	Carotenos [µg]	33,7
Alcohol [g]	0			Vit. A Eq. Retinol [µg]	5,6
Agua [g]	73,6			Vit. D [µg]	0
				Vit. E Tocoferoles [µg]	0,17

Endivia: *Cichorum endivia* – **Familia:** **Asteraceae** (fuente de vitamina K y beta carotenos y buena relación Ca:P)

Energía [Kcal]	19,7	Calcio [mg]	48,6	Vit. B$_1$ Tiamina [mg]	0,050
Proteína [g]	0,93	Hierro [mg]	0,78	Vit. B$_2$ Riboflavina [mg]	0,050
Hidratos carbono [g]	3,0	Yodo [µg]	4,9	Eq. niacina [mg]	0,32
Fibra [g]	1,1	Magnesio [mg]	5,2	Vit. B$_6$ Piridoxina [mg]	0,042
Grasa total [g]	0,20	Zinc [mg]	0,25	Ac. Fólico [µg]	95,5
AGS [g]	0,033	Selenio [µg]	2,3	Vit. B$_{12}$ Cianocobalamina [µg]	0
AGM [g]	0,017	Sodio [mg]	8,3	Vit. C Ac. ascórbico [mg]	8,3
AGP [g]	0,11	Potasio [mg]	267	Retinol [µg]	0
Colesterol [mg]	0	Fósforo [mg]	27,4	Carotenos [µg]	1250
Alcohol [g]	0			Vit. A Eq. Retinol [µg]	208
Agua [g]	77,8			Vit. D [µg]	0,083
				Vit. E Tocoferoles [µg]	0,83

Escarola: *Cichorum endivia* **var.** *crispa* – **Familia:** **Asteraceae** (niveles moderados de ácido oxálico, fuente de Vitamina K)

Energía [Kcal]	13,7	Calcio [mg]	43,5	Vit. B$_1$ Tiamina [mg]	0,047
Proteína [g]	1,3	Hierro [mg]	0,79	Vit. B$_2$ Riboflavina [mg]	0,071
Hidratos carbono [g]	0,79	Yodo [µg]	2,4	Eq. niacina [mg]	0,47
Fibra [g]	2,1	Magnesio [mg]	10,3	Vit. B$_6$ Piridoxina [mg]	0,040
Grasa total [g]	0,16	Zinc [mg]	0,16	Ac. Fólico [µg]	86,9

AGS [g]	0	Selenio [µg]	0,79	Vit. B$_{12}$ Cianocobalamina [µg]	0
AGM [g]	0	Sodio [mg]	11,1	Vit. C Ac. ascórbico [mg]	7,9
AGP [g]	0,079	Potasio [mg]	258	Retinol [µg]	0
Colesterol [mg]	0	Fósforo [mg]	29,2	Carotenos [µg]	348
Alcohol [g]	0			Vit. A Eq. Retinol [µg]	57,9
Agua [g]	74,7			Vit. D [µg]	0
				Vit. E Tocoferoles [µg]	0,47

Espinaca: *Spinacia oleracea* – **Familia: Amaranthaceae** (contiene bastante ácido oxálico, por lo que su uso, como la acelga y remolacha, ha de ser cocido... El ácido oxálico tiene la capacidad de formar en el intestino, complejos insolubles con minerales como el Fe o el Ca impidiendo su asimilación, buena fuente de vitamina K y beta carotenos y buena relación Ca:P)

Energía [Kcal]	16,8	Calcio [mg]	94,8	Vit. B$_1$ Tiamina [mg]	0,075
Proteína [g]	2,1	Hierro [mg]	2,2	Vit. B$_2$ Riboflavina [mg]	0,16
Hidratos carbono [g]	0,49	Yodo [µg]	9,7	Eq. niacina [mg]	1,1
Fibra [g]	2,1	Magnesio [mg]	48,6	Vit. B$_6$ Piridoxina [mg]	0,18
Grasa total [g]	0,24	Zinc [mg]	0,49	Ac. Fólico [µg]	117
AGS [g]	0,025	Selenio [µg]	0,65	Vit. B$_{12}$ Cianocobalamina [µg]	0
AGM [g]	0,012	Sodio [mg]	55,9	Vit. C Ac. ascórbico [mg]	32,4
AGP [g]	0,13	Potasio [mg]	449	Retinol [µg]	0
Colesterol [mg]	0	Fósforo [mg]	37,3	Carotenos [µg]	2863
Alcohol [g]	0			Vit. A Eq. Retinol [µg]	477
Agua [g]	76,1			Vit. D [µg]	0
				Vit. E Tocoferoles [µg]	1,1

Guisante verde fresco: *Pisum sativum* – **Familia: Fabaceae**

Energía [Kcal]	33,6	Calcio [mg]	9,4	Vit. B$_1$ Tiamina [mg]	0,11
Proteína [g]	2,5	Hierro [mg]	0,69	Vit. B$_2$ Riboflavina [mg]	0,059
Hidratos carbono [g]	4,2	Yodo [µg]	1,5	Eq. niacina [mg]	1,5
Fibra [g]	1,8	Magnesio [mg]	11,9	Vit. B$_6$ Piridoxina [mg]	0,063
Grasa total [g]	0,33	Zinc [mg]	0,26	Ac. Fólico [µg]	27,9
AGS [g]	0,037	Selenio [µg]	0,33	Vit. B$_{12}$ Cianocobalamina [µg]	0
AGM [g]	0,037	Sodio [mg]	0,74	Vit. C Ac. ascórbico [mg]	8,1
AGP [g]	0,19	Potasio [mg]	91,4	Retinol [µg]	0
Colesterol [mg]	0	Fósforo [mg]	41,8	Carotenos [µg]	134
Alcohol [g]	0			Vit. A Eq. Retinol [µg]	22,4
Agua [g]	28,1			Vit. D [µg]	0
				Vit. E Tocoferoles [µg]	0,085

Guisante (congelado): *Pisum sativum* – **Familia: Fabaceae** (aún siendo muy descompensado en su relación Ca:P, es uno de los pocos casos en los que un vegetal congelado puede aportar cosas más interesantes que en su estado fresco, obsérvense sus niveles, por ejemplo de carotenoides en uno y otro caso)

Energía [Kcal]	74,0	Calcio [mg]	35,0	Vit. B$_1$ Tiamina [mg]	0,26
Proteína [g]	6,0	Hierro [mg]	1,6	Vit. B$_2$ Riboflavina [mg]	0,090
Hidratos carbono [g]	9,5	Yodo [µg]	2,0	Eq. niacina [mg]	2,5

Fibra [g]	4,2	Magnesio [mg]	21,0	Vit. B$_6$ Piridoxina [mg]	0,090
Grasa total [g]	0,40	Zinc [mg]	0,70	Ac. Fólico [µg]	47,0
AGS [g]	0,15	Selenio [µg]	0,88	Vit. B$_{12}$ Cianocobalamina [µg]	0
AGM [g]	0,13	Sodio [mg]	2,0	Vit. C Ac. ascórbico [mg]	12,0
AGP [g]	0,050	Potasio [mg]	150	Retinol [µg]	0
Colesterol [mg]	0	Fósforo [mg]	99,0	Carotenos [µg]	405
Alcohol [g]	0			Vit. A Eq. Retinol [µg]	67,5
Agua [g]	79,9			Vit. D [µg]	0
				Vit. E Tocoferoles [µg]	0,18

Haba Fresca: *Vicia faba* – **Familia: Fabaceae** (mala relación Ca:P)

Energía [Kcal]	20,2	Calcio [mg]	9,2	Vit. B$_1$ Tiamina [mg]	0,080
Proteína [g]	2,2	Hierro [mg]	0,72	Vit. B$_2$ Riboflavina [mg]	0,040
Hidratos carbono [g]	1,7	Yodo [µg]	1,6	Eq. niacina [mg]	1,6
Fibra [g]	2,0	Magnesio [mg]	11,2	Vit. B$_6$ Piridoxina [mg]	0,024
Grasa total [g]	0,080	Zinc [mg]	0,36	Ac. Fólico [µg]	58,0
AGS [g]	0,012	Selenio [µg]	0,56	Vit. B$_{12}$ Cianocobalamina [µg]	0
AGM [g]	0,016	Sodio [mg]	7,2	Vit. C Ac. ascórbico [mg]	9,6
AGP [g]	0,036	Potasio [mg]	84,0	Retinol [µg]	0
Colesterol [mg]	0	Fósforo [mg]	39,2	Carotenos [µg]	26,4
Alcohol [g]	0			Vit. A Eq. Retinol [µg]	4,4
Agua [g]	34,0			Vit. D [µg]	0
				Vit. E Tocoferoles [µg]	0,18

Judía verde fresca: *Phaseolus vulgaris* – **Familia: Fabaceae**

Energía [Kcal]	33,1	Calcio [mg]	47,0	Vit. B$_1$ Tiamina [mg]	0,055
Proteína [g]	2,2	Hierro [mg]	0,91	Vit. B$_2$ Riboflavina [mg]	0,091
Hidratos carbono [g]	3,8	Yodo [µg]	3,3	Eq. niacina [mg]	1,3
Fibra [g]	2,2	Magnesio [mg]	20,2	Vit. B$_6$ Piridoxina [mg]	0,20
Grasa total [g]	0,53	Zinc [mg]	0,21	Ac. Fólico [µg]	56,7
AGS [g]	0,064	Selenio [µg]	1,3	Vit. B$_{12}$ Cianocobalamina [µg]	0
AGM [g]	0,055	Sodio [mg]	1,4	Vit. C Ac. ascórbico [mg]	21,3
AGP [g]	0,21	Potasio [mg]	217	Retinol [µg]	0
Colesterol [mg]	0	Fósforo [mg]	33,7	Carotenos [µg]	381
Alcohol [g]	0			Vit. A Eq. Retinol [µg]	63,5
Agua [g]	82,3			Vit. D [µg]	0
				Vit. E Tocoferoles [µg]	0,25

Judía Verde (Congelada): *Phaseolus vulgaris* – **Familia: Fabaceae**

Energía [Kcal]	36,4	Calcio [mg]	46,6	Vit. B$_1$ Tiamina [mg]	0,060
Proteína [g]	1,9	Hierro [mg]	0,59	Vit. B$_2$ Riboflavina [mg]	0,10
Hidratos carbono [g]	3,6	Yodo [µg]	0,50	Eq. niacina [mg]	0,89
Fibra [g]	3,2	Magnesio [mg]	19,6	Vit. B$_6$ Piridoxina [mg]	0,15
Grasa total [g]	0,90	Zinc [mg]	0,24	Ac. Fólico [µg]	63,9
AGS [g]	0,30	Selenio [µg]	1,2	Vit. B$_{12}$ Cianocobalamina [µg]	0
AGM [g]	0,10	Sodio [mg]	8,0	Vit. C Ac. ascórbico [mg]	9,8

AGP [g]	0,40	Potasio [mg]	160	Retinol [µg]	0
Colesterol [mg]	0	Fósforo [mg]	33,0	Carotenos [µg]	0
Alcohol [g]	0			Vit. A Eq. Retinol [µg]	19,7
Agua [g]	90,4			Vit. D [µg]	0
	0			Vit. E Tocoferoles [µg]	0,12

Lechuga Romana: *Lactuca sativa* – **Familia: Asteraceae** (es la variedad de lechuga con mayor aporte de beta carotenos, especialmente las hojas externas, más verdes)

Energía [Kcal]	14,5	Calcio [mg]	25,7	Vit. B$_1$ Tiamina [mg]	0,044
Proteína [g]	1,0	Hierro [mg]	0,74	Vit. B$_2$ Riboflavina [mg]	0,052
Hidratos carbono [g]	1,0	Yodo [µg]	2,2	Eq. niacina [mg]	0,59
Fibra [g]	1,1	Magnesio [mg]	6,4	Vit. B$_6$ Piridoxina [mg]	0,044
Grasa total [g]	0,44	Zinc [mg]	0,17	Ac. Fólico [µg]	24,9
AGS [g]	0,090	Selenio [µg]	0,74	Vit. B$_{12}$ Cianocobalamina [µg]	0
AGM [g]	0,0046	Sodio [mg]	2,2	Vit. C Ac. ascórbico [mg]	9,6
AGP [g]	0,27	Potasio [mg]	163	Retinol [µg]	0
Colesterol [mg]	0	Fósforo [mg]	20,7	Carotenos [µg]	830
Alcohol [g]	0			Vit. A Eq. Retinol [µg]	138
Agua [g]	70,4			Vit. D [µg]	0
				Vit. E Tocoferoles [µg]	0,44

Lombarda: *Brassica oleracea var. capitata f. rubra* – **Familia: Brassicaceae** (buena relación Ca:P, aporte de vitamina K)

Energía [Kcal]	21,7	Calcio [mg]	42,1	Vit. B$_1$ Tiamina [mg]	0,051
Proteína [g]	1,2	Hierro [mg]	0,36	Vit. B$_2$ Riboflavina [mg]	0,036
Hidratos carbono [g]	2,9	Yodo [µg]	2,3	Eq. niacina [mg]	0,41
Fibra [g]	2,0	Magnesio [mg]	10,5	Vit. B$_6$ Piridoxina [mg]	0,12
Grasa total [g]	0,15	Zinc [mg]	0,19	Ac. Fólico [µg]	28,4
AGS [g]	0,029	Selenio [µg]	0,75	Vit. B$_{12}$ Cianocobalamina [µg]	0
AGM [g]	0,0049	Sodio [mg]	8,1	Vit. C Ac. ascórbico [mg]	46,2
AGP [g]	0,079	Potasio [mg]	203	Retinol [µg]	0
Colesterol [mg]	0	Fósforo [mg]	29,2	Carotenos [µg]	12,2
Alcohol [g]	0			Vit. A Eq. Retinol [µg]	2,0
Agua [g]	74,8			Vit. D [µg]	0
				Vit. E Tocoferoles [µg]	1,4

Nabo (parte subterránea): *Brassica rapa* – **Familia: Brassicaceae**

Energía [Kcal]	23,7	Calcio [mg]	33,8	Vit. B$_1$ Tiamina [mg]	0,030
Proteína [g]	0,75	Hierro [mg]	0,29	Vit. B$_2$ Riboflavina [mg]	0,038
Hidratos carbono [g]	3,5	Yodo [µg]	1,5	Eq. niacina [mg]	0,51
Fibra [g]	2,6	Magnesio [mg]	10,5	Vit. B$_6$ Piridoxina [mg]	0,060
Grasa total [g]	0,17	Zinc [mg]	0,17	Ac. Fólico [µg]	15,0
AGS [g]	0,039	Selenio [µg]	0,75	Vit. B$_{12}$ Cianocobalamina [µg]	0
AGM [g]	0,011	Sodio [mg]	43,5	Vit. C Ac. ascórbico [mg]	15,0
AGP [g]	0,066	Potasio [mg]	202	Retinol [µg]	0
Colesterol [mg]	0	Fósforo [mg]	30,8	Carotenos [µg]	0

Alcohol [g]	0			Vit. A Eq. Retinol [µg]	0
Agua [g]	68,0			Vit. D [µg]	0
				Vit. E Tocoferoles [µg]	Trazas

Nabo (tallos): *Brassica rapa* – **Familia: Brassicaceae** (las hojas de nabo son una buena fuente de vitamina K y beta carotenos, buena relación Ca:P)

Energía [Kcal]	16,8	Calcio [mg]	79,4	Vit. B_1 Tiamina [mg]	0,049
Proteína [g]	2,2	Hierro [mg]	2,5	Vit. B_2 Riboflavina [mg]	0,16
Hidratos carbono [g]	0,081	Yodo [µg]	9,7	Eq. niacina [mg]	0,89
Fibra [g]	3,2	Magnesio [mg]	8,1	Vit. B_6 Piridoxina [mg]	0,13
Grasa total [g]	0,16	Zinc [mg]	0,32	Ac. Fólico [µg]	89,1
AGS [g]	0,041	Selenio [µg]	0,65	Vit. B_{12} Cianocobalamina [µg]	0
AGM [g]	0,032	Sodio [mg]	8,1	Vit. C Ac. ascórbico [mg]	32,4
AGP [g]	0,081	Potasio [mg]	64,8	Retinol [µg]	0
Colesterol [mg]	0	Fósforo [mg]	28,4	Carotenos [µg]	4860
Alcohol [g]	0			Vit. A Eq. Retinol [µg]	810
Agua [g]	75,4			Vit. D [µg]	0
				Vit. E Tocoferoles [µg]	1,6

Patata: *Solanum tuberosum* **Familia: Solanaceae** (utilizar cocida, mala relación Ca:P)

Energía [cal]	58,9	Calcio [mg]	5,1	Vit. B_1 Tiamina [mg]	0,088
Proteína [g]	1,9	Hierro [mg]	0,35	Vit. B_2 Riboflavina [mg]	0,038
Hidratos carbono [g]	11,8	Yodo [µg]	2,1	Eq. niacina [mg]	1,4
Fibra [g]	1,7	Magnesio [mg]	16,8	Vit. B_6 Piridoxina [mg]	0,25
Grasa total [g]	0,088	Zinc [mg]	0,28	Ac. Fólico [µg]	17,6
AGS [g]	0,021	Selenio [µg]	1,2	Vit. B_{12} Cianocobalamina [µg]	0
AGM [g]	0,0016	Sodio [mg]	2,2	Vit. C Ac. Ascórbico [mg]	13,6
AGP [g]	0,045	Potasio [mg]	334	Retinol [µg]	0
Colesterol [mg]	0	Fósforo [mg]	40,0	Carotenos [µg]	4,2
Alcohol [g]	0			Vit. A Eq. Retinol [µg]	0,70
Agua [g]	64,6			Vit. D [µg]	0
				Vit. E Tocoferoles [µg]	0,042

Pepino: *Cucumis sativus* – **Familia: Cucurbitaceae**

Energía [cal]	10,2	Calcio [mg]	14,2	Vit. B_1 Tiamina [mg]	0,031
Proteína [g]	0,48	Hierro [mg]	0,15	Vit. B_2 Riboflavina [mg]	0,023
Hidratos carbono [g]	1,5	Yodo [µg]	0,23	Eq. niacina [mg]	0,27
Fibra [g]	0,54	Magnesio [mg]	5,6	Vit. B_6 Piridoxina [mg]	0,031
Grasa total [g]	0,15	Zinc [mg]	0,11	Ac. Fólico [µg]	14,9
AGS [g]	0,053	Selenio [µg]	0,62	Vit. B_{12} Cianocobalamina [µg]	0
AGM [g]	0,0062	Sodio [mg]	2,3	Vit. C Ac. Ascórbico [mg]	5,4
AGP [g]	0,068	Potasio [mg]	108	Retinol [µg]	0
Colesterol [mg]	0	Fósforo [mg]	17,7	Carotenos [µg]	130
Alcohol [g]	0			Vit. A Eq. Retinol [µg]	21,7
Agua [g]	74,4			Vit. D [µg]	0
				Vit. E Tocoferoles [µg]	0,30

Pimiento Rojo: *Capsicum annum* – **Familia: Solanaceae** (fuente de beta carotenos)

Energía [cal]	27,3	Calcio [mg]	9,9	Vit. B₁ Tiamina [mg]	0,033
Proteína [g]	1,0	Hierro [mg]	0,31	Vit. B₂ Riboflavina [mg]	0,025
Hidratos carbono [g]	3,5	Yodo [µg]	0,65	Eq. niacina [mg]	0,91
Fibra [g]	1,2	Magnesio [mg]	10,6	Vit. B₆ Piridoxina [mg]	0,23
Grasa total [g]	0,75	Zinc [mg]	0,12	Ac. Fólico [µg]	19,7
AGS [g]	0,25	Selenio [µg]	0,083	Vit. B₁₂ Cianocobalamina [µg]	0
AGM [g]	Trazas	Sodio [mg]	3,3	Vit. C Ac. Ascórbico [mg]	115
AGP [g]	0,25	Potasio [mg]	133	Retinol [µg]	0
Colesterol [mg]	0	Fósforo [mg]	18,3	Carotenos [µg]	2336
Alcohol [g]	0			Vit. A Eq. Retinol [µg]	448
Agua [g]	76,5			Vit. D [µg]	0
				Vit. E Tocoferoles [µg]	0,66

Pimiento Verde: *Capsicum annum* – **Familia: Solanaceae**

Energía [cal]	16,5	Calcio [mg]	9,5	Vit. B₁ Tiamina [mg]	0,0084
Proteína [g]	0,53	Hierro [mg]	0,41	Vit. B₂ Riboflavina [mg]	0,017
Hidratos carbono [g]	1,3	Yodo [µg]	0,14	Eq. niacina [mg]	0,19
Fibra [g]	1,5	Magnesio [mg]	8,8	Vit. B₆ Piridoxina [mg]	0,23
Grasa total [g]	0,67	Zinc [mg]	0,10	Ac. Fólico [µg]	21,0
AGS [g]	0,25	Selenio [µg]	Trazas	Vit. B₁₂ Cianocobalamina [µg]	0
AGM [g]	0,084	Sodio [mg]	3,4	Vit. C Ac. Ascórbico [mg]	90,0
AGP [g]	0,25	Potasio [mg]	101	Retinol [µg]	0
Colesterol [mg]	0	Fósforo [mg]	16,0	Carotenos [µg]	162
Alcohol [g]	0			Vit. A Eq. Retinol [µg]	27,6
Agua [g]	80,0			Vit. D [µg]	0
				Vit. E Tocoferoles [µg]	0,73

Puerro (ajopuerro): *Allium ampeloprasum* – **Familia: Amaryllidaceae** (el bulbo y parte inferior de sus hojas suponen una buena fuente de Ca)

Energía [cal]	24,9	Calcio [mg]	54,2	Vit. B₁ Tiamina [mg]	0,074
Proteína [g]	1,9	Hierro [mg]	0,70	Vit. B₂ Riboflavina [mg]	0,058
Hidratos carbono [g]	2,8	Yodo [µg]	7,4	Eq. niacina [mg]	0,66
Fibra [g]	2,0	Magnesio [mg]	13,8	Vit. B₆ Piridoxina [mg]	0,22
Grasa total [g]	0,25	Zinc [mg]	0,27	Ac. Fólico [µg]	88,6
AGS [g]	0,067	Selenio [µg]	0,65	Vit. B₁₂ Cianocobalamina [µg]	0
AGM [g]	0,011	Sodio [mg]	3,8	Vit. C Ac. Ascórbico [mg]	22,4
AGP [g]	0,15	Potasio [mg]	230	Retinol [µg]	0
Colesterol [mg]	0	Fósforo [mg]	41,3	Carotenos [µg]	636
Alcohol [g]	0			Vit. A Eq. Retinol [µg]	106
Agua [g]	79,1			Vit. D [µg]	0
				Vit. E Tocoferoles [µg]	0,45

Rábanos: *Raphanus sativus* – **Familia: Brassicaceae**

Energía [cal]	14,0	Calcio [mg]	21,1	Vit. B₁ Tiamina [mg]	0,027
Proteína [g]	0,86	Hierro [mg]	0,36	Vit. B₂ Riboflavina [mg]	0,024

Hidratos carbono [g]	1,7	Yodo [µg]	0,97	Eq. niacina [mg]	0,42
Fibra [g]	1,3	Magnesio [mg]	7,6	Vit. B$_6$ Piridoxina [mg]	0,049
Grasa total [g]	0,11	Zinc [mg]	0,15	Ac. Fólico [µg]	19,4
AGS [g]	0,027	Selenio [µg]	1,6	Vit. B$_{12}$ Cianocobalamina [µg]	0
AGM [g]	0,013	Sodio [mg]	17,0	Vit. C Ac. Ascórbico [mg]	23,5
AGP [g]	0,045	Potasio [mg]	195	Retinol [µg]	0
Colesterol [mg]	0	Fósforo [mg]	14,6	Carotenos [µg]	18,6
Alcohol [g]	0			Vit. A Eq. Retinol [µg]	3,1
Agua [g]	77,0			Vit. D [µg]	0
				Vit. E Tocoferoles [µg]	0,00081

Remolacha: *Beta vulgaris* – **Familia: Amaranthaceae** (contiene bastante ácido oxálico, por lo que su uso, como la acelga y espinaca, ha de ser cocido…El ácido oxálico tiene la capacidad de formar en el intestino, complejos insolubles con minerales como el Fe o el Ca impidiendo su asimilación, las hojas de remolacha son fuente de vitamina K)

Energía [cal]	36,9	Calcio [mg]	13,6	Vit. B$_1$ Tiamina [mg]	0,018
Proteína [g]	1,2	Hierro [mg]	0,73	Vit. B$_2$ Riboflavina [mg]	0,034
Hidratos carbono [g]	6,7	Yodo [µg]	0,32	Eq. niacina [mg]	0,25
Fibra [g]	2,1	Magnesio [mg]	16,8	Vit. B$_6$ Piridoxina [mg]	0,040
Grasa total [g]	0,080	Zinc [mg]	0,29	Ac. Fólico [µg]	66,4
AGS [g]	0,014	Selenio [µg]	0,50	Vit. B$_{12}$ Cianocobalamina [µg]	0
AGM [g]	0,0079	Sodio [mg]	46,4	Vit. C Ac. Ascórbico [mg]	8,0
AGP [g]	0,039	Potasio [mg]	326	Retinol [µg]	0
Colesterol [mg]	0	Fósforo [mg]	36,0	Carotenos [µg]	8,8
Alcohol [g]	0			Vit. A Eq. Retinol [µg]	1,5
Agua [g]	69,9			Vit. D [µg]	0
				Vit. E Tocoferoles [µg]	0,038

Rúcula: *Diplotaxis tenuifolia* – **Familia: Brassicaceae** (buena fuente de Ca y buena relación con el P, fuente de beta carotenos)

Energía [cal]	25	Calcio [mg]	160	Vit. B$_1$ Tiamina [mg]	0
Proteína [g]	2,6	Hierro [mg]	1,5	Vit. B$_2$ Riboflavina [mg]	0,1
Hidratos carbono [g]	3,7	Yodo [µg]	___	Eq. niacina [mg]	0,3
Fibra [g]	1,6	Magnesio [mg]	47	Vit. B$_6$ Piridoxina [mg]	0,1
Grasa total [g]	0,7	Zinc [mg]	0,5	Ac. Fólico [µg]	0
AGS [g]	0,1	Selenio [µg]	0,3	Vit. B$_{12}$ Cianocobalamina [µg]	0
AGM [g]	0	Sodio [mg]	27	Vit. C Ac. Ascórbico [mg]	15
AGP [g]	0,3	Potasio [mg]	369	Retinol [µg]	0
Colesterol [mg]	0	Fósforo [mg]	52	Carotenos [µg]	1424
Alcohol [g]	0			Vit. A Eq. Retinol [µg]	119
Agua [g]	91,7			Vit. D [µg]	___
				Vit. E Tocoferoles [µg]	0,4

Tomate: *Lycopersicum esculentum* – **Familia: Solanaceae** (buena fuente de beta carotenos, niveles moderados de ácido oxálico)

Energía [Kcal]	20,8	Calcio [mg]	10,0	Vit. B$_1$ Tiamina [mg]	0,066

Proteína [g]	0,82	Hierro [mg]	0,66	Vit. B_2 Riboflavina [mg]	0,038
Hidratos carbono [g]	3,3	Yodo [µg]	2,1	Eq. niacina [mg]	0,85
Fibra [g]	1,3	Magnesio [mg]	7,8	Vit. B_6 Piridoxina [mg]	0,12
Grasa total [g]	0,20	Zinc [mg]	0,15	Ac. Fólico [µg]	27,1
AGS [g]	0,035	Selenio [µg]	0,93	Vit. B_{12} Cianocobalamina [µg]	0
AGM [g]	0,024	Sodio [mg]	8,5	Vit. C Ac. ascórbico [mg]	25,0
AGP [g]	0,094	Potasio [mg]	227	Retinol [µg]	0
Colesterol [mg]	0	Fósforo [mg]	22,6	Carotenos [µg]	1224
Alcohol [g]	0			Vit. A Eq. Retinol [µg]	204
Agua [g]	88,4			Vit. D [µg]	0
				Vit. E Tocoferoles [µg]	0,84

Zanahoria: *Daucus carota sativus* – **Familia: Apiaceae** (buena fuente de beta carotenos)

Energía [cal]	34,3	Calcio [mg]	23,7	Vit. B_1 Tiamina [mg]	0,052
Proteína [g]	1,1	Hierro [mg]	0,41	Vit. B_2 Riboflavina [mg]	0,044
Hidratos carbono [g]	6,0	Yodo [µg]	5,7	Eq. niacina [mg]	0,67
Fibra [g]	2,3	Magnesio [mg]	9,8	Vit. B_6 Piridoxina [mg]	0,12
Grasa total [g]	0,17	Zinc [mg]	0,24	Ac. Fólico [µg]	12,1
AGS [g]	0,034	Selenio [µg]	1,1	Vit. B_{12} Cianocobalamina [µg]	0
AGM [g]	0,0028	Sodio [mg]	53,1	Vit. C Ac. Ascórbico [mg]	5,6
AGP [g]	0,10	Potasio [mg]	279	Retinol [µg]	0
Colesterol [mg]	0	Fósforo [mg]	30,5	Carotenos [µg]	7596
Alcohol [g]	0			Vit. A Eq. Retinol [µg]	1266
Agua [g]	77,5			Vit. D [µg]	0
				Vit. E Tocoferoles [µg]	0,48

Frutos Secos

A menudo considerados perjudiciales, son tan interesantes o más a incluir en sus dietas, especialmente indicados para algunas especies, siempre que se haga en las proporciones adecuadas.

En este apartado, contemplaremos frutos propiamente dichos, y en ocasiones semillas, aunque coloquialmente las denominemos a todos ellos como "frutos Secos" (No confundir con frutos desecados).

Una vez más, en general considero más oportuno ofrecer este tipo de alimentos en crudo, salvo en casos como el cacahuete, que es aconsejable ofrecerlo tostado para minimizar el riesgo de contaminación por hongos no deseados (*Aspergillus* sp.) que habitualmente se alojan en el intersticio comprendido entre la semilla y su cubierta. En el caso del coquito de Brasil, han sido frecuentes los reportes igualmente de proliferación de hongos en el pequeño hueco que deja entre la semilla y su cubierta. En este caso, a pesar de desproveer de esta manera del comportamiento natural para los grandes guacamayos de romper su resistente cáscara, será más cauto utilizar dicho alimento, previamente pelado para su correcto control.

Son buenas fuentes de Omega-3 y algunos, como almendras, avellanas, pecanas y nueces de Brasil son buenas fuentes de antioxidantes, como la vitamina E y el selenio. Además son fuentes de fitoquímicos deseables como flavonoides, componentes fenólicos, isoflavonas y ácido elágico.

Como en la inmensa mayoría de las ocasiones, sus duras cubiertas no son consumidas por las psitácidas, intentaré reflejar las composiciones de éstos una vez pelados y en crudo (salvo que se muestre lo contrario) y de nuevo, los valores reflejados, hacen referencia a 100 gr de alimento:

Almendra: *Prunus amygdalus* – **Familia: Rosaceae** (evitarlas verdes, por su contenido en cianuro, niveles moderados de ácido oxálico)

Energía [Kcal]	610	Calcio [mg]	252	Vit. B$_1$ Tiamina [mg]	0,22
Proteína [g]	18,7	Hierro [mg]	4,1	Vit. B$_2$ Riboflavina [mg]	0,62
Hidratos carbono [g]	5,4	Yodo [µg]	2,0	Eq. niacina [mg]	5,5
Fibra [g]	13,5	Magnesio [mg]	270	Vit. B$_6$ Piridoxina [mg]	0,16
Grasa total [g]	54,1	Zinc [mg]	3,2	Ac. Fólico [µg]	45,0
AGS [g]	4,1	Selenio [µg]	3,5	Vit. B$_{12}$ Cianocobalamina [µg]	0
AGM [g]	33,1	Sodio [mg]	14,0	Vit. C Ac. ascórbico [mg]	0
AGP [g]	12,9	Potasio [mg]	835	Retinol [µg]	0
Colesterol [mg]	0	Fósforo [mg]	454	Carotenos [µg]	120
Alcohol [g]	0			Vit. A Eq. Retinol [µg]	20,0
Agua [g]	5,7			Vit. D [µg]	0
				Vit. E Tocoferoles [µg]	26,2

Anacardo: *Anacardium occidentale* **Familia: Anacardiaceae** (muy mala relación Ca:P)

Energía [Kcal]	578	Calcio [mg]	31,0	Vit. B$_1$ Tiamina [mg]	0,63
Proteína [g]	17,5	Hierro [mg]	2,8	Vit. B$_2$ Riboflavina [mg]	0,26
Hidratos carbono [g]	30,5	Yodo [µg]	10,0	Eq. niacina [mg]	7,0
Fibra [g]	2,9	Magnesio [mg]	267	Vit. B$_6$ Piridoxina [mg]	0,42
Grasa total [g]	42,2	Zinc [mg]	2,1	Ac. Fólico [µg]	25,0
AGS [g]	8,8	Selenio [µg]	19,9	Vit. B$_{12}$ Cianocobalamina [µg]	0
AGM [g]	24,6	Sodio [mg]	14,0	Vit. C Ac. ascórbico [mg]	0,50
AGP [g]	7,4	Potasio [mg]	552	Retinol [µg]	0
Colesterol [mg]	0	Fósforo [mg]	373	Carotenos [µg]	60,0
Alcohol [g]	0			Vit. A Eq. Retinol [µg]	10,0
Agua [g]	4,4			Vit. D [µg]	0
				Vit. E Tocoferoles [µg]	0,78

Avellana: *Corylus avellana* – **Familia: Betulaceae**

Energía [Kcal]	661	Calcio [mg]	226	Vit. B$_1$ Tiamina [mg]	0,39
Proteína [g]	12,0	Hierro [mg]	3,8	Vit. B$_2$ Riboflavina [mg]	0,21
Hidratos carbono [g]	10,5	Yodo [µg]	1,5	Eq. niacina [mg]	3,8
Fibra [g]	8,2	Magnesio [mg]	156	Vit. B$_6$ Piridoxina [mg]	0,59
Grasa total [g]	61,6	Zinc [mg]	2,1	Ac. Fólico [µg]	71,0
AGS [g]	4,1	Selenio [µg]	4,5	Vit. B$_{12}$ Cianocobalamina [µg]	0
AGM [g]	45,9	Sodio [mg]	6,0	Vit. C Ac. ascórbico [mg]	3,0
AGP [g]	8,6	Potasio [mg]	636	Retinol [µg]	0
Colesterol [mg]	0	Fósforo [mg]	333	Carotenos [µg]	29,0
Alcohol [g]	0			Vit. A Eq. Retinol [µg]	4,8
Agua [g]	5,3			Vit. D [µg]	0
				Vit. E Tocoferoles [µg]	26,2

Cacahuete: *Arachis hypogaea* – **Familia: Fabaceae** (niveles moderados de ácido oxálico unido a una muy mala relación de Ca:P)

Energía [Kcal]	563	Calcio [mg]	60,0	Vit. B₁ Tiamina [mg]	0,90
Proteína [g]	25,2	Hierro [mg]	2,5	Vit. B₂ Riboflavina [mg]	0,16
Hidratos carbono [g]	7,9	Yodo [µg]	13,0	Eq. niacina [mg]	18,4
Fibra [g]	8,1	Magnesio [mg]	210	Vit. B₆ Piridoxina [mg]	0,44
Grasa total [g]	46,0	Zinc [mg]	3,5	Ac. Fólico [µg]	110
AGS [g]	8,7	Selenio [µg]	7,2	Vit. B₁₂ Cianocobalamina [µg]	0
AGM [g]	22,0	Sodio [mg]	2,0	Vit. C Ac. ascórbico [mg]	0
AGP [g]	13,2	Potasio [mg]	670	Retinol [µg]	0
Colesterol [mg]	0	Fósforo [mg]	430	Carotenos [µg]	2,0
Alcohol [g]	0			Vit. A Eq. Retinol [µg]	0,33
Agua [g]	10,6			Vit. D [µg]	0
				Vit. E Tocoferoles [µg]	10,9

Castaña: *Castanea sativa* – **Familia: Fagaceae**

Energía [Kcal]	156	Calcio [mg]	30,0	Vit. B₁ Tiamina [mg]	0,15
Proteína [g]	2,2	Hierro [mg]	1,3	Vit. B₂ Riboflavina [mg]	0,19
Hidratos carbono [g]	29,9	Yodo [µg]	0,016	Eq. niacina [mg]	0,78
Fibra [g]	5,5	Magnesio [mg]	28,1	Vit. B₆ Piridoxina [mg]	0,26
Grasa total [g]	1,8	Zinc [mg]	1,9	Ac. Fólico [µg]	10,2
AGS [g]	0,33	Selenio [µg]	1,5	Vit. B₁₂ Cianocobalamina [µg]	0
AGM [g]	0,49	Sodio [mg]	9,0	Vit. C Ac. ascórbico [mg]	14,1
AGP [g]	0,49	Potasio [mg]	410	Retinol [µg]	0
Colesterol [mg]	0	Fósforo [mg]	60,7	Carotenos [µg]	19,7
Alcohol [g]	0			Vit. A Eq. Retinol [µg]	3,3
Agua [g]	42,6			Vit. D [µg]	0
				Vit. E Tocoferoles [µg]	0,98

Coquito del Brasil: Bertholletia myrtaceae o excelsa – Familia: Lecythidaceae (relación Ca:P muy descompensada)

Energía [Kcal]	660	Calcio [mg]	176	Vit. B₁ Tiamina [mg]	1
Proteína [g]	14	Hierro [mg]	3,40	Vit. B₂ Riboflavina [mg]	0,12
Hidratos carbono [g]	13	Yodo [µg]	___	Eq. niacina [mg]	1,62
Fibra [g]	5	Magnesio [mg]	225	Vit. B₆ Piridoxina [mg]	0,25
Grasa total [g]	66	Zinc [mg]	4,59	Ac. Fólico [µg]	4
AGS [g]	16	Selenio [µg]	2,96	Vit. B₁₂ Cianocobalamina [µg]	0
AGM [g]	23	Sodio [mg]	2	Vit. C Ac. ascórbico [mg]	0,70
AGP [g]	24	Potasio [mg]	600	Retinol [µg]	0
Colesterol [mg]	0	Fósforo [mg]	600	Carotenos [µg]	0
Alcohol [g]	0			Vit. A Eq. Retinol [µg]	___
Agua [g]	___			Vit. D [µg]	___
				Vit. E Tocoferoles [µg]	14,37

Nuez de Nogal, Español: *Juglans regia* – **Familia: Juglandaceae** (relación Ca:P muy descompensada)

Energía [Kcal]	649	Calcio [mg]	87,1	Vit. B_1 Tiamina [mg]	0,34
Proteína [g]	14,4	Hierro [mg]	2,8	Vit. B_2 Riboflavina [mg]	0,12
Hidratos carbono [g]	4,4	Yodo [µg]	2,1	Eq. niacina [mg]	3,6
Fibra [g]	5,8	Magnesio [mg]	121	Vit. B_6 Piridoxina [mg]	0,87
Grasa total [g]	62,5	Zinc [mg]	2,7	Ac. Fólico [µg]	77,0
AGS [g]	6,8	Selenio [µg]	5,5	Vit. B_{12} Cianocobalamina [µg]	0
AGM [g]	10,9	Sodio [mg]	2,4	Vit. C Ac. ascórbico [mg]	2,6
AGP [g]	41,7	Potasio [mg]	544	Retinol [µg]	0
Colesterol [mg]	0	Fósforo [mg]	409	Carotenos [µg]	27,2
Alcohol [g]	0			Vit. A Eq. Retinol [µg]	4,5
Agua [g]	12,9			Vit. D [µg]	0
				Vit. E Tocoferoles [µg]	3,5

Macadamias (tostadas): Macadamia intergrifolia – Familia: Proteaceae (relación Ca:P muy descompensada)

Energía [Kcal]	720	Calcio [mg]	70	Vit. B_1 Tiamina [mg]	0,71
Proteína [g]	8	Hierro [mg]	2,65	Vit. B_2 Riboflavina [mg]	0,09
Hidratos carbono [g]	13	Yodo [µg]		Eq. niacina [mg]	2,27
Fibra [g]	8	Magnesio [mg]	118	Vit. B_6 Piridoxina [mg]	0,36
Grasa total [g]	76	Zinc [mg]	1,29	Ac. Fólico [µg]	10

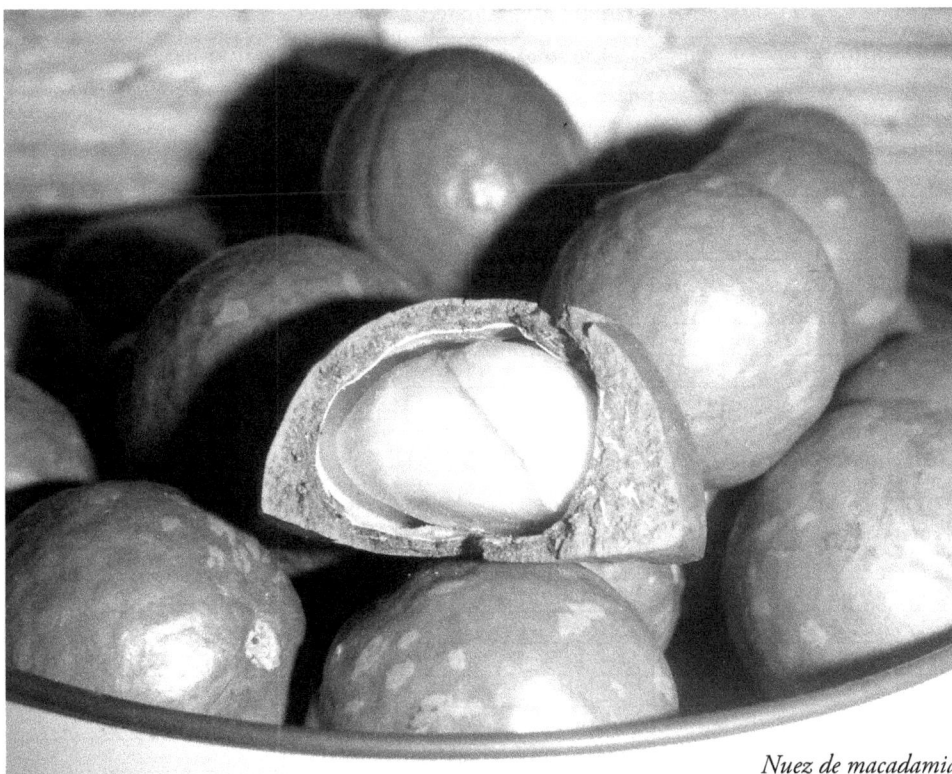

Nuez de macadamia

AGS [g]	12	Selenio [µg]	3,60	Vit. B$_{12}$ Cianocobalamina [µg]	0
AGM [g]	59	Sodio [mg]	4	Vit. C Ac. ascórbico [mg]	0,70
AGP [g]	1,50	Potasio [mg]	363	Retinol [µg]	0
Colesterol [mg]	0	Fósforo [mg]	198	Carotenos [µg]	0
Alcohol [g]	0			Vit. A Eq. Retinol [µg]	___
Agua [g]	___			Vit. D [µg]	___
				Vit. E Tocoferoles [µg]	221,57

Piñón: *Pinus lambertiana*, *Pinus pinea* – Familia: Pinaceae (relación Ca:P muy descompensada)

Energía [Kcal]	706	Calcio [mg]	11,0	Vit. B$_1$ Tiamina [mg]	0,73
Proteína [g]	14,0	Hierro [mg]	5,6	Vit. B$_2$ Riboflavina [mg]	0,19
Hidratos carbono [g]	3,9	Yodo [µg]	0	Eq. niacina [mg]	6,8
Fibra [g]	8,5	Magnesio [mg]	270	Vit. B$_6$ Piridoxina [mg]	0,11
Grasa total [g]	68,6	Zinc [mg]	6,5	Ac. Fólico [µg]	58,0
AGS [g]	4,6	Selenio [µg]	0	Vit. B$_{12}$ Cianocobalamina [µg]	0
AGM [g]	19,9	Sodio [mg]	1,0	Vit. C Ac. ascórbico [mg]	2,0
AGP [g]	41,2	Potasio [mg]	780	Retinol [µg]	0
Colesterol [mg]	0	Fósforo [mg]	650	Carotenos [µg]	0
Alcohol [g]	0			Vit. A Eq. Retinol [µg]	1,7
Agua [g]	2,7			Vit. D [µg]	0
				Vit. E Tocoferoles [µg]	13,7

Pecanas: *Carya illinoinensis* – Familia: Juglandaceae (relación Ca:P muy descompensada)

Energía [Kcal]	690	Calcio [mg]	70	Vit. B$_1$ Tiamina [mg]	0,66
Proteína [g]	9	Hierro [mg]	2,53	Vit. B$_2$ Riboflavina [mg]	0,13
Hidratos carbono [g]	14	Yodo [µg]	___	Eq. niacina [mg]	1,17
Fibra [g]	10	Magnesio [mg]	121	Vit. B$_6$ Piridoxina [mg]	0,21
Grasa total [g]	72	Zinc [mg]	4,53	Ac. Fólico [µg]	22
AGS [g]	6	Selenio [µg]	6	Vit. B$_{12}$ Cianocobalamina [µg]	0
AGM [g]	41	Sodio [mg]	0	Vit. C Ac. ascórbico [mg]	1,10
AGP [g]	22	Potasio [mg]	410	Retinol [µg]	___
Colesterol [mg]	0	Fósforo [mg]	277	Carotenos [µg]	55
Alcohol [g]	0			Vit. A Eq. Retinol [µg]	77
Agua [g]	___			Vit. D [µg]	___
				Vit. E Tocoferoles [µg]	264,31

Pistacho: *Pistacea vera* – Familia: Anacardiaceae (relación Ca:P muy descompensada)

Energía [Kcal]	332	Calcio [mg]	74,8	Vit. B$_1$ Tiamina [mg]	0,38
Proteína [g]	9,7	Hierro [mg]	4,0	Vit. B$_2$ Riboflavina [mg]	0,11
Hidratos carbono [g]	6,4	Yodo [µg]	0	Eq. niacina [mg]	2,6
Fibra [g]	5,8	Magnesio [mg]	67,1	Vit. B$_6$ Piridoxina [mg]	0,94
Grasa total [g]	28,4	Zinc [mg]	0,77	Ac. Fólico [µg]	31,9
AGS [g]	3,4	Selenio [µg]	3,5	Vit. B$_{12}$ Cianocobalamina [µg]	0
AGM [g]	19,0	Sodio [mg]	160	Vit. C Ac. ascórbico [mg]	3,9
AGP [g]	4,2	Potasio [mg]	561	Retinol [µg]	0
Colesterol [mg]	0	Fósforo [mg]	215	Carotenos [µg]	82,5

Alcohol [g]	0			Vit. A Eq. Retinol [µg]	13,8
Agua [g]	3,2			Vit. D [µg]	0
				Vit. E Tocoferoles [µg]	2,9

Leguminosas secas

De esta categoría, cabe destacar que los frutos (y semillas) de las leguminosas, si no se ofrecen en fresco, cuya información hemos facilitado anteriormente, han de ofrecerse o bien cocidas (o al menos tras un remojo prolongado) o bien germinadas, puesto que en su estado seco presentan algunos factores anti nutricionales que serán perjudiciales para la salud de las psitácidas, además de que este proceso (remojo y germinación) supone el incremento y/o formación de nutrientes interesantes, que en su forma seca son inaccesibles. Durante la germinación:

- se eliminan toxinas acumuladas durante su estado de latencia (seco);
- se produce movilización de las sustancias de reserva que contienen;
- los hidratos de carbono: el almidón se transforman en glucosa aprovechable;
- se produce una degradación de los lípidos: formación de ácidos grasos solubles;
- aumenta la síntesis de proteínas y transformación de proteínas en aminoácidos libres disponibles para ser asimilados;
- hay formación de nuevas vitaminas e incremento de las ya existentes;
- mayor asimilación de los minerales presentes (quelación, combinación con las proteínas);
- aumento de las enzimas disponibles que facilitan su digestión.

Existen en el mercado muy buenas mezclas de diferentes leguminosas aptas para la alimentación de las aves en general y de las psitácidas en particular, pero he querido mostrar la información nutricional de las más habituales a nivel doméstico para que se tengan también en consideración. En general, presentan una mala relación Ca:P, por lo que habrá que tenerlo en cuenta una vez más Una vez más, las cifras ofrecidas serán para cada 100 gr de ración:

Garbanzo: *Cicer* spp. – Familia: Fabaceae

Energía [Kcal]	341	Calcio [mg]	143	Vit. B_1 Tiamina [mg]	0,45
Proteína [g]	20,8	Hierro [mg]	6,8	Vit. B_2 Riboflavina [mg]	0,14
Hidratos carbono [g]	44,3	Yodo [µg]	1,5	Eq. niacina [mg]	4,6
Fibra [g]	15,5	Magnesio [mg]	122	Vit. B_6 Piridoxina [mg]	0,55
Grasa total [g]	5,5	Zinc [mg]	3,4	Ac. Fólico [µg]	185
AGS [g]	0,36	Selenio [µg]	8,2	Vit. B_{12} Cianocobalamina [µg]	0
AGM [g]	1,6	Sodio [mg]	25,0	Vit. C Ac. ascórbico [mg]	4,1
AGP [g]	2,5	Potasio [mg]	875	Retinol [µg]	0
Colesterol [mg]	0	Fósforo [mg]	332	Carotenos [µg]	0
Alcohol [g]	0			Vit. A Eq. Retinol [µg]	33,0
Agua [g]	11,0			Vit. D [µg]	0
				Vit. E Tocoferoles [µg]	0,82

Guisante seco: *Pisum sativum* – Familia: Fabaceae

Energía [Kcal]	302	Calcio [mg]	72,0	Vit. B_1 Tiamina [mg]	0,77
Proteína [g]	22,9	Hierro [mg]	5,0	Vit. B_2 Riboflavina [mg]	0,27

Hidratos carbono [g]	41,2	Yodo [µg]	2,0	Eq. niacina [mg]	10,3
Fibra [g]	16,7	Magnesio [mg]	118	Vit. B$_6$ Piridoxina [mg]	0,12
Grasa total [g]	1,4	Zinc [mg]	3,3	Ac. Fólico [µg]	151
AGS [g]	0,26	Selenio [µg]	3,0	Vit. B$_{12}$ Cianocobalamina [µg]	0
AGM [g]	0,11	Sodio [mg]	26,0	Vit. C Ac. ascórbico [mg]	2,0
AGP [g]	0,79	Potasio [mg]	941	Retinol [µg]	0
Colesterol [mg]	0	Fósforo [mg]	375	Carotenos [µg]	80,0
Alcohol [g]	0			Vit. A Eq. Retinol [µg]	42,0
Agua [g]	15,2			Vit. D [µg]	0
				Vit. E Tocoferoles [µg]	0,39

Haba seca: *Vicia faba* – **Familia: Fabaceae**

Energía [Kcal]	307	Calcio [mg]	100	Vit. B$_1$ Tiamina [mg]	0,50
Proteína [g]	26,1	Hierro [mg]	5,5	Vit. B$_2$ Riboflavina [mg]	0,26
Hidratos carbono [g]	33,3	Yodo [µg]	2,0	Eq. niacina [mg]	6,9
Fibra [g]	25,0	Magnesio [mg]	190	Vit. B$_6$ Piridoxina [mg]	0,37
Grasa total [g]	2,1	Zinc [mg]	3,1	Ac. Fólico [µg]	423
AGS [g]	0,30	Selenio [µg]	8,2	Vit. B$_{12}$ Cianocobalamina [µg]	0
AGM [g]	0,30	Sodio [mg]	11,0	Vit. C Ac. ascórbico [mg]	4,0
AGP [g]	1,1	Potasio [mg]	1090	Retinol [µg]	0
Colesterol [mg]	0	Fósforo [mg]	590	Carotenos [µg]	0
Alcohol [g]	0			Vit. A Eq. Retinol [µg]	42,0
Agua [g]	10,4			Vit. D [µg]	0
				Vit. E Tocoferoles [µg]	0,090

Judía Blanca: *Phaseolus vulgaris* – **Familia: Fabaceae**

Energía [Kcal]	284	Calcio [mg]	113	Vit. B$_1$ Tiamina [mg]	0,50
Proteína [g]	21,1	Hierro [mg]	6,2	Vit. B$_2$ Riboflavina [mg]	0,12
Hidratos carbono [g]	34,7	Yodo [µg]	1,8	Eq. niacina [mg]	5,3
Fibra [g]	23,2	Magnesio [mg]	140	Vit. B$_6$ Piridoxina [mg]	0,41
Grasa total [g]	1,6	Zinc [mg]	2,6	Ac. Fólico [µg]	388
AGS [g]	0,53	Selenio [µg]	12,8	Vit. B$_{12}$ Cianocobalamina [µg]	0
AGM [g]	0,18	Sodio [mg]	15,0	Vit. C Ac. ascórbico [mg]	2,5
AGP [g]	0,89	Potasio [mg]	1337	Retinol [µg]	0
Colesterol [mg]	0	Fósforo [mg]	426	Carotenos [µg]	400
Alcohol [g]	0			Vit. A Eq. Retinol [µg]	67,0
Agua [g]	15,5			Vit. D [µg]	0
				Vit. E Tocoferoles [µg]	0,21

Judía Pinta: *Phaseolus vulgaris* – **Familia: Fabaceae**

Energía [Kcal]	292	Calcio [mg]	143	Vit. B$_1$ Tiamina [mg]	0,53
Proteína [g]	23,6	Hierro [mg]	8,2	Vit. B$_2$ Riboflavina [mg]	0,22
Hidratos carbono [g]	35,1	Yodo [µg]	2,0	Eq. niacina [mg]	6,8
Fibra [g]	24,9	Magnesio [mg]	140	Vit. B$_6$ Piridoxina [mg]	0,40
Grasa total [g]	0,83	Zinc [mg]	2,8	Ac. Fólico [µg]	394
AGS [g]	0,12	Selenio [µg]	3,2	Vit. B$_{12}$ Cianocobalamina [µg]	0

AGM [g]	0,064	Sodio [mg]	24,0	Vit. C Ac. ascórbico [mg]	4,5
AGP [g]	0,46	Potasio [mg]	1406	Retinol [µg]	0
Colesterol [mg]	0	Fósforo [mg]	407	Carotenos [µg]	400
Alcohol [g]	0			Vit. A Eq. Retinol [µg]	67,0
Agua [g]	11,8			Vit. D [µg]	0
				Vit. E Tocoferoles [µg]	0,22

Lenteja: *Lens culinaris* – Familia: Fabaceae

Energía [Kcal]	304	Calcio [mg]	70,0	Vit. B_1 Tiamina [mg]	0,47
Proteína [g]	23,2	Hierro [mg]	8,2	Vit. B_2 Riboflavina [mg]	0,22
Hidratos carbono [g]	40,6	Yodo [µg]	1,5	Eq. niacina [mg]	6,6
Fibra [g]	17,0	Magnesio [mg]	129	Vit. B_6 Piridoxina [mg]	0,70
Grasa total [g]	1,7	Zinc [mg]	3,1	Ac. Fólico [µg]	168
AGS [g]	0,23	Selenio [µg]	9,9	Vit. B_{12} Cianocobalamina [µg]	0
AGM [g]	0,30	Sodio [mg]	24,0	Vit. C Ac. ascórbico [mg]	3,4
AGP [g]	0,84	Potasio [mg]	837	Retinol [µg]	0
Colesterol [mg]	0	Fósforo [mg]	411	Carotenos [µg]	60,0
Alcohol [g]	0			Vit. A Eq. Retinol [µg]	10,0
Agua [g]	14,8			Vit. D [µg]	0
				Vit. E Tocoferoles [µg]	1,8

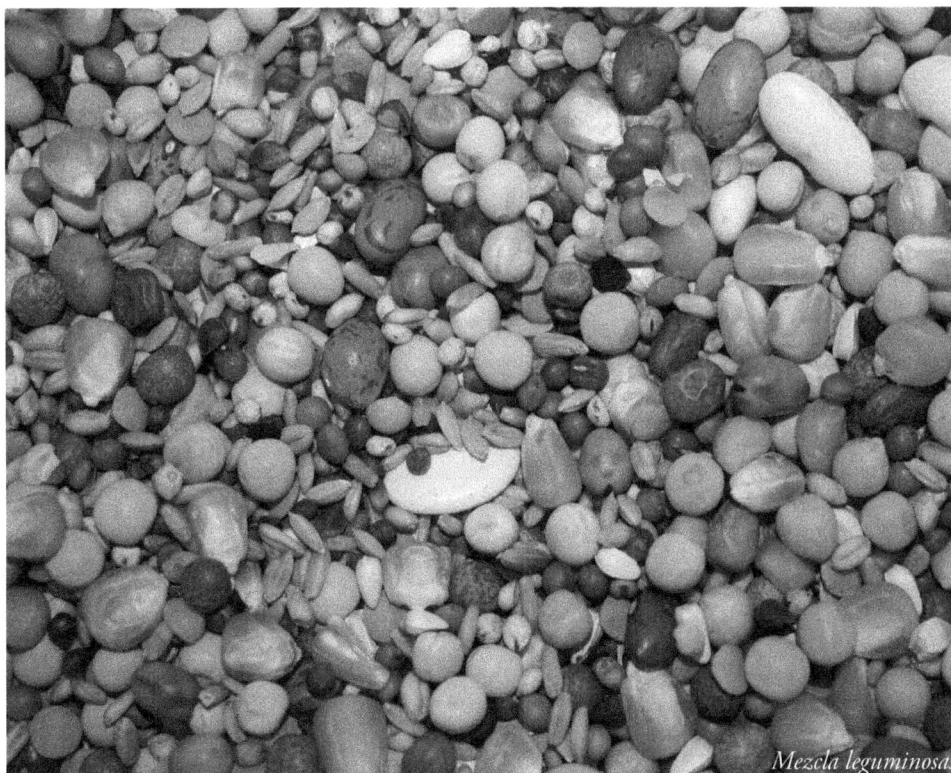

Mezcla leguminosas

Soja: *Glycine max* **– Familia: Fabaceae**

Energía [Kcal]	373	Calcio [mg]	201	Vit. B₁ Tiamina [mg]	0,61
Proteína [g]	34,7	Hierro [mg]	6,6	Vit. B₂ Riboflavina [mg]	0,27
Hidratos carbono [g]	6,3	Yodo [µg]	6,3	Eq. niacina [mg]	7,9
Fibra [g]	22,0	Magnesio [mg]	220	Vit. B₆ Piridoxina [mg]	1,0
Grasa total [g]	18,3	Zinc [mg]	4,2	Ac. Fólico [µg]	240
AGS [g]	2,4	Selenio [µg]	17,8	Vit. B₁₂ Cianocobalamina [µg]	0
AGM [g]	4,1	Sodio [mg]	4,7	Vit. C Ac. ascórbico [mg]	3,0
AGP [g]	10,7	Potasio [mg]	1799	Retinol [µg]	0
Colesterol [mg]	0	Fósforo [mg]	550	Carotenos [µg]	380
Alcohol [g]	0			Vit. A Eq. Retinol [µg]	63,4
Agua [g]	14,0			Vit. D [µg]	0
				Vit. E Tocoferoles [µg]	1,5

Semillas

A continuación se muestran las composiciones nutricionales de algunas de las principales semillas disponibles para el consumo humano. A menudo es fácil encontrar diferentes composiciones para la misma semilla y suele estar debido, a si la valoración se ha hecho incluyendo o no, la cáscara de la misma. Puesto que las psitácidas pelan la inmensa mayoría de las mismas, en condiciones normales, lo correcto sería contar con valoraciones sin la cáscara, puesto que es el interior solamente lo que va a ser ingerido, no obstante, a menudo se hace difícil averiguar si las valoraciones han sido hechas con o sin estas cáscaras, pero han de tenerlo en cuenta si consultan con tablas nutricionales de otras fuentes. Una vez más, existen en el mercado infinidad de mezclas preparadas con diferentes tipos de semillas (cereales, oleaginosas, etc…) a menudo destinadas a algunos grupos concretos de psitácidas, que las harán mucho más interesantes que aquellas que han sido preparadas de manera generalista.

Obsérvense en las siguientes tablas su bajo contenido en Ca y/o su mala relación con el P.

Cantidades reflejadas para 100 gr de ración:

Arroz blanco: *Oryza sativa* **– Familia: Poaceae**

Energía [Kcal]	364	Calcio [mg]	14,0	Vit. B₁ Tiamina [mg]	0,050
Proteína [g]	6,7	Hierro [mg]	0,80	Vit. B₂ Riboflavina [mg]	0,040
Hidratos carbono [g]	81,6	Yodo [µg]	14,0	Eq. niacina [mg]	4,9
Fibra [g]	1,4	Magnesio [mg]	31,0	Vit. B₆ Piridoxina [mg]	0,20
Grasa total [g]	0,90	Zinc [mg]	1,5	Ac. Fólico [µg]	20,0
AGS [g]	0,19	Selenio [µg]	7,0	Vit. B₁₂ Cianocobalamina [µg]	0
AGM [g]	0,23	Sodio [mg]	3,9	Vit. C Ac. ascórbico [mg]	0
AGP [g]	0,32	Potasio [mg]	109	Retinol [µg]	0
Colesterol [mg]	0	Fósforo [mg]	150	Carotenos [µg]	0
Alcohol [g]	0			Vit. A Eq. Retinol [µg]	0
Agua [g]	9,4			Vit. D [µg]	0
				Vit. E Tocoferoles [µg]	0,076

Arroz integral: *Oryza sativa* **– Familia: Poaceae**

Energía [Kcal]	350	Calcio [mg]	21,0	Vit. B₁ Tiamina [mg]	0,41
Proteína [g]	7,3	Hierro [mg]	1,7	Vit. B₂ Riboflavina [mg]	0,090

Hidratos carbono [g]	74,1	Yodo [µg]	2,2	Eq. niacina [mg]	6,6
Fibra [g]	2,2	Magnesio [mg]	110	Vit. B_6 Piridoxina [mg]	0,28
Grasa total [g]	2,2	Zinc [mg]	1,6	Ac. Fólico [µg]	49,0
AGS [g]	0,61	Selenio [µg]	10,0	Vit. B_{12} Cianocobalamina [µg]	0
AGM [g]	0,55	Sodio [mg]	10,0	Vit. C Ac. ascórbico [mg]	0
AGP [g]	0,81	Potasio [mg]	238	Retinol [µg]	0
Colesterol [mg]	0	Fósforo [mg]	310	Carotenos [µg]	0
Alcohol [g]	0			Vit. A Eq. Retinol [µg]	0
Agua [g]	14,2			Vit. D [µg]	0
				Vit. E Tocoferoles [µg]	0,74

Avena: *Avena sativa* – **Familia: Poaceae**

Energía [Kcal]	353	Calcio [mg]	80,0	Vit. B_1 Tiamina [mg]	0,67
Proteína [g]	11,7	Hierro [mg]	5,8	Vit. B_2 Riboflavina [mg]	0,17
Hidratos carbono [g]	55,7	Yodo [µg]	7,7	Eq. niacina [mg]	3,4
Fibra [g]	9,7	Magnesio [mg]	129	Vit. B_6 Piridoxina [mg]	0,96
Grasa total [g]	7,1	Zinc [mg]	3,2	Ac. Fólico [µg]	33,0
AGS [g]	1,5	Selenio [µg]	7,1	Vit. B_{12} Cianocobalamina [µg]	0
AGM [g]	2,6	Sodio [mg]	8,4	Vit. C Ac. ascórbico [mg]	0
AGP [g]	2,9	Potasio [mg]	355	Retinol [µg]	0

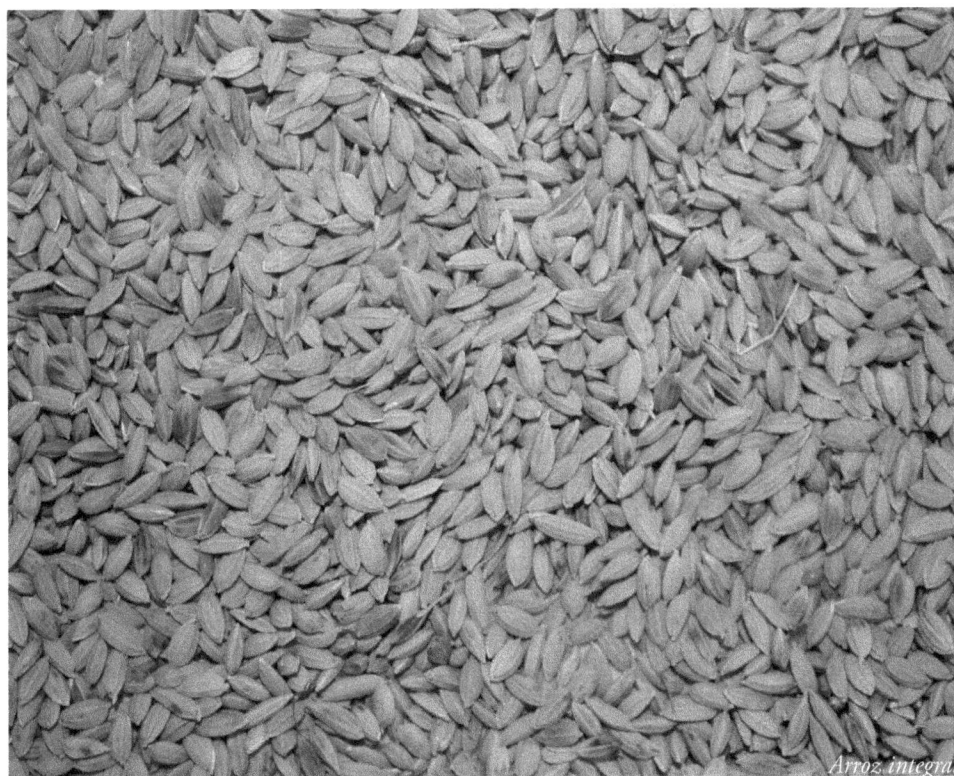

Arroz integral

Colesterol [mg]	0	Fósforo [mg]	342	Carotenos [µg]	0
Alcohol [g]	0			Vit. A Eq. Retinol [µg]	0
Agua [g]	15,8			Vit. D [µg]	0
				Vit. E Tocoferoles [µg]	0,84

Mazorca de Maíz cruda: *Zea mays* – Familia: Poaceae

Energía [Kcal]	204	Calcio [mg]	4,1	Vit. B$_1$ Tiamina [mg]	0,21
Proteína [g]	5,1	Hierro [mg]	1,4	Vit. B$_2$ Riboflavina [mg]	0,12
Hidratos carbono [g]	38,1	Yodo [µg]	1,2	Eq. niacina [mg]	0,89
Fibra [g]	5,4	Magnesio [mg]	54,9	Vit. B$_6$ Piridoxina [mg]	0,24
Grasa total [g]	2,2	Zinc [mg]	1,0	Ac. Fólico [µg]	15,3
AGS [g]	0,34	Selenio [µg]	9,1	Vit. B$_{12}$ Cianocobalamina [µg]	0
AGM [g]	0,61	Sodio [mg]	3,5	Vit. C Ac. ascórbico [mg]	0
AGP [g]	0,91	Potasio [mg]	195	Retinol [µg]	0
Colesterol [mg]	0	Fósforo [mg]	151	Carotenos [µg]	0
Alcohol [g]	0			Vit. A Eq. Retinol [µg]	11,2
Agua [g]	8,1			Vit. D [µg]	0
				Vit. E Tocoferoles [µg]	0,65

Mijo: *Panicum miliaceum* – Familia: Poaceae

Energía [Kcal]	356	Calcio [mg]	8,0	Vit. B$_1$ Tiamina [mg]	0,42
Proteína [g]	11,0	Hierro [mg]	3,0	Vit. B$_2$ Riboflavina [mg]	0,30
Hidratos carbono [g]	64,4	Yodo [µg]	2,5	Eq. niacina [mg]	4,7
Fibra [g]	8,5	Magnesio [mg]	114	Vit. B$_6$ Piridoxina [mg]	0,38
Grasa total [g]	4,2	Zinc [mg]	1,7	Ac. Fólico [µg]	85,0
AGS [g]	0,72	Selenio [µg]	2,7	Vit. B$_{12}$ Cianocobalamina [µg]	0
AGM [g]	0,77	Sodio [mg]	5,0	Vit. C Ac. ascórbico [mg]	0
AGP [g]	2,1	Potasio [mg]	195	Retinol [µg]	0
Colesterol [mg]	0	Fósforo [mg]	285	Carotenos [µg]	0
Alcohol [g]	0			Vit. A Eq. Retinol [µg]	0
Agua [g]	11,9			Vit. D [µg]	0
				Vit. E Tocoferoles [µg]	0,41

Pipa de girasol (pelada): *Helianthus annuus* – Familia: Asteraceae

Energía [Kcal]	640	Calcio [mg]	57,0	Vit. B$_1$ Tiamina [mg]	0,33
Proteína [g]	17,3	Hierro [mg]	6,8	Vit. B$_2$ Riboflavina [mg]	0,29
Hidratos carbono [g]	9,1	Yodo [µg]	0	Eq. niacina [mg]	8,2
Fibra [g]	11,5	Magnesio [mg]	129	Vit. B$_6$ Piridoxina [mg]	0,81
Grasa total [g]	56,8	Zinc [mg]	5,3	Ac. Fólico [µg]	238
AGS [g]	6,0	Selenio [µg]	62,2	Vit. B$_{12}$ Cianocobalamina [µg]	0
AGM [g]	10,8	Sodio [mg]	3,0	Vit. C Ac. ascórbico [mg]	1,4
AGP [g]	37,5	Potasio [mg]	491	Retinol [µg]	0
Colesterol [mg]	0	Fósforo [mg]	1158	Carotenos [µg]	0
Alcohol [g]	0			Vit. A Eq. Retinol [µg]	0
Agua [g]	5,3			Vit. D [µg]	0
				Vit. E Tocoferoles [µg]	37,8

Trigo (salvado de): *Triticum aestivum* – **Familia: Poaceae** (el salvado de trigo es el producto que queda tras refinar el grano del mismo. Por tanto se corresponde con las capas externas del grano, el pericarpio (epicarpio, mesocarpio y endocarpio, ricas en fibra y minerales), la testa (rica en enzimas y vitaminas) y la capa de aleurona (rica en proteínas y grasas). Por tanto la eliminación de estas partes para la elaboración de las harinas supone la privación de una gran parte de nutrientes interesantes)

Energía [Kcal]	326	Calcio [mg]	340	Vit. B$_1$ Tiamina [mg]	0,90
Proteína [g]	13,0	Hierro [mg]	8,8	Vit. B$_2$ Riboflavina [mg]	1,0
Hidratos carbono [g]	45,0	Yodo [µg]	5,0	Eq. niacina [mg]	11,3
Fibra [g]	29,0	Magnesio [mg]	240	Vit. B$_6$ Piridoxina [mg]	1,3
Grasa total [g]	4,0	Zinc [mg]	6,0	Ac. Fólico [µg]	250
AGS [g]	0,87	Selenio [µg]	9,4	Vit. B$_{12}$ Cianocobalamina [µg]	0,65
AGM [g]	0,59	Sodio [mg]	800	Vit. C Ac. ascórbico [mg]	26,0
AGP [g]	2,4	Potasio [mg]	950	Retinol [µg]	525
Colesterol [mg]	0	Fósforo [mg]	950	Carotenos [µg]	0
Alcohol [g]	0			Vit. A Eq. Retinol [µg]	525
Agua [g]	9,0			Vit. D [µg]	3,1
				Vit. E Tocoferoles [µg]	2,2

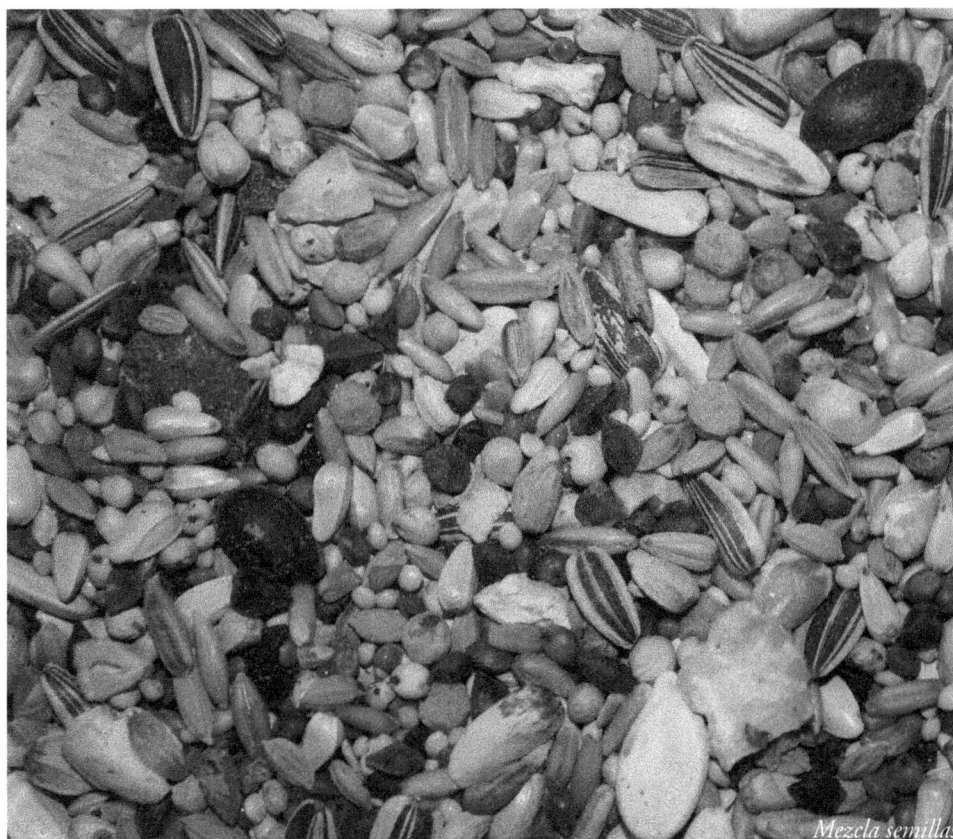

Mezcla semillas

Trigo (grano integral): *Triticum aestivum* – **Familia: Poaceae**

Energía [Kcal]	329	Calcio [mg]	25	Vit. B$_1$ Tiamina [mg]	0,504
Proteína [g]	15,40	Hierro [mg]	3,60	Vit. B$_2$ Riboflavina [mg]	0,110
Hidratos carbono [g]	68,03	Yodo [µg]	___	Eq. niacina [mg]	5,710
Fibra [g]	12,2	Magnesio [mg]	124	Vit. B$_6$ Piridoxina [mg]	0,336
Grasa total [g]	1,92	Zinc [mg]	2,78	Ac. Fólico [µg]	43
AGS [g]	___	Selenio [µg]	___	Vit. B$_{12}$ Cianocobalamina [µg]	0
AGM [g]	___	Sodio [mg]	2	Vit. C Ac. ascórbico [mg]	0
AGP [g]	___	Potasio [mg]	340	Retinol [µg]	0
Colesterol [mg]	0	Fósforo [mg]	332	Carotenos [µg]	0
Alcohol [g]	0			Vit. A Eq. Retinol [µg]	0
Agua [g]	12,76			Vit. D [µg]	0
				Vit. E Tocoferoles [µg]	1,440

Trigo (germen de): *Triticum aestivum* – **Familia: Poaceae** (el germen de trigo es la parte más nutritiva del grano. Son pequeños "copos" obtenidos tras la trituración del germen contenido en dicho grano. Es fuente de vitamina K)

Energía [Kcal]	355	Calcio [mg]	49,0	Vit. B$_1$ Tiamina [mg]	2,0
Proteína [g]	28,6	Hierro [mg]	8,5	Vit. B$_2$ Riboflavina [mg]	0,72
Hidratos carbono [g]	30,6	Yodo [µg]	10,0	Eq. niacina [mg]	9,2
Fibra [g]	17,7	Magnesio [mg]	285	Vit. B$_6$ Piridoxina [mg]	0,49
Grasa total [g]	9,2	Zinc [mg]	17,0	Ac. Fólico [µg]	520
AGS [g]	1,2	Selenio [µg]	3,0	Vit. B$_{12}$ Cianocobalamina [µg]	0
AGM [g]	1,2	Sodio [mg]	5,0	Vit. C Ac. ascórbico [mg]	0
AGP [g]	4,0	Potasio [mg]	993	Retinol [µg]	0
Colesterol [mg]	0	Fósforo [mg]	1022	Carotenos [µg]	62,0
Alcohol [g]	0			Vit. A Eq. Retinol [µg]	10,3
Agua [g]	13,9			Vit. D [µg]	0
				Vit. E Tocoferoles [µg]	24,4

Alimentos de Origen animal (huevo, queso, insectos, etc…)

En esta sección, incluimos algunos alimentos que, siendo de origen animal pueden ser interesantes para la confección de las dietas de las psitácidas. El uso de alguno o varios de ellos, ha de estar bien medido y ajustado a las necesidades especie-específicas reales. Es importante recalcar aquí, que algunos de estos alimentos van a proveer de determinados aminoácidos esenciales de manera importante, entre otros nutrientes.

Muchas especies de psitácidas incluyen alimentos de origen animal (insectos, larvas, exudados, carroña, huevos, etc…) de manera voluntaria (búsqueda activa de los mismos) e involuntaria (ingestión casual al procurar otros alimentos como pulpa y semillas de frutas parasitadas, etc…). Obviar esta parte de su alimentación sería un error, al menos en determinadas épocas del año. Cantidades reflejadas para cada 100 gr de porción:

Huevo de codorniz (sin cáscara): *Coturnix coturnix* – **Familia: Phasianidae**

Energía [Kcal]	136	Calcio [mg]	56,3	Vit. B$_1$ Tiamina [mg]	0,38
Proteína [g]	11,5	Hierro [mg]	3,2	Vit. B$_2$ Riboflavina [mg]	0,70

Hidratos carbono [g]	0,36	Yodo [µg]	11,4	Eq. niacina [mg]	3,1
Fibra [g]	0	Magnesio [mg]	11,4	Vit. B$_6$ Piridoxina [mg]	0,13
Grasa total [g]	9,9	Zinc [mg]	1,3	Ac. Fólico [µg]	58,1
AGS [g]	2,7	Selenio [µg]	28,2	Vit. B$_{12}$ Cianocobalamina [µg]	1,4
AGM [g]	4,3	Sodio [mg]	124	Vit. C Ac. ascórbico [mg]	0
AGP [g]	1,1	Potasio [mg]	116	Retinol [µg]	79,2
Colesterol [mg]	743	Fósforo [mg]	199	Carotenos [µg]	0
Alcohol [g]	0			Vit. A Eq. Retinol [µg]	79,2
Agua [g]	66,3			Vit. D [µg]	4,5
				Vit. E Tocoferoles [µg]	0,65

Huevo de pato (sin cáscara): *Anas domesticus* – **Familia: Anatidae**

Energía [Kcal]	164	Calcio [mg]	56,1	Vit. B$_1$ Tiamina [mg]	0,14
Proteína [g]	11,6	Hierro [mg]	2,4	Vit. B$_2$ Riboflavina [mg]	0,47
Hidratos carbono [g]	0,62	Yodo [µg]	11,6	Eq. niacina [mg]	4,0
Fibra [g]	0	Magnesio [mg]	14,2	Vit. B$_6$ Piridoxina [mg]	0,22
Grasa total [g]	12,8	Zinc [mg]	1,2	Ac. Fólico [µg]	71,2
AGS [g]	3,4	Selenio [µg]	32,4	Vit. B$_{12}$ Cianocobalamina [µg]	4,8
AGM [g]	6,1	Sodio [mg]	89,0	Vit. C Ac. ascórbico [mg]	0
AGP [g]	0,91	Potasio [mg]	134	Retinol [µg]	481
Colesterol [mg]	605	Fósforo [mg]	158	Carotenos [µg]	0
Alcohol [g]	0			Vit. A Eq. Retinol [µg]	659
Agua [g]	64,0			Vit. D [µg]	4,5
				Vit. E Tocoferoles [µg]	0,66

Huevo de gallina (sin cáscara): *Gallus gallu* – **Familia: Phasianidae**

Energía [Kcal]	141	Calcio [mg]	48,9	Vit. B$_1$ Tiamina [mg]	0,096
Proteína [g]	11,0	Hierro [mg]	1,9	Vit. B$_2$ Riboflavina [mg]	0,32
Hidratos carbono [g]	0,59	Yodo [µg]	11,0	Eq. niacina [mg]	2,9
Fibra [g]	0	Magnesio [mg]	10,5	Vit. B$_6$ Piridoxina [mg]	0,10
Grasa total [g]	10,5	Zinc [mg]	1,7	Ac. Fólico [µg]	44,5
AGS [g]	2,9	Selenio [µg]	8,7	Vit. B$_{12}$ Cianocobalamina [µg]	1,8
AGM [g]	4,3	Sodio [mg]	125	Vit. C Ac. ascórbico [mg]	0
AGP [g]	1,6	Potasio [mg]	128	Retinol [µg]	196
Colesterol [mg]	357	Fósforo [mg]	188	Carotenos [µg]	8,7
Alcohol [g]	0			Vit. A Eq. Retinol [µg]	197
Agua [g]	64,8			Vit. D [µg]	1,6
				Vit. E Tocoferoles [µg]	1,7

Clara de huevo (gallina): *Gallus gallus* – **Familia: Phasianidae**

Energía [Kcal]	49,1	Calcio [mg]	11,0	Vit. B$_1$ Tiamina [mg]	0,022
Proteína [g]	11,1	Hierro [mg]	0,20	Vit. B$_2$ Riboflavina [mg]	0,32
Hidratos carbono [g]	0,70	Yodo [µg]	6,8	Eq. niacina [mg]	3,4
Fibra [g]	0	Magnesio [mg]	12,0	Vit. B$_6$ Piridoxina [mg]	0,012
Grasa total [g]	0,20	Zinc [mg]	0,020	Ac. Fólico [µg]	9,2
AGS [g]	0	Selenio [µg]	5,4	Vit. B$_{12}$ Cianocobalamina [µg]	0,10

AGM [g]	0	Sodio [mg]	170	Vit. C Ac. ascórbico [mg]	0,30
AGP [g]	0	Potasio [mg]	154	Retinol [µg]	0
Colesterol [mg]	0	Fósforo [mg]	21,0	Carotenos [µg]	0
Alcohol [g]	0			Vit. A Eq. Retinol [µg]	0
Agua [g]	88,0			Vit. D [µg]	0
				Vit. E Tocoferoles [µg]	0

Yema de huevo (gallina): *Gallus gallus* – **Familia: Phasianidae** (fuente de Vitamina K)

Energía [Kcal]	353	Calcio [mg]	140	Vit. B$_1$ Tiamina [mg]	0,29
Proteína [g]	16,1	Hierro [mg]	7,2	Vit. B$_2$ Riboflavina [mg]	0,40
Hidratos carbono [g]	0,30	Yodo [µg]	12,0	Eq. niacina [mg]	4,2
Fibra [g]	0	Magnesio [mg]	16,0	Vit. B$_6$ Piridoxina [mg]	0,30
Grasa total [g]	31,9	Zinc [mg]	3,8	Ac. Fólico [µg]	159
AGS [g]	9,5	Selenio [µg]	19,0	Vit. B$_{12}$ Cianocobalamina [µg]	2,0
AGM [g]	13,0	Sodio [mg]	51,0	Vit. C Ac. ascórbico [mg]	0
AGP [g]	5,5	Potasio [mg]	138	Retinol [µg]	881
Colesterol [mg]	1260	Fósforo [mg]	590	Carotenos [µg]	29,0
Alcohol [g]	0			Vit. A Eq. Retinol [µg]	886
Agua [g]	51,7			Vit. D [µg]	5,6
				Vit. E Tocoferoles [µg]	5,5

Queso Fresco (Tipo Burgos) (La elaboración del "queso fresco" consiste únicamente en cuajar y deshidratar la leche, no hay técnicas de conservación adicionales, como es el caso del tipo Burgos España, Mozzarella o Mascarpone Italia, Quark Alemania…)

Energía [Kcal]	200	Calcio [mg]	191	Vit. B$_1$ Tiamina [mg]	0,020
Proteína [g]	14,0	Hierro [mg]	0,62	Vit. B$_2$ Riboflavina [mg]	0,17
Hidratos carbono [g]	2,5	Yodo [µg]	4,8	Eq. niacina [mg]	4,1
Fibra [g]	0	Magnesio [mg]	24,4	Vit. B$_6$ Piridoxina [mg]	0,080
Grasa total [g]	14,9	Zinc [mg]	2,0	Ac. Fólico [µg]	14,3
AGS [g]	8,8	Selenio [µg]	14,5	Vit. B$_{12}$ Cianocobalamina [µg]	0,66
AGM [g]	4,3	Sodio [mg]	1200	Vit. C Ac. ascórbico [mg]	0
AGP [g]	0,89	Potasio [mg]	200	Retinol [µg]	235
Colesterol [mg]	14,5	Fósforo [mg]	600	Carotenos [µg]	0
Alcohol [g]	0			Vit. A Eq. Retinol [µg]	261
Agua [g]	68,6			Vit. D [µg]	0
				Vit. E Tocoferoles [µg]	0,56

Yogur desnatado natural

Energía [Kcal]	44,9	Calcio [mg]	140	Vit. B$_1$ Tiamina [mg]	0,040
Proteína [g]	4,3	Hierro [mg]	0,090	Vit. B$_2$ Riboflavina [mg]	0,19
Hidratos carbono [g]	6,3	Yodo [µg]	5,3	Eq. niacina [mg]	1,2
Fibra [g]	0	Magnesio [mg]	13,7	Vit. B$_6$ Piridoxina [mg]	0,080
Grasa total [g]	0,32	Zinc [mg]	0,44	Ac. Fólico [µg]	4,7
AGS [g]	0,11	Selenio [µg]	1,0	Vit. B$_{12}$ Cianocobalamina [µg]	0,40
AGM [g]	0,15	Sodio [mg]	57,0	Vit. C Ac. ascórbico [mg]	1,6
AGP [g]	0	Potasio [mg]	187	Retinol [µg]	0,72

Colesterol [mg]	1,0	Fósforo [mg]	109	Carotenos [µg]	0
Alcohol [g]	0			Vit. A Eq. Retinol [µg]	0,80
Agua [g]	89,1			Vit. D [µg]	0
				Vit. E Tocoferoles [µg]	Trazas

Yogur entero natural

Energía [Kcal]	61,4	Calcio [mg]	142	Vit. B₁ Tiamina [mg]	0,040
Proteína [g]	4,0	Hierro [mg]	0,090	Vit. B₂ Riboflavina [mg]	0,18
Hidratos carbono [g]	5,5	Yodo [µg]	3,7	Eq. niacina [mg]	0,44
Fibra [g]	0	Magnesio [mg]	14,3	Vit. B₆ Piridoxina [mg]	0,050
Grasa total [g]	2,6	Zinc [mg]	0,59	Ac. Fólico [µg]	3,7
AGS [g]	1,5	Selenio [µg]	2,0	Vit. B₁₂ Cianocobalamina [µg]	0,20
AGM [g]	0,72	Sodio [mg]	80,0	Vit. C Ac. ascórbico [mg]	0,70
AGP [g]	0,13	Potasio [mg]	280	Retinol [µg]	9,1
Colesterol [mg]	10,2	Fósforo [mg]	170	Carotenos [µg]	0
Alcohol [g]	0			Vit. A Eq. Retinol [µg]	9,8
Agua [g]	87,9			Vit. D [µg]	0,060
				Vit. E Tocoferoles [µg]	0,040

Ala de pollo: *Gallus gallus* **– Familia: Phasianidae** (no tiene en cuenta la porción ósea ni por tanto su médula, que es consumida por las psitácidas acostumbradas)

Energía [Kcal]	161	Calcio [mg]	8,9	Vit. B₁ Tiamina [mg]	0,036
Proteína [g]	13,6	Hierro [mg]	0,70	Vit. B₂ Riboflavina [mg]	0,065
Hidratos carbono [g]	0	Yodo [µg]	5,1	Eq. niacina [mg]	6,8
Fibra [g]	0	Magnesio [mg]	13,3	Vit. B₆ Piridoxina [mg]	3,0
Grasa total [g]	11,8	Zinc [mg]	0,98	Ac. Fólico [µg]	3,0
AGS [g]	3,2	Selenio [µg]	11,5	Vit. B₁₂ Cianocobalamina [µg]	0,24
AGM [g]	4,6	Sodio [mg]	54,0	Vit. C Ac. ascórbico [mg]	0,52
AGP [g]	2,4	Potasio [mg]	115	Retinol [µg]	32,6
Colesterol [mg]	57,0	Fósforo [mg]	97,7	Carotenos [µg]	0
Alcohol [g]	0			Vit. A Eq. Retinol [µg]	32,6
Agua [g]	48,6			Vit. D [µg]	0,074
				Vit. E Tocoferoles [µg]	0,22

Muslo de pollo: *Gallus gallus* **– Familia: Phasianidae** (no tiene en cuenta la porción ósea ni por tanto su médula, que es consumida por las psitácidas acostumbradas)

Energía [Kcal]	69,5	Calcio [mg]	5,7	Vit. B₁ Tiamina [mg]	0,038
Proteína [g]	7,8	Hierro [mg]	0,68	Vit. B₂ Riboflavina [mg]	0,091
Hidratos carbono [g]	0	Yodo [µg]	2,6	Eq. niacina [mg]	3,6
Fibra [g]	0	Magnesio [mg]	8,0	Vit. B₆ Piridoxina [mg]	0,093
Grasa total [g]	4,3	Zinc [mg]	0,30	Ac. Fólico [µg]	4,3
AGS [g]	1,4	Selenio [µg]	2,8	Vit. B₁₂ Cianocobalamina [µg]	Trazas
AGM [g]	1,2	Sodio [mg]	36,1	Vit. C Ac. ascórbico [mg]	0,65
AGP [g]	0,99	Potasio [mg]	95,0	Retinol [µg]	Trazas
Colesterol [mg]	32,7	Fósforo [mg]	71,4	Carotenos [µg]	0
Alcohol [g]	0			Vit. A Eq. Retinol [µg]	Trazas

Agua [g]	25,9			Vit. D [µg]	Trazas
				Vit. E Tocoferoles [µg]	0,038

Algunos invertebrados, Según *Iowa State University Entomology Department* y *otros*

especies	consideraciones	proteínas	grasas	fibra	calcio	fosforo	Kcal/gr
Acheta doméstica (O)	-a dieta normal	64,9	13,8	9,4	0,14	0,99	5,34
	-alta en Ca	65,2	12,6	13,2	0,90	0,92	5,40
	-micro grillo	--	--	--	0,22	1,27	--
Tenebrio molitor (C)	-larva	52,7	32,8	5,7	0,11	0,77	6,49
	-pupa	54,6	30,5	5,1	0,08	0,83	6,43
	-adulto	63,7	15,4	16,1	0,07	0,78	5,79
Zophoba morio (C)	-a dieta normal	45,3	55,1	7,2	0,16	0,59	7,08
	-alta en Ca	38,9	45,4	7,7	0,69	0,57	6,79
Galleria mellonella (L)	-larva	42,4	46,4	4,8	0,11	0,66	7,06
Bombyx mori (L)	-larva	63,9	22,4	--	0,21	0,54	5,74
Musca domestica (D)	-larva	56,8	20,0	18,0	0,41	1,13	6,07
	-pupa	58,3	15,8	19,9	0,42	1,16	5,70
Drosophila melanogaster (D)	-larva	40,3	29,4	5,9	0,59	2,30	5,57
	-pupa	52,1	10,5	17,4	0,77	2,73	4,84
	-adulto	70,1	12,6	27,0	0,10	1,05	5,12
Lumbriculus terrestres (Lu)		60,7	4,4	15,0	1,52	0,96	4,93
Allolobophora calignosa (Lu)		62,2	17,2	9,0	1,72	0,90	4,65

*O: Ortópteros, C: Coleópteros, L:Lepidópteros, D: Dípteros, Lu: Lumbricúlidos

Según RAMOS-ELORDUY et al, 2006. Añado como interesante la composición nutricional de algunos coleópteros mexicanos:

Coleópteros	Proteínas	Grasas	Sales Min.	Fibra Cr.	HC	KJ/100 gr
Dytiscidae:						
Rhantus sp.	71,10	6,37	4,60	12,26	5,64	1522,73
Histeridae:						
Homolepta sp.	53,70	18,42	1,72	11,51	9,64	1752,0
Passalidae:						
Passalus punctiger	26,95	44,08	2,82	14,09	12,06	2310,53
Passalus af. Punctiger	26,42	44,33	2,50	14,86	11,86	2307,73
Oileus rimator	20,91	46,49	2,12	12,49	17,93	2398,35
Paxillus leachei	21,30	47,20	2,07	13,26	18,05	2433,59
Scarabeidae:						
Melolontha sp.	47,41	18,81	13,69	4,17	15,89	1766,0
Strataegus aloeus	47,08	17,09	13,22	4,39	18,22	1732,86
Phyllophaga sp.	42,60	24,00	5,60	12,40	15,40	1872,64
Macrodactylus lineaticollis	63,75	11,75	3,55	20,90	0,04	1508,60
Buprestidae:						
Chalcophora sp.	30,53	53,73	2,36	4,51	8,85	2679,75

Tenebrionidae:						
Tenebrio molitor (pupa)	53,13	36,65	3,19	5,10	1,90	2298,87
Tenebrio molitor (larva)	47,76	38,29	2,77	6,91	4,24	2309,90
Cerambycidae:						
Aplagiognathus spinosus	26,12	37,10	3,17	15,68	17,93	2132,20
Aplagiognathus sp.	27,05	36,90	3,86	16,15	16,04	2108,60
Callipogon barbatum	41,0	34,0	2,0	23,0	1,0	1981,32
Arophalus rusticus	20,60	56,10	1,70	5,10	17,00	2729,12
Arophalus sp.	20,98	56,86	1,49	5,94	14,73	2736,14
Trichoderes pini	41,19	36,35	3,91	9,17	9,30	2211,97
Curculionidae:						
Scyphophorus acupunctatus	35,85	50,98	1,59	5,91	5,67	2612,08
Metamasius spinolae	37,44	25,52	5,46	8,88	22,77	1966,77
Bruchidae:						
Pachymerus nucleorum	33,05	49,32	3,22	2,91	11,50	2600,24

Otros alimentos

Incluimos en esta última categoría, algunos alimentos que pueden usarse en las dietas de las psittaciformes, y que, aún siendo encajales en categorías anteriores, he estimado oportuno formar una aparte para evitar confusiones conceptuales.

Aceite de Coco: *Cocos nucifera* – Familia: Arecaceae

Energía [Kcal]	900	Calcio [mg]	0	Vit. B$_1$ Tiamina [mg]	0
Proteína [g]	0	Hierro [mg]	0,040	Vit. B$_2$ Riboflavina [mg]	0
Hidratos carbono [g]	0	Yodo [µg]	Trazas	Eq. niacina [mg]	0
Fibra [g]	0	Magnesio [mg]	0	Vit. B$_6$ Piridoxina [mg]	0
Grasa total [g]	100	Zinc [mg]	0	Ac. Fólico [µg]	0
AGS [g]	86,5	Selenio [µg]	0	Vit. B$_{12}$ Cianocobalamina [µg]	0
AGM [g]	5,8	Sodio [mg]	0	Vit. C Ac. ascórbico [mg]	0
AGP [g]	1,8	Potasio [mg]	0	Retinol [µg]	0
Colesterol [mg]	0	Fósforo [mg]	0	Carotenos [µg]	0
Alcohol [g]	0			Vit. A Eq. Retinol [µg]	0
Agua [g]	0			Vit. D [µg]	0
				Vit. E Tocoferoles [µg]	0,11

Aceite de Girasol: *Helianthus annuus* – Familia: Asteraceae

Energía [Kcal]	899	Calcio [mg]	0	Vit. B$_1$ Tiamina [mg]	Trazas
Proteína [g]	0	Hierro [mg]	0,030	Vit. B$_2$ Riboflavina [mg]	Trazas
Hidratos carbono [g]	0	Yodo [µg]	Trazas	Eq. niacina [mg]	0
Fibra [g]	0	Magnesio [mg]	0	Vit. B$_6$ Piridoxina [mg]	Trazas
Grasa total [g]	99,9	Zinc [mg]	Trazas	Ac. Fólico [µg]	0
AGS [g]	12,0	Selenio [µg]	Trazas	Vit. B$_{12}$ Cianocobalamina [µg]	0
AGM [g]	20,5	Sodio [mg]	0	Vit. C Ac. ascórbico [mg]	0
AGP [g]	63,3	Potasio [mg]	0	Retinol [µg]	0

Colesterol [mg]	0	Fósforo [mg]	0	Carotenos [µg]	0
Alcohol [g]	0			Vit. A Eq. Retinol [µg]	4,3
Agua [g]	0,10			Vit. D [µg]	0
				Vit. E Tocoferoles [µg]	62,2

Aceite de oliva virgen: *Olea europaea* **– Familia: Oleaceae**

Energía [Kcal]	899	Calcio [mg]	0	Vit. B$_1$ Tiamina [mg]	Trazas
Proteína [g]	Trazas	Hierro [mg]	0	Vit. B$_2$ Riboflavina [mg]	Trazas
Hidratos carbono [g]	0	Yodo [µg]	0	Eq. niacina [mg]	0
Fibra [g]	0	Magnesio [mg]	0	Vit. B$_6$ Piridoxina [mg]	Trazas
Grasa total [g]	99,9	Zinc [mg]	Trazas	Ac. Fólico [µg]	0
AGS [g]	14,5	Selenio [µg]	Trazas	Vit. B$_{12}$ Cianocobalamina [µg]	0
AGM [g]	71,0	Sodio [mg]	0	Vit. C Ac. ascórbico [mg]	0
AGP [g]	10,0	Potasio [mg]	0	Retinol [µg]	0
Colesterol [mg]	0	Fósforo [mg]	0	Carotenos [µg]	0
Alcohol [g]	0			Vit. A Eq. Retinol [µg]	0
Agua [g]	0,10			Vit. D [µg]	0
				Vit. E Tocoferoles [µg]	12,0

Aceite de palma: *Elaeis guineensis* **– Familia: Arecaceae** (fuente de acidos grasos saturados)

Energía [Kcal]	899	Calcio [mg]	0	Vit. B$_1$ Tiamina [mg]	Trazas
Proteína [g]	0	Hierro [mg]	0	Vit. B$_2$ Riboflavina [mg]	Trazas
Hidratos carbono [g]	0	Yodo [µg]	Trazas	Eq. niacina [mg]	0
Fibra [g]	0	Magnesio [mg]	0	Vit. B$_6$ Piridoxina [mg]	Trazas
Grasa total [g]	99,9	Zinc [mg]	Trazas	Ac. Fólico [µg]	0
AGS [g]	47,8	Selenio [µg]	Trazas	Vit. B$_{12}$ Cianocobalamina [µg]	0
AGM [g]	37,1	Sodio [mg]	0	Vit. C Ac. ascórbico [mg]	0
AGP [g]	10,4	Potasio [mg]	0	Retinol [µg]	4,1
Colesterol [mg]	0	Fósforo [mg]	0	Carotenos [µg]	25,7
Alcohol [g]	0			Vit. A Eq. Retinol [µg]	9,3
Agua [g]	0,10			Vit. D [µg]	8,0
				Vit. E Tocoferoles [µg]	9,5

Aceite de soja: *Glycine max* **– Familia: Fabaceae**

Energía [Kcal]	900	Calcio [mg]	0	Vit. B$_1$ Tiamina [mg]	Trazas
Proteína [g]	0	Hierro [mg]	0	Vit. B$_2$ Riboflavina [mg]	Trazas
Hidratos carbono [g]	0	Yodo [µg]	Trazas	Eq. niacina [mg]	0
Fibra [g]	0	Magnesio [mg]	0	Vit. B$_6$ Piridoxina [mg]	Trazas
Grasa total [g]	100,0	Zinc [mg]	Trazas	Ac. Fólico [µg]	0
AGS [g]	15,6	Selenio [µg]	Trazas	Vit. B$_{12}$ Cianocobalamina [µg]	0
AGM [g]	21,2	Sodio [mg]	0	Vit. C Ac. ascórbico [mg]	0
AGP [g]	58,8	Potasio [mg]	0	Retinol [µg]	0
Colesterol [mg]	0	Fósforo [mg]	0	Carotenos [µg]	0
Alcohol [g]	0			Vit. A Eq. Retinol [µg]	0
Agua [g]	0,010			Vit. D [µg]	0
				Vit. E Tocoferoles [µg]	16,8

Aceituna negra sin hueso: *Olea europaea* – **Familia: Oleaceae**

Energía [Kcal]	299	Calcio [mg]	61,0	Vit. B₁ Tiamina [mg]	0,10
Proteína [g]	2,0	Hierro [mg]	1,5	Vit. B₂ Riboflavina [mg]	0,10
Hidratos carbono [g]	4,0	Yodo [µg]	5,0	Eq. niacina [mg]	1,0
Fibra [g]	3,5	Magnesio [mg]	22,0	Vit. B₆ Piridoxina [mg]	0,020
Grasa total [g]	29,8	Zinc [mg]	0,50	Ac. Fólico [µg]	11,0
AGS [g]	4,2	Selenio [µg]	0,90	Vit. B₁₂ Cianocobalamina [µg]	0
AGM [g]	20,9	Sodio [mg]	54,0	Vit. C Ac. ascórbico [mg]	20,0
AGP [g]	3,4	Potasio [mg]	432	Retinol [µg]	0
Colesterol [mg]	0	Fósforo [mg]	24,0	Carotenos [µg]	0
Alcohol [g]	0			Vit. A Eq. Retinol [µg]	55,0
Agua [g]	60,7			Vit. D [µg]	0
				Vit. E Tocoferoles [µg]	2,0

Aceituna verde sin hueso: *Olea europaea* – **Familia: Oleaceae**

Energía [Kcal]	167	Calcio [mg]	64,0	Vit. B₁ Tiamina [mg]	0,030
Proteína [g]	0,80	Hierro [mg]	1,8	Vit. B₂ Riboflavina [mg]	0,050
Hidratos carbono [g]	1,0	Yodo [µg]	5,4	Eq. niacina [mg]	0,77
Fibra [g]	4,8	Magnesio [mg]	22,0	Vit. B₆ Piridoxina [mg]	0,030
Grasa total [g]	16,7	Zinc [mg]	0,51	Ac. Fólico [µg]	10,4
AGS [g]	2,6	Selenio [µg]	0,90	Vit. B₁₂ Cianocobalamina [µg]	0
AGM [g]	11,2	Sodio [mg]	54,0	Vit. C Ac. ascórbico [mg]	0,070
AGP [g]	0,60	Potasio [mg]	432	Retinol [µg]	0
Colesterol [mg]	0	Fósforo [mg]	17,0	Carotenos [µg]	287
Alcohol [g]	0			Vit. A Eq. Retinol [µg]	48,0
Agua [g]	70,9			Vit. D [µg]	0
				Vit. E Tocoferoles [µg]	1,5

Alga agar desecada: *Gelidium cartilagineum/G. capense* – **Familia: Gelidiaceae** (importante fuente de Ca y vitaminas del grupo B y E, pero con elevadísimos niveles de Potasio)

Energía [Kcal]	336	Calcio [mg]	625	Vit. B₁ Tiamina [mg]	0,010
Proteína [g]	6,2	Hierro [mg]	21,4	Vit. B₂ Riboflavina [mg]	0,22
Hidratos carbono [g]	73,2	Yodo [µg]	0	Eq. niacina [mg]	0,20
Fibra [g]	7,7	Magnesio [mg]	770	Vit. B₆ Piridoxina [mg]	0,30
Grasa total [g]	0,30	Zinc [mg]	5,8	Ac. Fólico [µg]	580
AGS [g]	0,061	Selenio [µg]	7,4	Vit. B₁₂ Cianocobalamina [µg]	0
AGM [g]	0,027	Sodio [mg]	102	Vit. C Ac. ascórbico [mg]	0
AGP [g]	0,10	Potasio [mg]	1125	Retinol [µg]	0
Colesterol [mg]	0	Fósforo [mg]	52,0	Carotenos [µg]	0
Alcohol [g]	0			Vit. A Eq. Retinol [µg]	0
Agua [g]	8,7			Vit. D [µg]	0
				Vit. E Tocoferoles [µg]	5,0

Alga espirulina desecada: *Spirulina maxima* – **Familia: Oscilatoriaceae** (como fuente de carotenos)

Energía [Kcal]	391	Calcio [mg]	120	Vit. B₁ Tiamina [mg]	2,4

Proteína [g]	58,2	Hierro [mg]	28,5	Vit. B$_2$ Riboflavina [mg]	3,7
Hidratos carbono [g]	20,3	Yodo [µg]	0	Eq. niacina [mg]	28,3
Fibra [g]	3,6	Magnesio [mg]	195	Vit. B$_6$ Piridoxina [mg]	0,36
Grasa total [g]	7,7	Zinc [mg]	2,0	Ac. Fólico [µg]	94,0
AGS [g]	2,7	Selenio [µg]	7,2	Vit. B$_{12}$ Cianocobalamina [µg]	0
AGM [g]	0,68	Sodio [mg]	1048	Vit. C Ac. ascórbico [mg]	10,1
AGP [g]	2,1	Potasio [mg]	1363	Retinol [µg]	0
Colesterol [mg]	0	Fósforo [mg]	118	Carotenos [µg]	342
Alcohol [g]	0			Vit. A Eq. Retinol [µg]	57,0
Agua [g]	4,0			Vit. D [µg]	0
				Vit. E Tocoferoles [µg]	5,0

Alga espirulina cruda: *Spirulina maxima* – Familia: Oscilatoriaceae

Energía [Kcal]	37,2	Calcio [mg]	12,0	Vit. B$_1$ Tiamina [mg]	0,22
Proteína [g]	6,0	Hierro [mg]	2,8	Vit. B$_2$ Riboflavina [mg]	0,034
Hidratos carbono [g]	2,4	Yodo [µg]	0	Eq. niacina [mg]	2,8
Fibra [g]	0	Magnesio [mg]	19,0	Vit. B$_6$ Piridoxina [mg]	0,034
Grasa total [g]	0,39	Zinc [mg]	0,20	Ac. Fólico [µg]	9,0
AGS [g]	0,14	Selenio [µg]	0,70	Vit. B$_{12}$ Cianocobalamina [µg]	0
AGM [g]	0,035	Sodio [mg]	98,0	Vit. C Ac. ascórbico [mg]	0,90
AGP [g]	0,11	Potasio [mg]	217	Retinol [µg]	0
Colesterol [mg]	0	Fósforo [mg]	11,0	Carotenos [µg]	0
Alcohol [g]	0			Vit. A Eq. Retinol [µg]	3,0
Agua [g]	91,2			Vit. D [µg]	0
				Vit. E Tocoferoles [µg]	

Alga kelp cruda: *Macrocystis pyrifera* – Familia: Laminariaceae (importante fuente de Ca)

Energía [Kcal]	47,4	Calcio [mg]	168	Vit. B$_1$ Tiamina [mg]	0,050
Proteína [g]	1,7	Hierro [mg]	2,9	Vit. B$_2$ Riboflavina [mg]	0,15
Hidratos carbono [g]	8,3	Yodo [µg]	0	Eq. niacina [mg]	1,3
Fibra [g]	1,3	Magnesio [mg]	121	Vit. B$_6$ Piridoxina [mg]	0,0020
Grasa total [g]	0,56	Zinc [mg]	1,2	Ac. Fólico [µg]	180
AGS [g]	0,25	Selenio [µg]	0,70	Vit. B$_{12}$ Cianocobalamina [µg]	0
AGM [g]	0,098	Sodio [mg]	233	Vit. C Ac. ascórbico [mg]	3,0
AGP [g]	0,047	Potasio [mg]	89,0	Retinol [µg]	0
Colesterol [mg]	0	Fósforo [mg]	42,0	Carotenos [µg]	70,0
Alcohol [g]	0			Vit. A Eq. Retinol [µg]	11,7
Agua [g]	81,6			Vit. D [µg]	0
				Vit. E Tocoferoles [µg]	0,87

Alga laver cruda: *Porphyra* sp. – Familia: Bangiaceae (importante fuente de carotenos)

Energía [Kcal]	45,6	Calcio [mg]	70,0	Vit. B$_1$ Tiamina [mg]	0,098
Proteína [g]	5,8	Hierro [mg]	1,8	Vit. B$_2$ Riboflavina [mg]	0,45
Hidratos carbono [g]	4,8	Yodo [µg]	0	Eq. niacina [mg]	2,2
Fibra [g]	0,30	Magnesio [mg]	2,0	Vit. B$_6$ Piridoxina [mg]	0,16
Grasa total [g]	0,28	Zinc [mg]	1,1	Ac. Fólico [µg]	146

AGS [g]	0,061	Selenio [µg]	0,70	Vit. B₁₂ Cianocobalamina [µg]	0
AGM [g]	0,025	Sodio [mg]	48,0	Vit. C Ac. ascórbico [mg]	39,0
AGP [g]	0,11	Potasio [mg]	356	Retinol [µg]	
Colesterol [mg]	0	Fósforo [mg]	58,0	Carotenos [µg]	3,1
Alcohol [g]	0			Vit. A Eq. Retinol [µg]	520
Agua [g]	85,0			Vit. D [µg]	0
				Vit. E Tocoferoles [µg]	1,0

Alga wakame cruda: *Undaria pinnatifida* – Familia: Alariaceae

Energía [Kcal]	53,5	Calcio [mg]	150	Vit. B₁ Tiamina [mg]	0,060
Proteína [g]	3,0	Hierro [mg]	2,2	Vit. B₂ Riboflavina [mg]	0,23
Hidratos carbono [g]	8,7	Yodo [µg]	0	Eq. niacina [mg]	2,2
Fibra [g]	0,50	Magnesio [mg]	107	Vit. B₆ Piridoxina [mg]	0,0020
Grasa total [g]	0,64	Zinc [mg]	0,38	Ac. Fólico [µg]	196
AGS [g]	0,13	Selenio [µg]	0,70	Vit. B₁₂ Cianocobalamina [µg]	0
AGM [g]	0,058	Sodio [mg]	872	Vit. C Ac. ascórbico [mg]	3,0
AGP [g]	0,22	Potasio [mg]	50,0	Retinol [µg]	0
Colesterol [mg]	0	Fósforo [mg]	80,0	Carotenos [µg]	216
Alcohol [g]	0			Vit. A Eq. Retinol [µg]	36,0
Agua [g]	80,0			Vit. D [µg]	0
				Vit. E Tocoferoles [µg]	1,0

Dátiles: *Phoenix dactylifera* – Familia: Arecaceae

Energía [Kcal]	243	Calcio [mg]	52,9	Vit. B₁ Tiamina [mg]	0,050
Proteína [g]	1,6	Hierro [mg]	1,6	Vit. B₂ Riboflavina [mg]	0,067
Hidratos carbono [g]	54,7	Yodo [µg]	0,84	Eq. niacina [mg]	1,9
Fibra [g]	7,3	Magnesio [mg]	42,0	Vit. B₆ Piridoxina [mg]	0,13
Grasa total [g]	0,38	Zinc [mg]	0,25	Ac. Fólico [µg]	17,6
AGS [g]	0,13	Selenio [µg]	2,5	Vit. B₁₂ Cianocobalamina [µg]	0
AGM [g]	0,13	Sodio [mg]	6,7	Vit. C Ac. ascórbico [mg]	2,5
AGP [g]	0,025	Potasio [mg]	546	Retinol [µg]	0
Colesterol [mg]	0	Fósforo [mg]	47,9	Carotenos [µg]	28,6
Alcohol [g]	0			Vit. A Eq. Retinol [µg]	4,8
Agua [g]	20,1			Vit. D [µg]	0
				Vit. E Tocoferoles [µg]	0,042

Muesly: Alimento que resulta de la combinación de cereales, frutos secos y miel entre otros (mala relación Ca:P)

Energía [Kcal]	395	Calcio [mg]	50,0	Vit. B₁ Tiamina [mg]	0,80
Proteína [g]	9,0	Hierro [mg]	6,6	Vit. B₂ Riboflavina [mg]	0,60
Hidratos carbono [g]	61,0	Yodo [µg]	5,0	Eq. niacina [mg]	6,8
Fibra [g]	8,0	Magnesio [mg]	70,0	Vit. B₆ Piridoxina [mg]	1,7
Grasa total [g]	11,0	Zinc [mg]	1,5	Ac. Fólico [µg]	201
AGS [g]	2,5	Selenio [µg]	17,3	Vit. B₁₂ Cianocobalamina [µg]	0,85
AGM [g]	3,4	Sodio [mg]	200	Vit. C Ac. ascórbico [mg]	51,0
AGP [g]	1,8	Potasio [mg]	400	Retinol [µg]	164

Colesterol [mg]	0	Fósforo [mg]	250	Carotenos [µg]	0
Alcohol [g]	0			Vit. A Eq. Retinol [µg]	164
Agua [g]	11,0			Vit. D [µg]	4,3
				Vit. E Tocoferoles [µg]	2,9

Nuez de Palma: *Elaeis guineensis* – **Familia: Arecaceae** (fuente de Ac. Grasos Saturados, beta carotenos y Ca, con una buena relación Ca:P)

Agua (%)	0	Hierro (mg)	5.6
Calorías	746	Sodio (mg)	-
Proteínas (%)	2.2	Ascórbico Potásico (mg)	-
Grasas (%)	81.9	Carotenos (ug)	50,680.6
Carbohidratos (%)	Times">14.6	Tiamina (mg)	0.35
Fibra (%)	3.8	Acido (mg)	12.5
Cenizas (%)	1.3	Niacina (mg)	1.81
Calcio (mg)	136.1	Riboflavina (mg)	0.17
Fosforo (mg)	61.1		

Pasta (mala relación Ca:P)

Energía [Kcal]	359	Calcio [mg]	24,0	Vit. B_1 Tiamina [mg]	0,090
Proteína [g]	12,8	Hierro [mg]	1,8	Vit. B_2 Riboflavina [mg]	0,060
Hidratos carbono [g]	70,9	Yodo [µg]	10,0	Eq. niacina [mg]	4,4
Fibra [g]	5,0	Magnesio [mg]	48,0	Vit. B_6 Piridoxina [mg]	0,11
Grasa total [g]	1,6	Zinc [mg]	1,2	Ac. Fólico [µg]	18,0
AGS [g]	0,23	Selenio [µg]	62,2	Vit. B_{12} Cianocobalamina [µg]	0
AGM [g]	0,19	Sodio [mg]	7,0	Vit. C Ac. ascórbico [mg]	0
AGP [g]	0,65	Potasio [mg]	236	Retinol [µg]	0
Colesterol [mg]	0	Fósforo [mg]	150	Carotenos [µg]	0
Alcohol [g]	0			Vit. A Eq. Retinol [µg]	0
Agua [g]	9,7			Vit. D [µg]	0
				Vit. E Tocoferoles [µg]	0,13

Pasta al huevo (mala relación Ca:P)

Energía [Kcal]	374	Calcio [mg]	23,0	Vit. B_1 Tiamina [mg]	0,17
Proteína [g]	12,4	Hierro [mg]	3,0	Vit. B_2 Riboflavina [mg]	0,073
Hidratos carbono [g]	69,9	Yodo [µg]	0	Eq. niacina [mg]	3,4
Fibra [g]	3,4	Magnesio [mg]	42,0	Vit. B_6 Piridoxina [mg]	0,060
Grasa total [g]	4,2	Zinc [mg]	1,3	Ac. Fólico [µg]	22,0
AGS [g]	0,90	Selenio [µg]	20,0	Vit. B_{12} Cianocobalamina [µg]	0,20
AGM [g]	1,5	Sodio [mg]	17,0	Vit. C Ac. ascórbico [mg]	0
AGP [g]	0,40	Potasio [mg]	219	Retinol [µg]	63,0
Colesterol [mg]	30,0	Fósforo [mg]	153	Carotenos [µg]	0
Alcohol [g]	0			Vit. A Eq. Retinol [µg]	63,0
Agua [g]	9,3			Vit. D [µg]	0,13
				Vit. E Tocoferoles [µg]	0,21

Pasta de colores/verduras (mala relación Ca:P)

Energía [Kcal]	353	Calcio [mg]	34,0	Vit. B$_1$ Tiamina [mg]	1,0
Proteína [g]	13,1	Hierro [mg]	4,3	Vit. B$_2$ Riboflavina [mg]	0,53
Hidratos carbono [g]	70,6	Yodo [µg]	10,0	Eq. niacina [mg]	10,1
Fibra [g]	4,3	Magnesio [mg]	46,0	Vit. B$_6$ Piridoxina [mg]	0,13
Grasa total [g]	1,0	Zinc [mg]	0,76	Ac. Fólico [µg]	17,0
AGS [g]	0,15	Selenio [µg]	62,2	Vit. B$_{12}$ Cianocobalamina [µg]	0
AGM [g]	0,12	Sodio [mg]	43,0	Vit. C Ac. ascórbico [mg]	0
AGP [g]	0,43	Potasio [mg]	285	Retinol [µg]	0
Colesterol [mg]	0	Fósforo [mg]	116	Carotenos [µg]	0
Alcohol [g]	0			Vit. A Eq. Retinol [µg]	8,0
Agua [g]	10,9			Vit. D [µg]	0
				Vit. E Tocoferoles [µg]	0,10

En el abordaje de las necesidades especie-específica se facilita además, la composición nutricional (hasta donde se sabe) de los alimentos que consumen de manera natural. Encontraremos información sobre algunos frutos, semillas, insectos, corteza e incluso arcillas consumidas que deberemos tener en cuenta para plantear las dietas de cada especie.

Flores

Es interesante el uso de las flores como un ingrediente más de la dieta de nuestros loros, independientemente de su contenido o no de néctar y polen. Además de proporcionar hidratos, proteínas, etc… son fuente interesante de algunas vitaminas y suponen sin duda una muy buena fuente de enriquecimiento ambiental. Entre las citadas como seguras para los loros se encuentran:

• *Hibiscus* spp.; Familia: Malvaceae;
• *Callistemon* spp.; Familia: Myrtaceae;
• *Bougainvillea* spp.; Familia: Nyctaginaceae;
• *Taraxacum officinale*: Familia: Asrteraceae;
• todas las de la Familia Bignoniaceae;
• todas las de la Familia Rosaceae;
• *Viola* sp.; Familia Violaceae;
• *Impatiens* sp.; Familia Balsaminaceae;
• *Passiflora* sp.; Familia Passifloraceae;
• *Agave* sp.; Familia Agavaceae;
• *Eucalyptus* spp.; Familia Myrtaceae;
• etc…

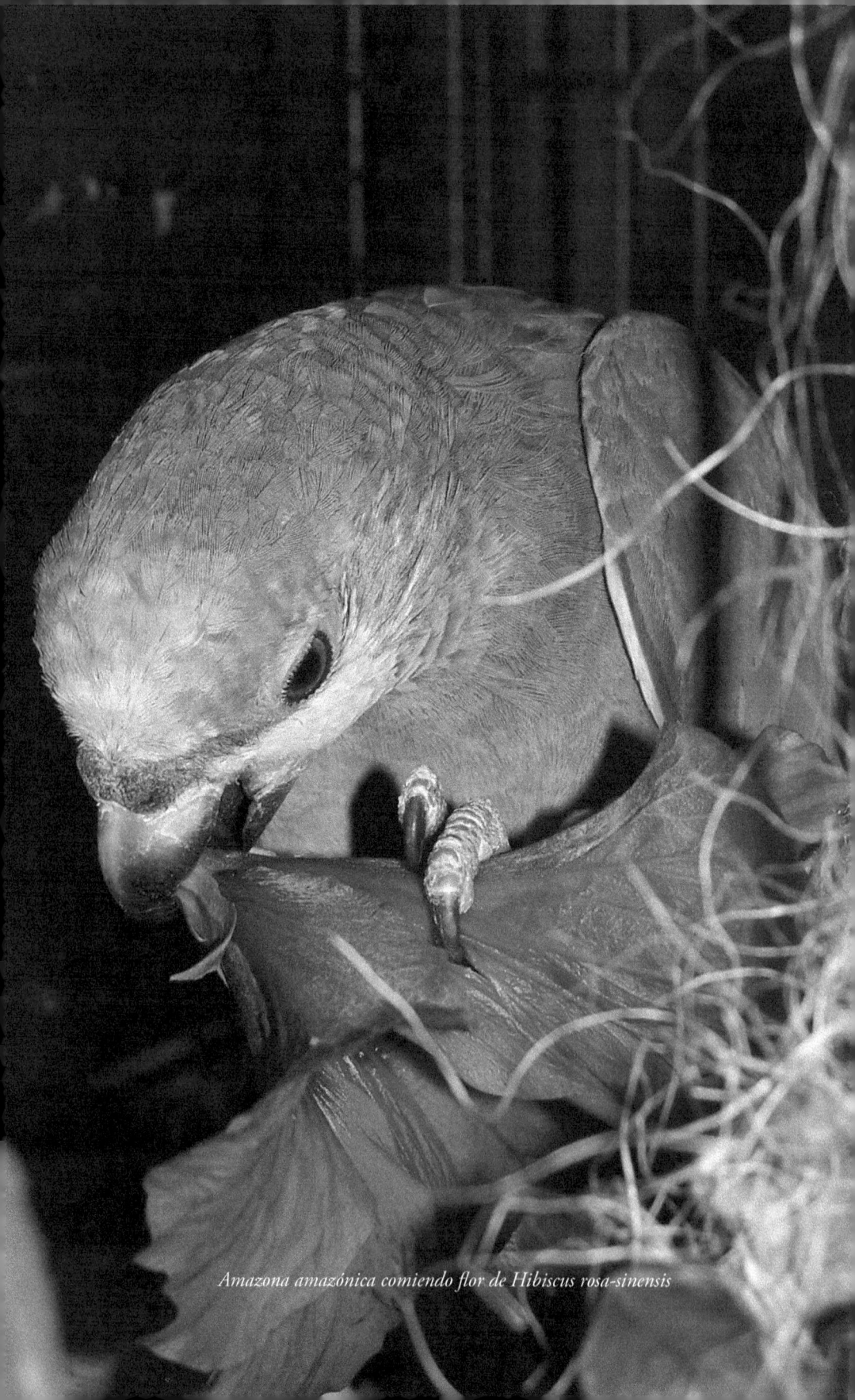
Amazona amazónica comiendo flor de Hibiscus rosa-sinensis

DIETAS ESPECIE-ESPECÍFICAS (ADULTOS)

INTRODUCCION A LAS DIETAS

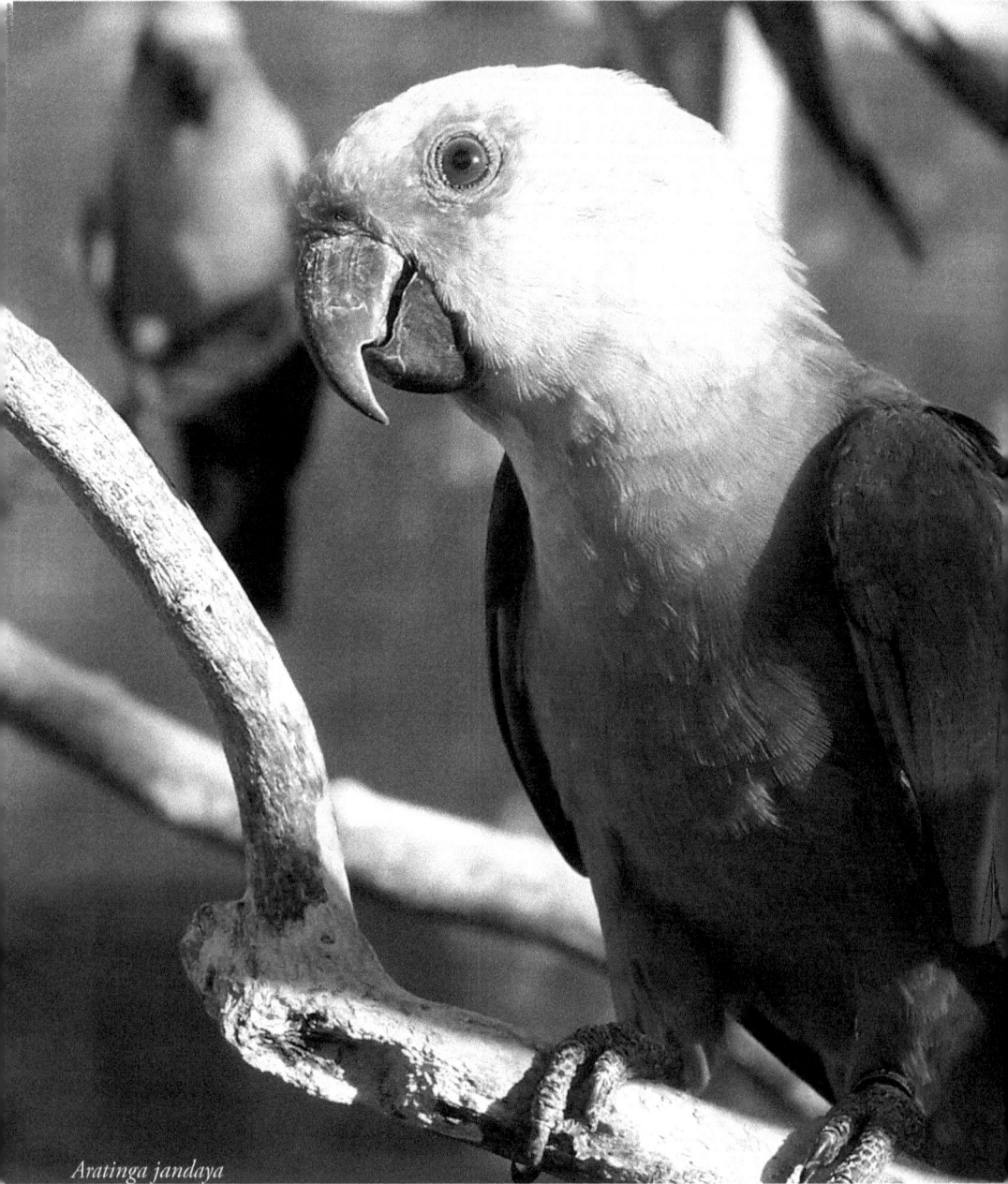

Aratinga jandaya

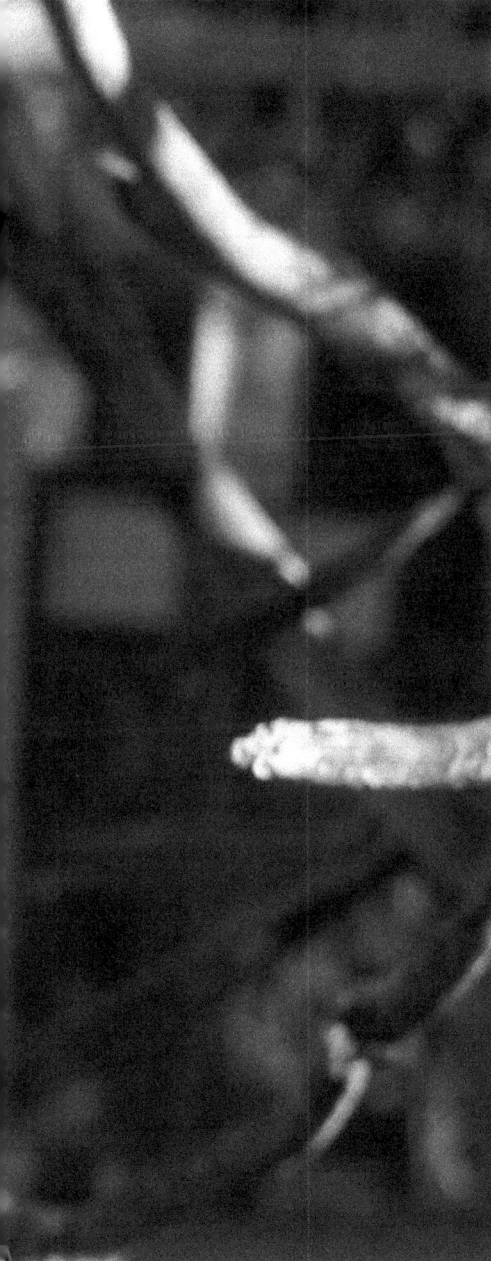

Permítanme antes de meternos de lleno en el estudio y posterior propuesta de elaboración de cada una de las dietas, hacer un breve inciso acerca de las mezclas o mixturas de semillas a emplear.

Existen en el mercado muchas y muy buenas mezclas ya elaboradas que se ajustan a la perfección a muchos de los grandes grupos de psitácidas. No obstante y puesto que no en todos los rincones del planeta existe la opción de adquirir una ya elaborada (deseo que sea solo cuestión de tiempo). Me he permitido la licencia de sugerir la composición para estas mezclas, aunque será siempre de una manera aproximada, nunca absoluta, partiendo de la base que no soy nutricionista al uso y que su uso no ha de ser nunca exclusivo para la elaboración de las dietas especie-específica.

A rasgos generales hemos de vigilar que las semillas que adquirimos sean de buena calidad: limpias, sin polvo, brillantes… y lo más frescas posibles.

De las diferentes semillas a usar, hemos de conocer que los principales tipos son:

- **semillas Cerealistas** (o harinosas) cuyo contenido es alto en hidratos de carbono, bajas en grasas (2-5%) y moderadas en proteínas (8-15%). Pertenecen a este grupo semillas como las del arroz, cebada, trigo, maíz, avena, alpiste, mijo, etc;
- **semillas Oleaginosas** con alto contenido tanto en grasas (30-50%) como en proteínas (20-30%). La más fácilmente identificable como oleaginosa es la de girasol, pero otras muy comunes como el lino, cáñamo, colza o cártamo son también semillas de este tipo.
- **semillas de Leguminosas** con alto contenido protéico (25-35%). Algunas de

ellas, con bajo contenido en grasas (1-3%) como lentejas, guisantes y judías, pero otras con un alto contenido en las mismas (20-50%) como cacahuetes y soja.

Por tanto, y a simple vista, podemos intuir si la mezcla que nos ofrecen es más o menos adecuada para la especie que queremos alimentar con ella, en función del tipo de semillas que predomine en ella.

A continuación podrán encontrar sendas tablas en las que se recoge una propuesta de mezcla de semillas a usar en unas determinadas proporciones con el objetivo final de conseguir valores de grasa y proteínas finales de la mezcla en los rangos recogidos para cada una de ellas.

MEZCLAS ESPECÍFICAS CANARIOS	
alpiste	58%
nabina	10%
negrillo	6%
linaza	7%
avena pelada	7%
cáñamo	4%
perilla blanca	4%
cardo	4%
porcentajes nutrientes aproximados: proteína 15-16%; grasa 15-20%	

MEZCLAS ESPECÍFICAS PERIQUITOS	
alpiste	40%
mijo amarillo	19%
mijo blanco	13%
mijo japonés	10%
panizo amarillo	6%
avena pelada	5%
mijo rojo	4%
linaza	3%
porcentajes nutrientes aproximados: proteína 10-13%; grasa 4-6%	

MEZCLAS ESPECÍFICAS NEOPHEMAS	
alpiste	32%
mijo blanco	15%
mijo amarillo	11%
mijo japonés	9%
avena pelada	8%
negrillo	6%
panizo amarillo	6%
trigo sarraceno	3%
cáñamo	2%
linaza	2%
cártamo	2%

gramíneas	2%
cardo	2%
porcentajes nutrientes aproximados: proteína 12%; grasa 7%	

MEZCLAS ESPECÍFICAS CAROLINAS	
mijo amarillo	32%
alpiste	13%
mijo rojo	10%
avena pelada	10%
girasol rayado	6%
cártamo	5%
trigo	5%
mijo blanco	4%
cáñamo	4%
linaza	3%
girasol blanco	3%
arroz	3%
mijo japonés	2%
porcentajes nutrientes aproximados: proteína 13%; grasa 7-10%	

MEZCLAS ESPECÍFICAS AGAPORNIS	
mijo amarillo	40%
alpiste	18%
mijo blanco	10%
avena pelada	9%
mijo japonés	5%
cártamo	4%
trigo sarraceno	4%
arroz	3%
avena	3%
cáñamo	2%
linaza	2%
porcentajes nutrientes aproximados: proteína 12-14%; grasa 8-10%	

MEZCLAS ESPECÍFICAS CACATÚAS GALAH	
mijo amarillo	20%
alpiste	19%
avena	16%
arroz	14%
trigo	13%
alforfón	5%
girasol blanco	4%
cañamón	3%

sorgo	3%
alazor	3%
porcentajes nutrientes aproximados: proteína 10-13%; grasa 4-5%	

MEZCLAS ESPECÍFICAS AMAZONA	
avena	16%
trigo	14%
maíz	9%
trigo sarraceno	8%
arroz	7%
girasol blanco	7%
sorgo	5%
dari	4%
cedro	4%
cáñamo	4%
calabaza	3%
mijo blanco	3%
cártamo	3%
girasol rayado	3%
cacahuete	2%
alpiste	2%
mijo amarillo	2%
escaramujo	2%
guindilla	2%
porcentajes nutrientes aproximados: proteína 11-13%; grasa 7-10%	

MEZCLAS ESPECÍFICAS LOROS GRISES	
girasol rayado	14%
girasol blanco	14%
cártamo	12%
avena	8%
maíz	7%
arroz	7%
trigo	5%
trigo sarraceno	4%
cebada	4%
cacahuete	4%
calabaza	3%
dari	3%
algarrobo	3%
alpiste	2%
cáñamo	2%
mijo blanco	2%

sorgo	2%
escaramujo	2%
guindilla	2%
porcentajes nutrientes aproximados: proteína 14-15%; grasa 15-16%	

MEZCLAS ESPECÍFICAS ARAS	
girasol rayado	14%
girasol blanco	14%
trigo sarraceno	12%
avena	10%
cártamo	9%
maíz	9%
trigo	6%
calabaza	5%
cacahuete	5%
cedro jumbo	5%
girasol negro	4%
escaramujo	4%
guindilla	3%
porcentajes nutrientes aproximados: proteína 12-14%; grasa 20-22%	

MEZCLAS ESPECÍFICAS SILVESTRES (PINZONES)	
alpiste	57%
nabina	12%
panizo amarillo	7%
mijo rojo	7%
linaza	6%
cardo	6%
mijo amarillo	3%
panizo rojo	2%
porcentajes nutrientes aproximados: proteína 14%; grasa 10%	

ORDEN PSITTACIFORMES

A bordaremos las necesidades de cada uno de los grupos de Psittaciformes haciendo un recorrido previo tanto de sus antecedentes (clínicos, anatómicos, fisiológicos, etc...) como de su etología alimentaria (en base a los pocos estudios de campo existentes) y utilizaremos para su organización, la clasificación propuesta por Rowley y Collar en "*Handbook of the birds of the world*".

Orden Psittaciformes
    Familia Cacatuidae
        Subfamilia Calyptorhynchinae (cacatúas negras)
        Subfamilia Cacatuinae (cacatúas "blancas")
        Subfamilia Nymphicinae (carolinas)
    Familia Psittacidae
        Subfamilia Loriinae (loris y loriquitos)
        Subfamilia Psittacinae
            Tribu Psittirichadini: loro de Pesquet
            Tribu Nestorini: kea y kaka
            Tribu Strigopini: kakapo
            Tribu Micropsittini: Loritos pigmeos
            Tribu Cyclopsittacini: Loritos de la higuera
            Tribu Platycercini: Loritos platycercinos
            Tribu Psittaculini: Loritos psittaculinos
            Tribu Psittacini: Loros afrotropicales
            Tribu Arini: Loros neotropicales

No obstante, podría haber utilizado, seguramente con mayor rigor taxonómico, la clasificación propuesta por Forshaw en "*Parrots of the World: An Identification Guide*", Princeton University Press, 2006. En la que se recogen diferencias sobre todo en el reconocimiento y ubicación de las diferentes tribus, algunas de ellas elevadas a la categoria de familias o subfamilias. El autor parte de una clasificación ya radicalmente distinta tal y como recoge la siguiente relación (1989):

Orden Psittaciformes:
    Familia Cacatuidae
        Subfamilia Cacatuinae
            Tribu Proboscigerini
            Tribu Calyptorhynchini
            Tribu Cacatuini
        Subfamilia Nymphicinae
    Familia Psittacidae
        Subfamilia Loriinae
        Subfamilia Strigopinae

Tribu Strigopini
Tribu Nestorini
Subfamilia Psittrichadinae
Subfamilia Micropsittinae
Subfamilia Psittacinae
    Tribu Cyclopsittacini
    Tribu Psittaculini
    Tribu Polytelini
    Tribu Platycercini
    Tribu Psittacini
    Tribu Arini

Para terminar considerando a la Subfamilia Strigopinae (Tribus Strigopini y Nestorini) como una Familia propia (Nestoridae). Los numerosos avances tecnológicos aplicados a la filogenética y por tanto a la taxonomía, auguran con mucha probabilidad aún nuevos cambios en la misma. Puesto que la presente obra no pretende hacer un análisis riguroso de la clasificación científica de las psittaciformes, he optado por mi propia comodidad por la de Rowley y Collar.

Familia Cacatuidae
Subfamilia Calyptorhynchinae
(Cacatúas negras)

PROBOSCIGER ATERRIMUS

La cacatúa palmera presenta algunas adaptaciones que la diferencian del resto de cacatúas:

- su pico, muy grande y resistente, robusto (comparable con el del guacamayo jacinto *Anodorrhynchus hyacintinus*) nos da una idea del tipo de alimentos para los que está diseñado: frutos y/o semillas con cubiertas muy duras sin cuyo pico no serían capaces de abrir para obtener la porción comestible de su interior. En la zona interior del maxilar (superior), dos áreas se proyectan en la ranfoteca formando tres niveles de escalones. Los dos escalones superiores permiten a esta especie romper la cubierta de las semillas de diferentes tamaños mientras que el nivel más inferior, permite rasgar, desgarrar el fruto. Esta estructura de su pico hace que no pueda ser cerrado en su totalidad;
- el parche de piel desnuda en sus mejillas, del mismo modo que ocurre con los guacamayos o los loros grises (*Psittacus erithacus*) puede estar relacionado con unas altas necesidades energéticas en un medio muy oxidativo, y del mismo modo que ocurre con sus muslos desprovistos de plumas, pueden ser el resultado de una adaptación para regular la temperatura en un medio muy expuesto.

Los estudios de su comportamiento alimentario en liberad, concluyen todos en una dieta casi especialista en base a muy pocas especies vegetales de las que consume las semillas (el núcleo interior) y descartan su pulpa, de:

- *Pandanus* sp. (Fam. Pandanaceae), *Parinari nonda* (Fam. Chrysobalanaceae), *Terminalia catappa* y *T. impediens* (Fam. Combretaceae), *Canarium australianum* (Fam. Burseraceae) y *Castanospemum australe* (Fam. Fabaceae).

Además han sido observados alimentándose también de semillas de: *Grevillea glauca* (Fam. Proteaceae) y *Persoonia falcata* (Fam. Proteaceae), así como de semillas de algunas especies de *Eucalyptus* spp. (Fam. Myrtaceae).

Es frecuente verlos escarbando en el suelo y descortezando algunos árboles. Esto puede sugerir, aunque no hay evidencia por el momento, tal y como ocurre con otras especies de cacatúas, que puedan buscar además determinados insectos para formar parte de su dieta en algunos momentos del año (en cautividad se ha podido observar comportamientos aislados en parejas de cría, cazando ratones).

Además hay consumo de pequeñas piedras y posiblemente arcillas en Nueva Guinea, que pueden

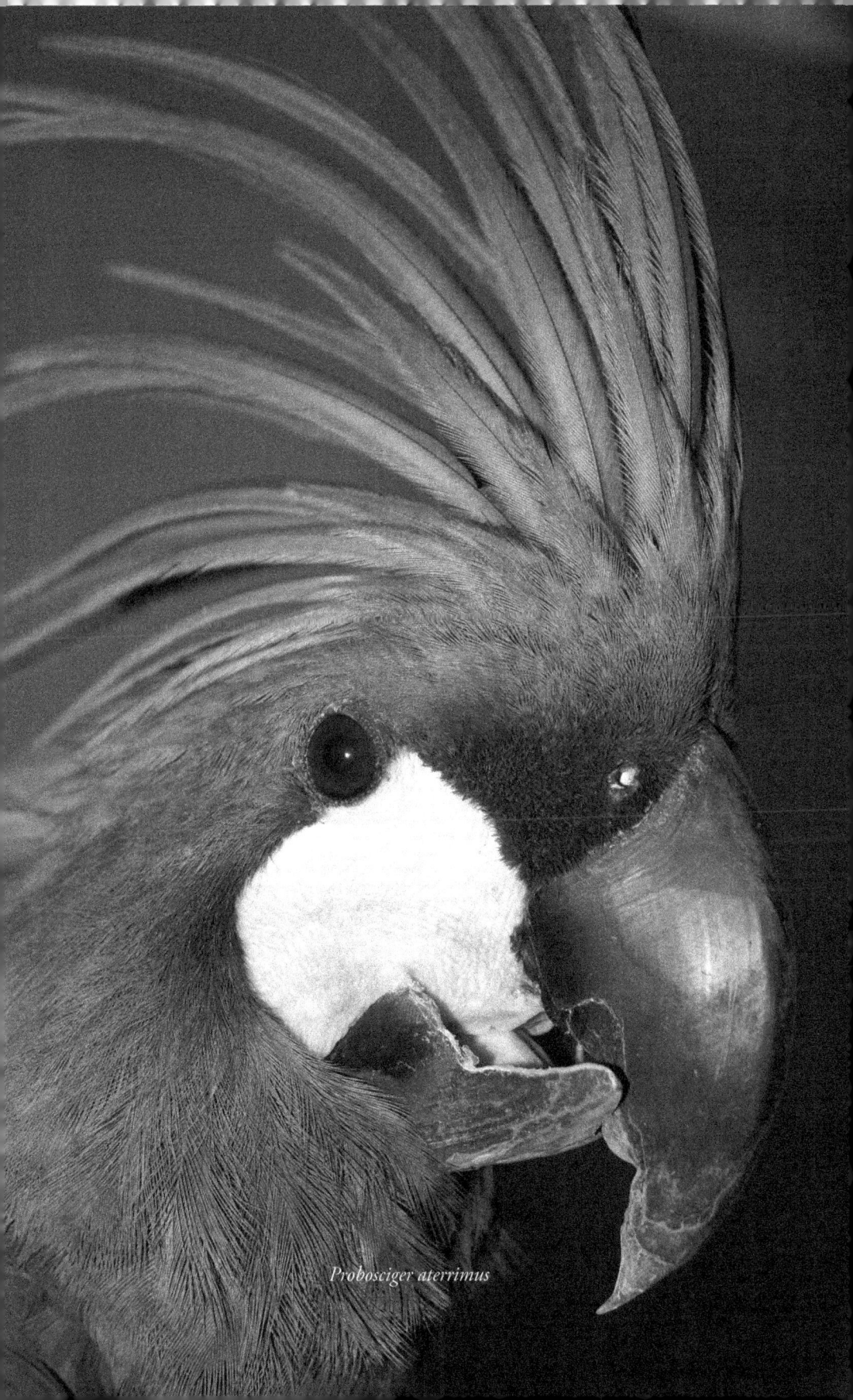

Probosciger aterrimus

actuar además de ayuda en la molienda de las semillas, como detoxificador.

No he encontrado demasiada información nutricional sobre los alimentos consumidos en libertad, pero las semillas de algunas especies de Protaceaeas resultan tener un elevado contenido energético (21,05 KJ/gr, en concreto para *Persoonia longifolia*)

En cautividad muestran preferencia por semillas oleaginosas, todos los frutos secos (capaces de abrir incluso las durísimas nueces de macadamia…) y frutos como la ciruela roja, en la que, en realidad, buscan con mucho interés su semilla.

Recomendaciones para elaborar dietas en cautividad:

- fruta y verdura;
- *Eucalyptus*;
- pienso;
- leguminosas;
- mezcla de semillas;
- frutos Secos.

ración de alimento seco: 10% peso corporal	ración de alimento blando: 7% peso corporal
-mezcla semillas "Guacamayos" -pienso alta energía -frutos de *Eucalyptus*, eventualmente -frutos secos: *Pandanus*, macadamias… -leguminosas: semanalmente	-granada, ciruela, coco fresco, apio…

CALYPTORHYNCHUS BANKSII

Las cacatúas negras (de cola roja) tienen un pico del tipo "caliptorhynchido" (salvo algunas de sus subespecies, con modificaciones). Este tipo de pico se caracteriza porque permite en mayor medida los movimientos medio-laterales (hacia ambos lados), a diferencia de los picos del tipo "psitácido". Estos movimientos están favorecidos gracias a la morfología del propio pico y al conjunto de unión cuadrado-mandibular, que además previene, evita la protracción mandibular. Respecto a la morfología del pico podemos destacar su aspecto más compacto, la porción maxilar no sobresale en exceso de la porción mandibular, y no hay escalón aparente en la parte medial interna del maxilar. Además, el interior maxilar, en la ranfoteca, no presenta estriaciones, está pulido, liso.

Este tipo de pico permite enfrentar el extremo del pico (maxilar superior) con el borde mandibular (inferior) de manera que su uso es a "modo de pinza" (a diferencia del pico tipo psitácido que es utilizado "a modo de tenaza", para partir…)

Este tipo de pico requiere obligatoriamente la ayuda de la pata durante la alimentación.

La capacidad para pelar las semillas de las que se alimentan, va a diferir en algunas subespecies, tales como:

- *C. banksii graptogyne*: cuyo paladar córneo y cara interior del maxilar está completamente desestructurada, tragan las pequeñas semillas de *Eucalyptus baxteri* (Fam. Myrtaceae) sin pelarlas;
- *C. b. banksii* y *C. b. naso*: cuyos paladares córneos tienen barras transversales, escalones de tamaño variable que les permite pelar las semillas de *Eucalyptus (Corymbia)* spp. y *E. marginata* (Fam. Myrtaceae) respectivamente (aunque el mecanismo exacto de pelado de estas semillas se desconoce actualmente…).

El pico de tipo calyptorhynchido, está relacionado con el consumo de semillas encapsuladas en material fibroso de paredes más o menos gruesas y de frutos multisemillas (mazorcas, racimos, cápsulas, piñas…). Estos picos además, les permiten extraer insectos y/o sus larvas de cortezas con fibras longitudinales fácilmente extraíbles gracias al "modo pinza", más que a un "modo tenaza". Los estudios de campo sobre las diferentes subespecies de *C. banksii* las describen también como especialistas tróficos, basando su alimentación en muy pocas especies vegetales:

- *C. b. naso*: principalmente de semillas de *Corymbia (Eucalyptus) calophilla* (aproximadamente el 90% de su dieta) y varias especies de *Eucalyptus* spp., principalmente *E. marginata*. Además incluyen en su dieta semillas de *Allocassuarina fraseriana* (Fam. Casuarinaceae);
- el contenido energético de sus semillas son: *C. calophilla*: 22,9 KJ/gr; *E. marginata*: 21,7 KJ/gr; *A. fraseriana*: 21,7 KJ/ gr);
- *C. b. samueli*: principalmente de semillas de *Emex australis* (17,6 KJ/ gr) (Polygonaceae), *Erodium* spp. (Geraniaceae) y larvas de insectos;
- *C. b. graptogyne*: cuya alimentación se basa principalmente en semillas de *Allocasuarina luehmannii* (Casuarinaceae) y *E. baxteri* (Myrtaceae);
- *C. b. banksii*: parece tener una dieta un poco más diversa, alimentándose de diferentes especies tales como *Terminalia*, *Pandanus* y *Eucalyptus*.

Algunos estudios antiguos (Joseph, 1982) atribuibles a la subespecie nominal reflejan una predilección en el 72% de las observaciones de alimentación sobre frutos verdes (de los que extraen sus semillas) de *Eucalyptus baxteri*, especie que consumen durante todo el año. Y un 28% de observaciones alimentándose sobre las semillas de *Allocasuarina luehmannii* (especialmente durante el periodo veraniego, en enero y febrero). Aunque también hay reportes de alimentación sobre semillas de *Banksia* (22 KJ/ gr), *Hakea* (21,1 K/gr), etc… y ocasionalmente ingieren larvas de escarabajos (Coleopterae).

En estudios posteriores, en los que han observado comportamientos diferentes, como el elaborado por Saunders, 1991, en los que observaron un consumo casi exclusivo de semillas de *Emex australis* (92% de las observaciones, frente a tan solo un 3,8% sobre especies nativas) y otras especies anuales de la Familia Polygonaceae; esto se ha relacionado con el bajo éxito reproductivo obtenido en estas zonas de estudio, posiblemente porque *E. australis* no sea un alimento suficientemente apto para garantizar el correcto crecimiento de los pichones. Esto refleja la capacidad que tienen para adaptarse a la desaparición de bosques con especies nativas de las que se alimentaban y su remplazamiento por campos de cultivos, pero el potencial riesgo que ello supone para la supervivencia de la especie.

Datos sobre las tasas metabólicas en campo difieren desde los 534 KJ/día de las subespecies del interior, a los 934 KJ/día para las forestales.

Recomendaciones para elaborar dietas en cautividad:

- insectos;
- leguminosas;
- frutas y verduras;
- pienso;
- mezcla de semillas;
- frutos *Eucalyptus* y coníferas.

ración de alimento seco: 10% peso corporal	ración de alimento blando: 7% peso corporal
-mezcla de semillas "Amazonas" -pienso St Rep -frutos de *Eucalyptus* -frutos coníferas: piñones -insectos: pasta de, y/o con huevo -leguminosas	-macedonia, frutas no jugosas

CALYPTORHYNCHUS LATHAMI

Las cacatúas lustrosas (de cola roja), poseen un pico del tipo calyptorhynchido, cuyo paladar córneo y los extremos de las porciones mandibular y maxilar están modificados y altamente especializados para extraer las cubiertas de las semillas de *Allocasuarina* spp. antes de ingerirlas. Además del diseño anatómico parece haber un componente aprendido importante, lo que podría explicar por qué muchos de los jóvenes inmaduros siguen siendo alimentados por los adultos hasta pasados los dos años de edad.

Los estudios de campo revelan una alta especialización trófica, alimentándose casi exclusivamente de semillas de diversas especies de *Allocasuarina* y *Casuarina* spp. (Fam. Casuarinaceae) tal y como confirma la anatomía de sus picos. Y a menudo y en función de la zona geográfica lo harán tan solo de una o muy pocas especies de ellas.

La especie más frecuentemente consumida es *Allocasuarina verticillata* cuyo análisis nutricional, de sus semillas una vez "peladas" es de:

- 43,5-44,1% proteínas (obsérvese el alto contenido proteínico);
- 37,4-38,0% lípidos;
- 18% fibra, cenizas e hidratos de carbono (éstos últimos en porcentaje menor al 2%).

El análisis de buches en pichones para esta especie confirma el consumo principal de semillas de *Allocasuarina verticillata*, pero además pequeños fragmentos de corteza que podrían tener una función mecánica (similar al grit), sin embargo no se ha encontrado resto de insectos en ellos.

En otros estudios en los que si se ha reportado consumo evidente de insectos, las cacatúas consumían oras especies de *Allocasuarina* que contenían menor proporción de proteínas en sus semillas y por tanto dejan de manifiesto los altos requerimientos de proteína en su dieta.

C. l. lathami, por ejemplo, ha sido observada alimentándose de semillas de *A. littoralis*, cuyo contenido proteico es menor, en torno al 27%.

Para *C. l. halmaturinus*, parece haber diferencias en consumo de diferentes especies de *Allocasuarina* en función de su distribución geográfica (*A. tortulosa*, *A. littoralis* y *A. verticillata*) aunque la fuente principal sigue siendo *A. verticillata*. Aunque los conos suelen estar infestados con diversas larvas de insectos y es muy posible que puedan ingerirlos accidentalmente no parecen seleccionarlos como fuente de alimento (como ocurre con otras especies de *Calyptorhynchus*).

Se ha demostrado que los machos son más eficaces comiendo (mayor cantidad en menor tiempo). Siendo ligeramente mayores que las hembras y su pico también ligeramente mayor en tamaño, pueden necesitar un mayor consumo por varios motivos:

- mayor tamaño corporal;
- mayor actividad;
- cebado de las hembras.

También existen diferencias de consumo reportadas estacionalmente:

Estación no reproductora	Estación reproductora	
6,4 h/día invertidas en forrajeo	2,8 h/día hembra	6,1 h/día macho
41 gr de semillas ingeridas/día	29 gr semillas/día	
626 KJ/ día	438 KJ/día	
9,1 gr de proteínas/día	6,4 gr proteínas/día	

Esto puede ser explicado por su baja tasa reproductora (1 huevo/puesta) y porque prime más la calidad de alimentación que la cantidad durante la reproducción, pero es cuanto menos discutible (si no es incluso lo contrario, es decir, que tengan una baja tasa de reproducción puesto que durante la estación reproductora sean incapaces de abastecerse de los requerimientos necesarios para ello…).

Recomendaciones para elaborar dietas en cautividad:

- insectos;
- leguminosas;
- frutas y verduras;
- pienso;
- mezcla de semillas;
- frutos *Eucalyptus* y coníferas.

ración de alimento seco: 10% peso corporal	ración de alimento blando: 7% peso corporal
-mezcla de semillas "Amazonas" -pienso estándar de reproducción -frutos de *Eucalyptus* -frutos coníferas: piñones -insectos: pasta de, y/o con huevo	-macedonia, frutas no jugosas

CALYPTORHYNCHUS FUNEREUS

La cacatúa fúnebre (de cola amarilla), posee un pico de tipo calyptorhynchido y los estudios de campo apuntan a que posiblemente sea la especie con mayor consumo de invertebrados del grupo, especialmente en época reproductora.

Cameron 2007, describe como construyen incluso una especie de "plataformas de posado", utilizando su pico para rasgar la corteza hasta conseguirlo, con el objetivo de capturar larvas de insectos que se esconden bajo la misma. Explotan para ello principalmente ejemplares jóvenes de *Eucalyptus* spp. y *Acacia* spp. de los que rasgan su corteza para obtener numerosas larvas de dípteros.

Además de insectos, hay consumo de semillas, en concreto de plantaciones de *Pinus radiata* (contenido energético de la semilla de 25,4 KJ/gramo), que parece predominar en la dieta de la subespecie *C. f. xanthonotus*, sobre las otras dos, cuya porción de insectos parece ser mayor (*C. f. funereus* y *C. f. whiteae*)

Hay reportado para esta especie además, el consumo de semillas de Protaceae, semillas de plantas herbáceas y néctar/ flores.

Recomendaciones para elaborar dietas en cautividad:

* flores;
* frutas y verduras;
* leguminosas;
* insectos;
* pienso;
* semillas coníferas;
* mezcla de semillas.

ración de alimento seco: 10% peso corporal	ración de alimento blando: 7% peso corporal
-mezcla de semillas "Amazonas"	-macedonia, frutas no jugosas
-pienso estándar de reproducción	-flores y/o néctar
-frutos coníferas: piñones	
-insectos: pasta de, y/o con huevo	
-leguminosas	

CALYPTORHYNCHUS LATIROSTRIS

La cacatúa de cola blanca de pico corto, con pico del tipo calyptorhynchido se alimenta fundamentalmente de especies nativas durante la estación reproductora, principalmente semillas de *Banksia* sp., *Dryandra* sp., *Grevillea* sp. y *Hakea* sp. entre otras (todas ellas de la Fam. Proteaceae, con valores energéticos similares a los ya citados), a las que además han incorporado localmente las de *Erodium* spp. (introducida, pero que es especialmente abundante en algunas zonas). Comparaciones entre las tasas reproductivas de unas y otras zonas concluyen una vez más que cuanto menor es la disponibilidad de las especies nativas, menor es la tasa reproductora, por lo que el consumo de *Erodium* spp., a pesar de ser predominante y clave en algunas zonas (llega a suponer hasta el 50% de las observaciones de alimentación en época reproductiva) supone una fuente inadecuada de alimento para la especie.

Fuera de la estación reproductora, las semillas de *Pinus* sp. y *Eucalyptus* sp. *(Corymbia calophilla)* son las mayores y más importantes fuentes de alimento.

En los estudios de campo, en los análisis de contenidos de buches de ejemplares capturados, la presencia de insectos ha sido constatada tanto en época reproductora como no reproductora. Estos insectos, principalmente larvas de polillas (*Arthrophora*) y de picudos (*Alphitopis nívea*) son tomados de las flores de *Callistemon viminalis* y posiblemente del resto de especies consumidas por sus semillas, de las que además toman el néctar contenido.

De hecho, Scott y Black, 1981, demostraron la selección activa de infrutescencias de *B. attenuata* infectadas por *Alphitopis nívea*, sobre las no infectadas.

Recomendaciones para elaborar dietas en cautividad:

- flores;
- frutas y verduras;
- insectos;
- leguminosas;
- pienso;
- semillas coníferas y frutos de *Eucalyptus*;
- mezcla de semillas.

ración de alimento seco: 10% peso corporal	ración de alimento blando: 7% peso corporal
-mezcla de semillas "Amazonas"	-macedonia, frutas no jugosas
-pienso estándar de reproducción	-flores y/o néctar
-frutos coníferas: piñones	
-frutos de *Eucalyptus*	
-insectos: pasta de, y/o con huevo	
-leguminosas	

CALYPTORHYNCHUS BAUDINII

La cacatúa de cola blanca de pico largo, posee también un pico de tipo calyptotrhinchido, que va a usar en la naturaleza para alimentarse prioritariamente sobre las semillas de *Corymbia (Eucalyptus) calophilla* (Fam. Myrtaceae), aunque no parece alimentarse de otras especies similares (*Eucalyptus* spp.).

Además, y localmente suponiendo un porcentaje bastante mayoritario, lo hacen de semillas de *Pinus pinaster* y otros *Pinus* spp., además de brotes de sus hojas. frutos de especies nativas como *Hakea*, *Dryandra* y *Banksia* spp. (Fam. Proteaceae) son también consumidos en busca de sus semillas. También ha sido reportado el consumo de pupas de avispas en agallas de *Banksia attenuata*, de la que además consume el néctar de sus flores.

Recomendaciones para elaborar dietas en cautividad:

* flores;
* frutas y verduras;
* insectos;
* leguminosas;
* pienso;
* mezcla de semillas;
* semillas coníferas y frutos de *Eucalyptus*.

ración de alimento seco: 10% peso corporal	ración de alimento blando: 7% peso corporal
-mezcla de semillas "Amazonas"	-macedonia frutas no jugosas
-pienso estándar de mantenimiento	-flores y/o néctar
-frutos coníferas: piñones	
-frutos de *Eucalyptus*	
-insectos: pasta de, y/o con huevo	
-leguminosas	

FAMILIA CACATUIDAE

SUBFAMILIA CACATUINAE

(CACATÚAS BLANCAS)

CALLOCEPHALON FIMBRIATUM

De la cacatúa gang-gang, además de su pico del tipo calyptorhynchido que nos da algunas pistas de su especialización alimentaria, poco se sabe sobre su comportamiento alimentario en la naturaleza, salvo que puede explotar tanto semillas, como frutos y bayas de variedad de especies nativas (sin información al respecto) y que también consumen larvas de insectos. Sí que hay reportes, por ejemplo del consumo en zonas residenciales de bayas de *Crataegus* spp. (Fam. Rosaceae).

Algunos autores (Cameron, 2007) atribuyen como parte de su alimentación semillas de *Eucalyptus* sp., semillas de *Acacia* sp., algunos invertebrados y frutos y nueces de cultivos.

Pero podemos asumir como punto de partida que sus necesidades nutricionales podrían estar entre las propias de las subfamilias Calyptorhynchinae y Cacatuinae.

Recomendaciones para elaborar dietas en cautividad:

- insectos;
- macedonia;
- leguminosas/*Eucalyptus*;
- pienso;
- mezcla de semillas.

ración de alimento seco: 10% peso corporal	ración de alimento blando: 9% peso corporal
-mezcla de semillas "Amazonas" -pienso estándar de mantenimiento -frutos coníferas: piñones -frutos de *Eucalyptus* -insectos: pasta de, y/o con huevo -leguminosas	-macedonia generalista que contenga bayas de rosáceas

EOLOPHUS ROSEICAPILLUS

De la cacatúa galah o rosada podemos destacar su pico del tipo psitácido, con presencia de escalón transversal inframaxilar y su superficie rayada en la ranfoteca, que orienta y coincide con su comportamiento alimentario en la naturaleza, basado principalmente en semillas peladas, descascarilladas. Con un tamaño bastante recogido, fundamentalmente granívoro.

Son numerosos los casos clínicos reportados en cautividad relacionados con dietas incorrectas, principalmente por abuso de las grasas en las mismas, con aparición de problemas relacionados con la obesidad, aparición de lipomas, etc… Si ya es frecuente en casi el resto de las denominadas cacatúas "Blancas", lo es más especialmente para esta especie, en la que deberemos vigilar bien y ajustar correctamente su dieta.

Los estudios de campo arrojan datos muy interesantes que van más allá de la aceptación tradicional que supone a las galahs como una especie casi puramente granívora, cerealista.

Los trabajos que han analizado la composición de su dieta en hábitats alterados, como los llevados a cabo en el denominado *"Cinturón de Trigo"* del continente Australiano, corroboran la aceptación y adaptación de su dieta, a condiciones antropizadas, de manera que su dieta está fuertemente condicionada:

• alrededor del 75% de su dieta estará compuesta por el aprovechamiento de cultivos cerealistas, principalmente de: *Tritricum aestivium* (trigo), *Avena sativa* (avena), *Hordeum vulgare* (cebada).

Esto es así durante todo el año, excepto en los meses desde septiembre a diciembre, en los que éstos se reducen en importancia (por su menor disponibilidad) y se aumenta el consumo de especies silvestres (nativas e invasoras). Durante estos meses, la especie que monopoliza su dieta es *Erodium* sp., que llega a suponer hasta el 60-70% de su dieta entre septiembre y octubre.

Los pichones son alimentados en esta época principalmente a base de *Erodium* sp., pero también de varias especies de Asteráceas y Trigo.

El consumo de semillas de plantas herbáceas y pequeños matorrales es casi simbólico y suponen fuentes de alimentación esporádicas.

Larvas de insectos y hojas verdes, supondrán un porcentaje del 5 y del 10% respectivamente desde mayo a noviembre (estación reproductora), lo que supone intenta garantizar las necesidades tanto de proteínas como de micronutrientes (vitaminas, minerales, etc…) durante la crianza de los pichones, pero el consumo de insectos llega a suponer hasta el 13% de su alimentación en octubre, cuando la demanda para los pichones aumenta.

Sin embargo, en sus zonas de distribución históricas, menos alteradas, como en *"Mulga Zone"* encontramos una composición de su dieta mucho más adecuada, ajustada a lo que naturalmente han sido concebidas. La dieta de las cacatúas galahs en estas zonas está compuesta principalmente por:

• 40% de su volumen: semillas de plantas herbáceas: con un peso importante de Poaceae, Chenopodiaceae y Polygonaceae en este volumen;
• 40% de su volumen: semillas de especies leguminosas: principalmente de *Acacia* sp..

Encontramos representantes de 16 Familias diferentes (al menos 24 especies distintas identificadas) en su dieta en estas zonas, en las que esta diversificación de especies, se ve complementada con una mayor diversificación de ítems consumidos. Además de sus semillas, componente principal en su dieta, brotes, bayas, yemas, flores, tubérculos, bulbos e insectos están presentes en la misma.

Recomendaciones para elaborar dietas en cautividad:

- flores;
- insectos;
- pienso;
- leguminosas;
- fruta y verdura;
- mezcla de semillas.

ración de alimento seco: 6-7% peso corporal	ración de alimento blando: 8-10% peso corporal
-mezcla de semillas "Cacatúas Galah" -pienso estandar de mantenimiento: nivel más bajo de grasa posible -insectos: pasta de, y/o con huevo -leguminosas, preferiblemente germinadas -mazorca maíz	-flores y/o néctar, muy esporádicamente -vegetales de hoja verde -partes subterráneas: raíces, tubérculos, bulbos…

CACATUA TENUIRROSTRIS

Sobre la cacatúa picofina destacaremos que su pico de tipo psitácido, adaptado originalmente para pelar semillas, ha sido modificado alargando su porción maxilar apuntándose en el extremo, que va a favorecer el escavado y el descortezado. Esta modificación del pico es, originalmente, una adaptación que le permitirá explotar con más éxito diversas fuentes alimentarias distintas al granivorismo, tales como partes subterráneas de las plantas, pero también la obtención de insectos y larvas.

Los estudios de campo, muestran una vez más, la capacidad de adaptación de esta especie, ante las modificaciones de su hábitat original.

Su dieta ancestral estaba compuesta a base de raíces de plantas tuberosas como *Microseris lanceolata*, semillas de hierbas nativas e insectos. Además este tipo de pico le permitía explotar con éxito los frutos de *Cassuarina* sp. y *Corymbia calophylla* para la obtención de sus semillas. Pero pronto han sabido aprovechar la escasez de sus recursos naturales y el incremento de nuevas fuentes de alimentación.

Emison y Beardsell, 1989, describen como principales fuentes de su alimentación observadas:

- 57% de pastos;
- 41% de cultivos de cereales (principalmente avena, trigo, cebada y arroz);
- 2% de otros cultivos.

Sólo localmente, los bulbos de *Romulea roseae* (Fam. Iridaceae) forman parte importante de su dieta.

Más tarde, Emison et al, 1994, analizando en contenido estomacal concluía con unos porcentajes de ocurrencia de:

- 64,6% bulbos de *Romulea roseae*;
- 56,7% granos de avena;
- 3,8% otros alimentos.

Analizando el volumen de estos alimentos:

- 97,3% de Origen Vegetal (49,2% cereales, 35,5% bulbos *Romulea*, 4,8% semillas girasol, 7,8% otras especies);
- 2,7% de Origen Animal: larvas de insectos.

Hay evidencias, una vez más, de la variación anual en la composición de su dieta, de manera que:

- granos de cereales: van a predominar principalmente entre octubre y abril (principalmente a partir de diciembre) y de nuevo en julio;
- *Romulea* sp: especialmente importante durante finales del otoño, principios del invierno (mayo-junio) y final del invierno y principios de primavera (agosto-septiembre);
- larvas de insectos: de junio a noviembre (con un pico muy pronunciado en agosto), principalmente larvas de escarabajos, pero también de polillas.

Recomendaciones para elaborar dietas en cautividad:

- insectos;
- macedonia;
- arroz/pasta;
- pienso;
- mezcla de semillas.

ración de alimento seco: 8% peso corporal	ración de alimento blando: 9% peso corporal
-mezcla de semillas "Carolinas"	-vegetales de hoja verde
-pienso estándar de mantenimiento	-partes subterráneas: raíces, tubérculos,
-insectos: pasta de, y/o con huevo	bulbos…
-arroz/pasta	
-mazorca maíz	

CACATUA PASTINATOR

La cacatúa cavadora, con iguales adaptaciones en su pico que la especie anterior, en realidad comparten las mismas preferencias de consumo en libertad.

Su dieta parece estar basada fundamentalmente en bulbos de *Romulea roseae*, con cantidades moderadas de semillas de *Avena sativa*, *Poa annua*, *Triticum aestivum*, pero también *Emex australis*, *Hordeum vulgare* y diversas larvas de insectos.

Además han sido observadas excavando para obtener las partes subterráneas (tubérculos) de *Cyperus rotundus* (Fam. Cyperaceae) y los bulbos de 1 especie no identificada de la Fam. Iridaceae. Inicialmente, antes de la proliferación de *Romulea* sp., la excavación para la obtención de las partes subterráneas de plantas nativas como *Drosera* sp. (Fam. Droseraceae) era importante.

Recomendaciones para elaborar dietas en cautividad:

- insectos;
- macedonia;
- arroz/pasta;
- pienso;
- mezcla de semillas.

ración de alimento seco: 8% peso corporal	ración de alimento blando: 9% peso corporal
-mezcla de semillas "Carolinas"	-vegetales de hoja verde
-pienso estándar de mantenimiento	-partes subterráneas: raíces, tubérculos,
-insectos: pasta de, y/o con huevo	bulbos…
-arroz/pasta	
-mazorca maíz	

CACATUA SANGUINEA

La *Cacatúa Sanguínea*, aunque muy próxima a las especies anteriores (*C. tenuirrostris* y *C. pastinator*) en el tamaño y modificaciones de su pico, presenta el extremo distal del maxilar algo más corto, lo que nos va a dar una pista sobre la predominancia menor de determinadas fuentes de alimentación en su dieta y que vamos a ver corroborado en el análisis de los estudios de campo sobre su alimentación.

Beeton, 1985, analizó el contenido de 677 buches encontrando que el alimento con diferencia predominante en todos ellos eran semillas de muy diversas especies (nativas y cultivadas) de la Familia Poaceae.

Más tarde, Smith y Moore, 1991, y de nuevo analizando el contenido de buches de varias de las subespecies, concluía del mismo modo. Aunque hay variaciones geográficas en el consumo de unas y otras especies, el trigo, la avena y el sorgo como principales Poaceas, son complementadas con el consumo de semillas de *Emex australis* (Fam. Polygonaceae) y *Hordeum vulgare* (cebada). Del mismo modo que se empieza a constatar la presencia de larvas de insectos en sus buches.

No es hasta los trabajos de Tracey et al, 2007, en los que además de constatar que la mayoría de su dieta estaba formada por semillas de gramíneas y otras plantas herbáceas, ésta se ve complementada por semillas de otras fuentes, así como frutos, bayas, brotes, yemas, flores, partes subterráneas de las plantas (raíces, bulbos y tubérculos), pero también ocasionalmente insectos (Escarabajos perforadores de madera, que son buscados en *Eucalyptus* spp.)

Cuando están disponibles, además de los cereales ya citados, son consumidos con frecuencia los frutos (semillas) de *Acacia* spp. y *Eucalyptus calmaduliensis*, así como las semillas de Poaceas nativas como *Triodia* spp. y *Xerochloa* spp.

Aunque no tengo constancia de las especies de las que raíces, bulbos y tubérculos son parte de su dieta, si hay reportes de daños en especies cultivadas, en las que, además de depredar sobre sus frutos, sacan sus raíces (cítricos, manzanas y frutos de hueso principalmente…).

Recomendaciones para elaborar dietas en cautividad:

- insectos;
- flores;
- macedonia;
- leguminosas y *Eucalyptus*;
- arroz/pasta;
- pienso;
- mezcla de semillas.

ración de alimento seco: 9% peso corporal	ración de alimento blando: 9% peso corporal
-mezcla de semillas "Carolinas"	-vegetales de hoja verde
-pienso estándar de mantenimiento	-partes subterráneas: raíces, tubérculos,
-insectos: pasta de, y/o con huevo	bulbos…, pero en menor medida que las
-arroz/pasta	anteriores
-leguminosas y frutos de *Eucalyptus*	
-mazorca maíz	

CACATUA GOFFINI,
CACATUA DUCORPSII
Y CACATÚA HAEMATUROPYGIA

Las cacatúas de las Tanimbar, de las Salomón y Filipina, son unas de las menos conocidas en cuanto a etología alimentaria se refiere.

Con un pico típicamente granívoro, del tipo psitácido, apenas algunos reportes de consumo de maíz para *C. goffini,* de una dieta bastante generalista que incluye semillas, frutos, botones florales, brotes de hojas y epifitas, así como grandes polillas y otros insectos de cuerpo blando para *C. ducorpsii,* o apenas información también al respecto de la *C. haematuropygia,* haciendo referencia al consumo de semillas, frutos, bayas, bananas salvajes y maíz cultivado es todo lo que conocemos sobre estas especies.

La constancia en experiencias en cautividad y por tanto extrapolables a falta de mayor conocimiento natural, nos hace pensar en que sus dietas puedan ser bastante similares, en las que predominarán las semillas cerealistas y en todo caso, dietas bajas en grasas, ricas en hidratos de carbono y moderadas en proteínas.

Recomendaciones para elaborar dietas en cautividad:

* insectos;
* macedonia;
* leguminosas;
* arroz/pasta;
* pienso;
* mezcla de semillas.

ración de alimento seco: 9% peso corporal	ración de alimento blando: 9% peso corporal
-mezcla de semillas "Carolinas" -pienso estándar de mantenimiento -insectos: pasta de, y/o con huevo -arroz/pasta -leguminosas -mazorca maíz	-vegetales de hoja verde

CACATUA LEADBEATERI

De la cacatúa abanderada, por suerte, disponemos de algo más de información.

Con un pico de tipo psitácido, algo más robusto que sus cercanas corellas, Rowley y Chapman, 1986 y 1991, describen su dieta como generalista, alimentándose con preferencia de semillas de tamaño pequeño (como ocurre con galahs y corellas). Con un abanico de especies vegetales muy amplio (más de 28 especies diferentes) de las que se alimentan principalmente de sus semillas y frutos, pero también de flores, tallos, raíces y larvas de insectos que las parasitan.

Entre las especies consumidas, las que aportan mayor peso a su dieta son:

- semillas de *Triticum aestivum* (Fam. Poaceae): durante todo el año, influenciado por la zona en la que se encuentran ("Cinturón de Trigo"), lo consumen incluso germinado;
- raíces y roseta basal de hojas, flores y frutos (semillas) de *Emex australis* (Fam. Polygonaceae), durante todo el año;
- fruto de *Citrullus lanatus* (Fam. Cucurbitaceae), durante todo el año;
- larvas de insectos obtenidas de *Eucalyptus* spp. y *Acacia* spp. (algunos autores reportan además el consumo de semillas de estas mismas especies, como partes importantes en su dieta);
- frutos (semillas) y larvas obtenidas en *Codonocarpus cotinifolius* (Fam. Gyrostemonaceae), generalmente durante el invierno;
- semillas de *Avena sativa* (Fam. Poaceae), especialmente en primavera.

La mayor robustez de su pico, respecto a las especies anteriores, le permiten explotar frutos de especies más leñosas como: *Callitris* sp. (Fam. Cupressaceae), *Casuarina* sp. (Fam. Casuarinaceae), *Grevillea* sp. y *Hakea* sp. (Fam. Proteaceae), *Santalum* sp. (Fam. Santalaceae), *Acacia* sp. (Fam. Fabaceae), *Eremophila* sp. (Fam. Scrophulariaceae) y *Codonocarpus* sp.

Recomendaciones para elaborar dietas en cautividad:

- insectos;
- macedonia;
- leguminosas/*Eucalyptus*/coníferas;
- arroz/pasta;
- pienso;
- mezcla de semillas.

ración de alimento seco: 9% peso corporal	ración de alimento blando: 9% peso corporal
-mezcla de semillas "Carolinas" -pienso estándar de mantenimiento -insectos: pasta de, y/o con huevo -arroz/pasta -leguminosas/*Eucalyptus*/coníferas -mazorca maíz	-cucurbitáceas

CACATUA SULPHUREA

Disponemos de poca información sobre la alimentación en estado natural de la *Cacatúa sulfúrea* (o de cresta amarilla menor). Parece existir correlación entre su pico tipo psitácido típicamente granívoro, con los pocos datos de los que se dispone sobre su etología.

Semillas, bayas y frutos en el sustrato arbóreo parecen ser sus fuentes explotables con pocos reportes concretos salvo la destrucción de frutos jóvenes de *Ceiba* sp. (Fam. Malvaceae) y *Gossampinus* sp., (Fam. Malvaceae) cuyos frutos tienen un alto contenido en fibra, de naturaleza algodonosa, además de frecuentar y alimentarse en los cocoteros (*Cocos nucifera*).

A menudo, se consideran similares en sus necesidades nutricionales a la *Cacatua galerita*, no obstante, esta última, como veremos a continuación, explota distintos estratos para la obtención de su alimentación.

Son frecuentes los reportes en cautividad, de casos de obesidad, como ocurre con la inmensa mayoría de las "cacatúas blancas" por el abuso de dietas excesivamente grasas, o por la sobredosificación de las cantidades.

Recomendaciones para elaborar dietas en cautividad:

*   ¿insectos?;
*   macedonia;
*   leguminosas/*Eucalyptus*;
*   arroz/pasta/*muesly*;
*   pienso;
*   mezcla de semillas.

ración de alimento seco: 9% peso corporal	ración de alimento blando: 9% peso corporal
-mezcla de semillas "Carolinas" -pienso estándar de mantenimiento -insectos: pasta de, y/o con huevo -arroz/pasta -muesly -leguminosas/*Eucalyptus* -mazorca maíz	-macedonia generalista

CACATUA GALERITA

La *Cacatúa Galerita*, o de cresta amarilla mayor, presenta un pico de tipo psitácido con mayor robustez que la especie anterior.

En libertad, han sido numerosos los daños reportados sobre cultivos en sus zonas de distribución, especialmente severos en el consumo de frutas de todo tipo, diversos frutos secos que pueden abrir gracias a la fortaleza de su pico, y de manera severa pero en menor proporción, sobre cerezas, uvas, bayas y frutas tropicales. En los que además de atacar sus frutos y/o semillas, dañan los brotes, yemas y tallos en crecimiento.

Con una dieta bastante generalista, explota semillas de plantas y hierbas, frutos, hojas verdes y tallos, flores, corteza, raíces, bulbos, rizomas y larvas de insectos. Además consume diversas coníferas tanto nativas como exóticas y semillas de Cucurbitáceas. Tanto en el sustrato arbóreo como en el suelo.

El mayor porcentaje en su dieta, lo formarán semillas de especies nativas, grano cerealista (incluido el maíz) y bulbos de *Romulea rosea*.

Recomendaciones para elaborar dietas en cautividad:

- insectos;
- macedonia;
- leguminosas;
- arroz/pasta;
- pienso;
- mezcla de semillas.

ración de alimento seco: 9% peso corporal	ración de alimento blando: 9% peso corporal
-mezcla de semillas "Amazonas"	-partes subterráneas: bulbos, tubérculos y
-pienso estándar de mantenimiento	raíces
-insectos: pasta de, y/o con huevo	-tallos y hoja verde
-arroz/pasta	-cucurbitáceas
-mazorca maíz	
-leguminosas germinadas	
-piñones	

CACATUA OPHTALMICA

La *Cacatúa oftálmica* o de ojo azul, con pico típicamente psitácido, de robustez comparable con sus cercanas *C. alba* y *C. moluccensis* va a explotar supuestamente, diversidad de frutos y semillas en el sustrato arbóreo.

Hasta hace bien poco, apenas conocíamos nada sobre su consumo en libertad, hoy sabemos que además de consumir frutos de:

- *Cocos nucífera* (Fam. Palmaceae);
- *Ficus* sp. (Fam. Moraceae);
- *Melanolepis multiglandulosa* (Fam. Euphorbiaceae);
- otros no identificados.

Puede ser un gran consumidor de flores de diversas especies, entre las que se encuentran:

- *Cocos nucífera*, aunque en menor proporción que sus frutos;
- *Cryptocarya* sp. (Fam. Lauraceae);
- *Elaeocarpus* sp. (Fam. Elaeocarpaceae);
- *Eucalyptus deglutata* (Fam. Myrtaceae).

Parece que, aunque sin excesos, puedan tolerar un nivel ligeramente superior de grasa en su dieta, respecto a otras cacatúas blancas.

Recomendaciones para elaborar dietas en cautividad:

- flores;
- macedonia;
- leguminosas;
- arroz/pasta;
- pienso;
- mezcla de semillas;

ración de alimento seco: 9% peso corporal	ración de alimento blando: 9% peso corporal
-mezcla de semillas "Amazonas"	-flores y/o néctar
-pienso estándar de mantenimiento	-higos
-arroz/pasta	-coco fresco
-mazorca maíz	
-leguminosas	

CACATUA ALBA
Y C. MOLUCCENSIS

La cacatúa blanca o cacatúa paraguas, presenta un robusto pico del tipo psitácido que le va a permitir alimentarse principalmente de semillas de frutos arbóreos pero que además les permite descortezar con suficiente destreza e investigan sobre plantas epífitas, lo que hace sospechar que puedan estar también alimentándose de algunos grandes invertebrados.

Además de esto, que es, una vez más bastante poco, desconocemos en realidad sus preferencias alimentarias con base suficiente como para poder sentar unas bases firmes al respecto.

De nuevo, no obstante, parece tener en cautividad una tolerancia mayor, junto a la *C. opthalmica* y *C. moluccensis*, a dietas mayores en grasa que el resto de cacatúas blancas.

Sobre la cacatúa moluqueña o de las Islas Molucas, conocemos por suerte, algo más que de su cercana *C. alba*. El pico de tipo psitácido, muy robusto, le va a permitir explotar una gran variedad de recursos, haciendo de su dieta una dieta flexible, adaptable a la oferta en el medio. Explotará diversidad de semillas, bayas, insectos y sus larvas, además de aprovechar las plantaciones de *Cocos nucífera*, en las que son capaces de destrozar su cubierta dura para alimentarse de la parte carnosa del interior de su semilla.

Entre las especies nativas que explotan hay que destacar principalmente dos:

* higos estranguladores (*Ficus* spp., Fam. Moraceae);
* frutos de *Pandanus* sp. (Fam. Pandanaceae).

Además existe una fuerte correlación entre la abundancia de esta especie y la de las siguientes especies vegetales:

* *Ficus* spp. (higos estranguladores, que contienen un contenido en Ca 3,2 veces más alto que otros frutos disponibles…);
* *Octomeles sumatranus* (Fam. Tetramelaceae, del Orden Cucurbitales).

Lo que hace suponer que ambas supongan una parte importante en su alimentación.

Además hay constancia en el consumo de semillas de varias especies de *Canarium* sp. (Fam. Burseraceae). Dichas semillas o nueces de Canarium, tienen un elevadísimo contenido en ácidos grasos (80%, en cuyo perfil, predominan los monosaturados y los saturados, sobre los polinsaturados, con valores de 37, 31 y 8 gr/100gr respectivamente) y un 11% de proteínas (cuyo contenido de aminoácidos está predominado por Leucina y Valina). Es rica en vitaminas del complejo B (especialmente B$_1$), Vitamina C y Folatos, rico también en Fósforo y Potasio, pero muy bajo en Calcio.

Las similitudes anatómicas, su distribución insular cercana y las experiencias de mantenimiento en cautividad nos invitan a suponer que sus necesidades son al menos bastante similares, y es por esto que las he agrupado en esta ocasión para proponer unas consideraciones dietéticas únicas para ambas especies.

Recomendaciones para elaborar dietas en cautividad:

* insectos;

- frutos secos;
- macedonia;
- leguminosas;
- arroz/pasta;
- pienso;
- mezcla de semillas;

ración de alimento seco: 9% peso corporal	ración de alimento blando: 9% peso corporal
-mezcla de semillas "Amazonas"	-cucurbitales
-pienso estándar de mantenimiento	-higos
-insectos: pasta de, y/o con huevo	-coco fresco
-arroz/pasta	
-mazorca maíz	
-leguminosas	
-frutos secos ricos en monosaturados y saturados	

Familia Cacatuidae

Subfamilia Nymphicinae

(Carolinas)

NYMPHICUS HOLLANDICUS

De la anatomía de la carolina o ninfa, podemos destacar su pico típicamente granívoro, de tipo psitácido y de pequeño tamaño.

Existe suficiente literatura como para poder aproximarnos a sus necesidades etológicas en base a estudios de campo y laboratoriales.

Jones, 1987, describe su alimentación basada en semillas de 27 especies diferentes (incluidas las de los cultivos), de las cuales, 17 son de plantas herbáceas y 8 no herbáceas.

De ellas, el componente principal de su dieta estará compuesto de:

* 60% sorgo (*Sorghum* sp.);
* 6% girasol (*H. annuum*);
* 19,3% Herbáceas, de las cuales, el 90% compuesto por *Phalaris paradoxa* y *Setaria* sp., además son importantes también, *Dichanthium sericeum* y *Panicum decompositum*.

El alto porcentaje de semillas de cereales se ve complementado también con trigo (*Titricum* sp.) después del sorgo y el girasol, en importancia.

Se ha observado una marcada preferencia por los granos más blandos (tiernos) y no por los maduros (duros, secos), sin embargo no se ha evidenciado el consumo de granos recién germinados. Alimentándose en dos picos principales de actividad (mañana y tarde) pero también, aunque en menor proporción, al medio día, hasta ingerir una media de unos 7 gr de semillas/día, especialmente por la tarde.

El análisis del contenido de buches, arroja además información importante, como que el 29% de los mismos contenían pequeños fragmentos de carbón vegetal y pequeños fragmentos de minerales, principalmente cuarzo (en el 13% de los buches), pero también, aunque en menor medida, fragmentos de cortezas, hojas verdes, e incluso algunos exoesqueletos de insectos.

Esta información obtenida hace pensar que su dieta, aunque predominantemente granívora, no es suficiente para el correcto mantenimiento y la reproducción. Koutsos y Klasing, 2005, detectaron en estudios en laboratorio, que una alimentación deficiente en vitamina A en parejas adultas, durante tan solo 90 días, es suficiente para producir pichones con muestras de carencias de esta vitamina (plumaje, epitelios, peso, sistema inmunológico, etc..). Sus estudios concluyeron con el establecimiento de unas dosis de 4.000 UI vitamina A/kg dieta o 2,4 mg Beta-carotenos/Kg dieta como suficientes para un normal desarrollo y con el convencimiento de que la eficacia de conversión de beta-carotenos a vitamina A es menor que en otras aves, como ocurre con los pollos de granja. Además demostraron que son más sensibles a largo plazo, al exceso de vitamina

A que a su defecto, estimando una dosis de 600 mg de vitamina A/Kg alimento como dosis de mantenimiento. Aspecto que deberemos tener en cuenta en la confección de sus dietas en cautividad, teniendo en cuenta el bajo contenido en vitamina A de las dietas convencionales basadas en semillas.

Koutsos *et al*, 2001, además diagnosticaron que son capaces de regular las enzimas del catabolismo de aminoácidos y los mecanismos de excreción de Nitrógeno en respuesta a altos niveles de proteína en su dieta, sin provocar daños renales (insuficiencias), ni gota visceral o articular a niveles moderados de proteínas. Sin embargo, concluyeron con que, niveles por encima del 20% de proteína cruda en la dieta, comportaba importantes lesiones en el hígado (Lipogranulomas severos)

La selección de semillas que consumen en la naturaleza, tienen un contenido proteico entre 8,8-14% y no consumen apenas nada o nada de alimentos de origen animal, que pueda incrementar este porcentaje de proteínas en su dieta.

Recomendaciones para elaborar dietas en cautividad:

* pienso;
* leguminosas;
* arroz/pasta;
* macedonia;
* mezcla de semillas.

ración de alimento seco: 12% peso corporal	ración de alimento blando: 7% peso corporal
-mezcla de semillas "Carolinas", idealmente hidratadas -pienso estándar de mantenimiento -arroz/pasta -mazorca maíz -leguminosas, cocidas	-principalmente vegetales de hoja verde y frutas no dulces

Familia Psittacidae

Subfamilia Loriinae

(LORIS)

Los loris, forman un grupo bien diferenciado del resto de psitácidos, todos ellos con distribución en Australia y Oceanía y con mayor o menor dependencia del nectarivorismo, por lo que van a compartir muchas de las adaptaciones encaminadas a un tipo de dieta tan específico. Repetir en casi cada una de las especies las mismas consideraciones es innecesario, por lo que, si me lo permiten, abordaré de manera introductoria, las principales adaptaciones morfológicas, nutricionales y fisiológicas al nectarivorismo de las aves australianas (Principalmente, según Gartrell, 2000).

Respecto a los conocimientos sobre su alimentación en libertad, son en la mayoría de los casos, escasos. No obstante, parece haber bastante similitud en las dietas y por tanto en las necesidades de las diferentes especies dentro de cada género (con algunas excepciones que comentaremos), por lo que, en el tratamiento de esta subfamilia, haré las recomendaciones dietéticas al finalizar la exposición sobre lo que conocemos del consumo de alimentos en estado natural, de todas las especies de cada género.

ASPECTOS NUTRICIONALES
DE LOS ALIMENTOS OBTENIDOS EN LA NATURALEZA:

Néctar

Es una fuente líquida de alimento, producida por las flores. Rica en azúcares (hidratos de carbono sencillos) y por tanto es una fuente importante de energía, pero contiene muy bajos niveles de aminoácidos, vitaminas y minerales. Por tanto las aves consumidoras de néctar, necesitan de otras fuentes de alimento: polen, maná, melaza, larvas (lerps), insectos, frutas, y en ocasiones, semillas.

Los azúcares predominantes en el néctar natural son: glucosa, sacarosa, fructosa y raramente xylosa. Frecuentemente en forma de oligosacáridos compuestos de glucosa/fructosa que son fácilmente digeribles.

El néctar de *Eucalyptus* sp., tiene una concentración de un 7,6% de sacarosa, sin embargo, otros reportes indican que las flores usadas por los polinizadores tienen una concentración de azúcares mayor, entre el 13-40%. Con un contenido energético de 16,7 KJ/ gr néctar.

Polen

Es una fuente de alimento sólida, formada por las flores masculinas que está compuesto de proteínas y aminoácidos altamente digeribles. Con un contenido energético de 11,3 KJ/ gr polen, va a ser especialmente importante en la alimentación de *T. haematodus* y *Glossopsitta porphyrocephala* principalmente (además del periquito migrador, *Lathamus discolor* como veremos cuando abordemos dicha especie).

Aunque variable, los principales componentes del polen son:

- contenido mineral; 2,5-6,5% Materia Seca: N, K, P, Ca, S, Na y Mg (Fe solo en trazas…);
- proteína cruda; 16-30% MS: además, aminoácidos libres también están presentes en cantidades importantes;
- vitaminas C, E, complejo B, alfa-carotenos y beta-carotenos;
- carbohidratos; 410% MS (principalmente como ocurre con el néctar, azúcares sencillos: fructosa, glucosa y sacarosa);
- lípidos; 1-20% MS (predominan triglicéridos y fosfolípidos. Los Ácidos grasos incluyen: palmítico, esteárico, oleico, linoléico y linolénico);
- otros: esteroles, esteroides, triterpenos, glicosidos flavonoides, etc…

Maná
Es un exudado azucarado de las hojas dañadas de eucalipto. Está compuesto principalmente de azúcares (60%) en los que predomina la rafinosa (65-80% de ellos). El resto, aunque en menor proporción consta de: Melobiosa, Sacarosa, Glucosa, Fructosa y Stachiosa.
Con un contenido muy bajo en proteínas (en torno al 0,2%) y un 16% de agua. El 20% lo componen pectina y ácido urónico, y además contiene algunos minerales.

Melaza
La melaza es una excreción azucarada de las larvas (ninfas) de insectos de la Familia Psyllidae (Pulgones). Compuesta en un 33% de azúcares: pequeños polisacáridos de Glu-Fru-Sac. Un 2,6% de Proteínas. Un 5% de ésteres y ácidos y un 11,4% de minerales, de los cuales: 26% Na; 12% K; 7% Ca; 10% Mg; 3% Si; 13% P y 22% Z.

Lerps
El lerp es un material ceroso, secretado como mecanismo de protección por los pulgones (Psyllidae), y están formados mayoritariamente (90%) de polímeros de glucosa, y de agua (10%). Curiosamente es un producto carente en absoluto de aminoácidos.
Los pulgones apenas son ingeridos como tales, aunque su ingestión accidental se produce en algunas ocasiones al procurar sus exudados.

Otros insectos
Sobre el consumo de otros insectos distintos a los Psyllidos, podríamos comentar en términos generales, como complemento de su alimentación para algunas especies, que son una supuesta fuente importante de proteínas, especialmente durante la estación reproductora, no obstante hay que tener en cuenta algunos aspectos:

- las larvas tienen un alto contenido en grasas (> 30% ms);
- los niveles de quitina, que no son digeribles por las aves, rondan el 15,3% en la mayoría, excepto en las lombrices, con un contenido del 51% de quitina;
- tienen niveles de vitamina E adecuados, pero muy bajos en vitamina A, e incluso es inexistente;
- en general, tienen una composición muy baja en Ca, con una muy mala relación Ca:P;
- contienen minerales en cantidades traza adecuadas.

Frutas

La composición de las frutas cultivadas para uso humano generalmente son bajas en proteínas y ricas en carbohidratos simples, fácilmente digeribles, pero con un alto contenido en agua, por tanto son consideradas alimentos de nutrientes diluidos. Ni si quiera los más estrictamente frugívoros son capaces de no perder peso si son alimentados en exclusiva, sin complementar, a base de frutas domésticas.

Las frutas usadas por las aves, tienen una concentración de azúcares entre 6-22% y niveles de proteínas que varían entre 1,5-4,5% MS. Siendo una buena fuente de vitaminas A y C.

ADAPTACIONES MORFOLÓGICAS Y FISIOLÓGICAS AL NECTARIVORISMO EN LAS AVES

Tamaño corporal

En general, las aves nectarívoras presentan una reducción del tamaño corporal. Esto supone un incremento en el coste energético de mantenimiento, regulación de la temperatura, comportamiento de forrajeo y reproducción.

Tasa metabólica

Un denominador común a estas aves es que tiene una tasa metabólica basal reducida, respecto a otras aves con distinta alimentación y tamaños similares. Lo que supone la necesidad de desarrollar comportamientos alimentarios rentables energéticamente, como alimentarse posado (y no en vuelo).

Requerimientos de Proteínas

Los requerimientos proteicos en estas aves, son por lo general, más bajos que las aves granívoras. La razón para estos bajos requerimientos se desconoce, pero se supone que es una adaptación a dietas ricas en hidratos de carbono.

En experimentos en cautividad, dietas con un contenido proteico en torno al 25% resultó ser excelente para favorecer la muda, estimular la reproducción y el correcto desarrollo de los pichones en crecimiento. No obstante, mantener este porcentaje de proteínas a lo largo de la dieta de todo el año, supone, por un lado una postura de huevos continúa (hiperestimulación) y por otro lado la aparición de problemas como gota visceral, que terminan con la muerte de los ejemplares. El exceso de proteínas en la dieta no puede ser excretado y es acumulado en el hígado en forma de uratos, si la situación persiste, esta deposición de uratos puede extenderse sobre otros órganos, incapacitándolos y por tanto provocando la muerte de los animales.

Por tanto, porcentajes mucho menores en su dieta (en torno al 2,5-12%) han resultado ser adecuados, siempre y cuando la calidad de los aminoácidos contenidos sea la adecuada.

Plumaje

El plumaje de las aves nectarívoras, está por lo general, más compactado y presenta un aspecto más brillante que los granívoros, como posible adaptación para prevenir la suciedad en sus plumas, causada por el néctar y el polen.

Pico

Ligeramente más largo, más proyectado anteriormente y delgado, que son más débiles (estructuralmente), lo que refleja su reducida dependencia de los alimentos duros. Tiene una mayor capacidad cortante, pero menos prensadora. La proyección anterior puede facilitar el consumo de productos derivados de las flores, de su interior, como el néctar y el polen.

Lengua

Los loris tienen modificada la estructura de su lengua, que además es extensible, formando un complejo en forma de "cepillo": un conjunto de papilas filiformes que aumentan la superficie de contacto favoreciendo la rápida captación del néctar (y del polen) por un efecto de capilaridad. Estas papilas filiformes están compuestas principalmente de dos partes:

- un epitelio plano estratificado que incluye una región basal generativa y una estructura central córnea;
- una región dérmica muy vascularizada que constituye el núcleo de la misma.

El desarrollo de este "cepillo" va a variar en función de las distintas especies. En aquellas en las que el néctar y el polen juegan un papel fundamental en su dieta, como en *Charmosyna* sp., el grado de desarrollo es mucho mayor que en otras especies (además y como va a ocurrir con *Chalcopsitta* sp., presentan lenguas muy largas que pueden proyectar sobre la superficie exterior de su pico). *Vini* sp. también va a presentar un desarrollo bastante elevado de esta estructura en cepillo, sin embargo, en especies como *Psitteuteles iris* y *Neopsittacus musschenbroekii*, este cepillo está muy pobremente desarrollado, hasta el punto que resulta difícil de observar. Este pobre desarrollo de una estructura tan especializada, coincide con las observaciones sobre sus preferencias de alimentación en cautividad, como veremos más adelante.
Los loris hacen vibrar su lengua a una velocidad muy rápida (que apenas puede discriminarse con la vista humana) supuestamente para colectar eficazmente los finos granos de polen de las flores.

Proventrículo

El proventrículo de los loris está compuesto por glándulas dispuestas en filas longitudinales con espacios libres entre ellas, lo que permite la distensión del mismo. Se piensa que esta disposición pueda ser una adaptación en realidad, que permita, favorezca la digestión del polen. Pero en cualquier caso, está menos desarrollado, es menos voluminoso que el de los granívoros puesto que se alimentan de alimentos menos fibrosos.

Molleja

En los loros nectarívoros, las aperturas hacia el proventrículo y el píloro se encuentran en el plano medio (alineadas), favoreciendo el tránsito rápido del alimento. La capa proteica de la molleja es relativamente fina y carecen de estrías en estas aves que se alimentan fundamentalmente de alimentos blandos (la estriación marcada de la capa proteica es especialmente importante en aves insectívoras, para la separación del exoesqueleto previo a su digestión…). Además existen varios grados de reducción del estómago muscular:

- el extremo lo encontramos en el género *Glossopsitta*, cuya molleja es apenas reconocible;
- sin embargo en el género *Trichoglossus*, aparece una molleja más evidente, seguramente reflejando un mayor consumo de insectos.

Intestino

El intestino de estas aves sufre varias modificaciones:

- en aves nectarívoras (como ocurre con las insectívoras) tiende a ser más corto (que el de los herbívoros y granívoros: a mayor longitud, mayor retención del alimento y por tanto, mayor eficiencia digestiva). Esta reducción de su longitud, responde a una ingesta de una dieta altamente digerible;
- hay que tener en cuenta que el néctar es hipertónico (más concentrado) respecto al plasma de las aves y por tanto han de consumir gran cantidad de agua para prevenir la deshidratación. Se cree que las membranas intestinales (como ocurre con los Colibrís) son relativamente impermeables a la captación pasiva de la glucosa y en su lugar, dependen de las altas tasas de transporte mediado para la captación de glucosa, lo que puede prevenir la deshidratación osmótica;
- el ciego o está ausente, o es muy pequeño, con una gran cantidad de tejido linfoide (en el ciego se produce la digestión microbiana por fermentación de la Celulosa, por tanto es prescindible para su dieta).

Renales

Las aves nectarívoras tienen una alta producción de orina diluida, por la ingestión de alimentos muy acuosos y por una reabsorción tubular superior al 90%, con apenas cambios en la tasa de filtración glomerular.

OTRAS CONSIDERACIONES

A diferencia de casi el resto de psitácidas, que se alimentan principalmente en 2 tomas diarias, y el vaciado de sus buches requiere más de 2 o 3 horas de tiempo, los loris tienden a alimentarse durante todo el día, varias veces durante el mismo. Esto es debido a sus altos requerimientos energéticos, a la naturaleza de su alimento y al rápido tránsito y digestión en su organismo y por tanto, deberemos tenerlo en cuenta para dosificar el total de su menú a lo largo del día.

Se han reportando casos de ataxia en loris con dietas con alto contenido en Lactosa y Galactosa: caídas desde la percha, volteos desde el suelo… seguidos de una espontánea recuperación. Esto ha sido debido principalmente a dietas antiguas que estaban basadas en derivados lácteos, que hoy, por suerte se están dejando de utilizar, o se deberían dejar de utilizar. De todos es ya conocida, la intolerancia a la Lactosa que sufren todas las especies de psitácidos.

Con una dieta típica de nutrientes diluidos como la de la inmensa mayoría de los loris, se hace totalmente desaconsejable el uso de piensos secos (pellets o croquetas) aún en los casos en los que hayan sido formulados específicamente para ellos. El desarrollo de este tipo de alimentos para los loris, responde única y exclusivamente a las necesidades de sus cuidadores (para facilitar su limpieza y mantenimiento) pero es poco o nada respetuoso con su etología (del mismo modo que ocurre con otras especies muy frugívoras, como comentaremos más adelante). En algunos casos, y quizás en tiempos en los que dichos piensos aún estaban desarrollándose, se han reportado casos de muertes tras el consumo de dietas secas basadas en estos piensos. No obstante, y aunque no dudo que la elaboración de este tipo de productos ha evolucionado en los últimos años, sigo desaconsejando totalmente el uso de los mismos para la alimentación de este tipo de especies.

GENUS CHALCOPSITTA

Chalcopsitta atra (lori negro), *C. duivenbodei* (lori pardo), *C. scintillata* (lori chispeado) y *C. cardinalis* (lori cardenal) son las 4 especies que componen este género, de las que se conoce realmente poco sobre su comportamiento alimentario en libertad.

De *C. atra* hay observaciones alimentándose sobre flores de *Scheflera* sp.

C. scintillata, sobre polen y néctar de *Syzigium* (sin dañar las flores), néctar de *Brassaia actinophylla*, *Scheflera* sp. y de palmeras *Metroxylon* sp.

C. cardinalis ha sido visto alimentándose de botones florales de *Cocos nucifera* en jardines y *Elaeocarpus* y *Syzigium* en el bosque primario (parece preferir árboles con flores rojas para alimentarse) así como de pequeñas bayas. También han sido observados alimentándose de semillas inmaduras de *Casuarina* sp.

Sin embargo, no hay registros fiables sobre la alimentación de *C. duivenbodei*, aunque presuponemos será bastante similar.

Experiencias en cautividad sobre la preferencia de alimentos para miembros de este género concluyen en el mayor uso, como parte fundamental en su dieta de néctar y frutas, aceptando también, aunque en menor medida flores, germinados y vegetales. Sin embargo, no muestran ninguna preferencia en el consumo de semillas y alimentos de hoja verde.

Recomendaciones para elaborar dietas en cautividad:

- semillas germinados;
- flores/polen;
- macedonia de frutas;
- néctar (ración de néctar: 25% peso corporal)

ración de alimento seco: < 5% peso corporal	ración de alimento blando: 20% peso corporal
-polen -arroz/pasta hervidos -semillas cereales remojadas -leguminosas germinadas	-principalmente frutas jugosas, pero también vegetales carnosos

GENUS EOS

Una vez más y para nuestra desgracia (y la de los propios loros) se conoce realmente poco sobre su biología alimentaria. Apenas muy pocos reportes para las especies de este género de Loris rojos que me dispongo a detallaros a continuación:

Eos histrio (lori de las Sangihe o rojo y azul): observado alimentándose sobre cocoteros, *Ficus* sp. y *Canarium* sp.

Eos squamata (lori escamoso o de nuca violeta): sobre palmeras *Metroxylon* en flor, higos (*Ficus* sp.) inmaduros y néctar de flores de *Erythrina* sp. Así como en plantaciones de cocoteros en flor.

 E. bornea (lori rojo): han sido observados alimentándose en árboles en flor de *Eugenia* y *Erythrina*, presumiblemente del néctar principalmente, y han sido encontrados restos de pequeños insectos en contenidos estomacales, así como su uso para cebar a sus pichones durante su crianza.

Downs, 2000, observó para esta especie un mayor consumo de néctar/día a menor concentración de azúcares disueltos para compensar sus necesidades energéticas y Pryor, 2003 estimó unas necesidades proteicas en su dieta de mantenimiento, extremadamente bajas, en torno a tan sólo el 1% de la misma, debido a una tasa de pérdida de proteínas endógena extremadamente baja. Lo que confirma su dependencia del nectarivorismo. No obstante, estos resultados han de ser aceptados con cautela, puesto que los requerimientos proteicos van a depender, una vez más, de la calidad de los aminoácidos contenidos.

E. reticulata (lori reticulado o de las Tanimbar): sin información detallada, salvo que visita las plantaciones de *Cocos nucífera* y *Metroxylon*.

E. cyanogenia (lori de alas negras) y *E. semilarvata* (lori de Seram): reportados alimentándose sobre árboles en floración (sin especificar).

En observaciones de alimentación en cautividad, muestran preferencia por alimentarse a base de néctar y frutas, pero aceptan también flores, semillas (entre ellas, de *Cassuarina equisetifolia* ofrecidas a *E. bornea*), vegetales verdes y germinados.

Recomendaciones para elaborar dietas en cautividad:

- insectos;
- semillas;
- germinados;
- flores/polen;
- macedonia de frutas;
- néctar (ración de néctar: 20%-25% peso corporal).

ración de alimento seco: <10% peso corporal	ración de alimento blando: 15% peso corporal
-polen -arroz/pasta hervidos -semillas cereales remojadas -leguminosas germinadas -insectos: pasta de y/o con huevo	-principalmente frutas jugosas, pero también vegetales carnosos y de hoja verde

GENUS PSEUDEOS

Pseudeos fuscata

Del lori sombrío, conocemos si cabe, algo más, y aún así, la ausencia de estudios cuantitativos como ocurre con la mayoría de especies de loros en general y de loris en particular, una vez más hace que nuestras propuestas estén basadas en el ensayo y error.

Sabemos que consumen néctar y probablemente polen de *Elaeocarpus sphaericus*, *Schefflera*, *Sloanea* y *Pittosporum ramiflorum*.

Botones florales y frutos de *Cocos nucífera*, así como numerosos frutos cultivados entre los que se encuentra el Mango, a los que se acercan en gran número.

Han sido observados también en grandes grupos, alimentándose de pupas de *Hyblaea puera* (polilla de la Teca, Lepidóptera).

Sobre sus preferencias en cautividad, una vez más muestran mayor consumo de néctar y frutos, pero también aceptan algunas semillas y flores.

Recomendaciones para elaborar dietas en cautividad:

- insectos;
- semillas:
- germinados;
- flores/polen;
- macedonia de frutas;
- néctar (ración de néctar: 20%-25% peso corporal).

ración de alimento seco: <10% peso corporal	ración de alimento blando: 15% peso corporal
-polen -arroz/pasta hervidos -semillas cereales remojadas -leguminosas germinadas -insectos: pasta de y/o con huevo, ocasionalmente	-principalmente frutas jugosas, pero también vegetales carnosos y de hoja verde

GENUS TRICHOGLOSSUS

Los loris del Género *Trichoglossus*, siendo de los más populares en cautividad y más abundantes en libertad, han sido mejor estudiados, especialmente alguna de sus especies como *T. haematodus*. Y de hecho, tenemos algún estudio cuantitativo que nos va a permitir ajustar con mayor precisión las dietas para estas preciosas aves. De cara a la confección de sus dietas, vamos a dividir este género en 3 grupos en base a sus requerimientos.

En el primer grupo vamos a incluir a la mayoría de las especies, que aún siendo bastante nectarívoras, explotan un abanico suficientemente de alimentos distintos a tener en cuenta, podemos considerarlas casi como las más omnívoras de entre todas ellas:

Entre los trabajos de campo sobre este grupo, cabe destacar los referentes a las siguientes especies:

Trichoglossus ornatus, lori adornado
Los estudios de Walker, 2007, desentraman la composición de su dieta basada en:

- 63,0% de flores;
- 12,1% de frutos;
- 24,9% de otras partes vegetativas: hojas, semillas, brotes, etc…

También han sido reportados el consumo de semillas de *Cassuarina* y *Tectona* por esta especie. Sin embargo, Mettke-Hofmann *et al*, 2004, basados en la importancia relativa de los diferentes alimentos para diferentes especies, estimaron unos porcentajes en su dieta de:

- 25% néctar;
- 25% polen;
- 25% frutos;
- 12,5% botones florales;
- 12,5% semillas de Herbáceas.

Trichoglossus haematodus, lori arco iris
Cannon, 1984, a pesar de ser un trabajo que podríamos considerar ya antiguo, es en mi opinión uno de los que más se ajusta a la realidad, teniendo en cuenta que es de los pocos trabajos cuantitativos que se han realizado al respecto y que a mayor antigüedad del estudio, más se ajustará a sus costumbres naturales, originales, antes de adaptarse a la antropodización de sus ambientes naturales.

Cannon, estimó que se alimentaba principalmente de flores, pero también estaban presentes en su dieta otros ítems muy diversos como frutos, semillas, brotes de hojas, insectos, etc… de hasta 43 especies diferentes de plantas, aunque de las cuales, sólo 23 especies tienen relativa importancia en su dieta, en las siguientes proporciones:

- 87% flores (néctar más polen): especialmente en otoño e invierno;
- 13% resto: aprox. 5% frutos, 4% brotes de hojas y 4% corteza, insectos, pan y miel ofrecidos en la zona, etc… Estos porcentajes van a variar a lo largo del año, llegando a ser puntualmente importantes, como en verano, que el consumo de frutas/semillas y brotes

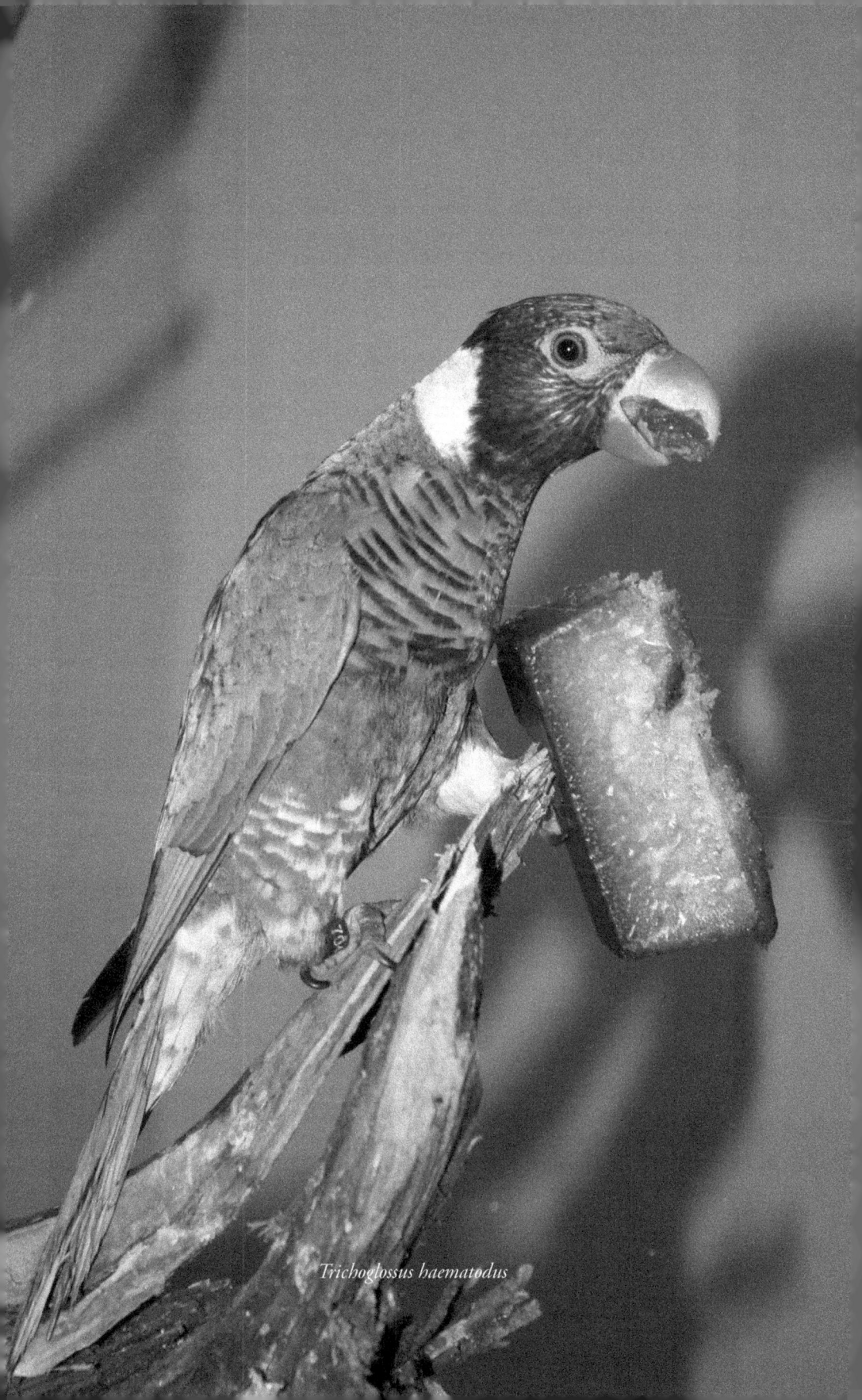

Trichoglossus haematodus

de hojas supone por sí solo un 14%, o brotes de hojas e insectos, llegan a suponer hasta un 30% del total en primavera.

Entre las especies que explotan, predominan diferentes especies de *Eucalyptus* sp. 10 especies de eucaliptos suponen un 41% de su dieta. Otras fuentes importantes son: *Banksia* (7,9%), *Callistemon* (11,2%), *Melaleuca* (12,3%) y *Tristania* (4,3%) en este estudio.

Más tarde, Waterhouse, 1997, estudió la alimentación de esta especie en zonas próximas a urbanizaciones, transformadas por el humano, y aunque en parte coinciden en el uso de los diferentes alimentos, éste observa solo el consumo de néctar/polen, semillas y frutos de las diferentes especies vegetales que se distribuyen en el área de estudio. Una vez más muestra la importancia de *Eucalyptus* sp. (néctar y polen, durante todo el año) en su dieta, pero podríamos destacar también en este estudio, el consumo de *Erytrhina variegata* (néctar y polen, especialmente en los meses de invierno), *Cassuarina* spp. (semillas, que aunque en menor proporción, son consumidas especialmente en primavera y verano) y el consumo de frutos de *Ficus microcarpa hillii*, *Glochidium ferdinandi* (Fam. Phyllantaceae) y de *Schinus molle* (Fam. Anacardiaceae) durante los meses de verano.

Endersby, 2005, observa a esta especie alimentándose de insectos (exudados de Psyllidos) y afirma que el 13% de los ejemplares observados comían los lerps de las hojas de *Eucalyptus calmadulensis*. Estos productos, ricos en carbohidratos simples pueden ser unos perfectos sustitutos del néctar en determinadas épocas del año.

Los estudios de Tracey *et al*, 2007 muestran una preferencia por el néctar y polen de varias especies nativas tales como: *Corymbia ficifolia*, *Eucalyptus globulus*, *E. miniata*, *E. pilularis*, *Callistemon*, *Melaleuca*, *Banksia* y *Castanospermun australe*. Pero también explotan el néctar producido en los campos de cultivo de mango, manzana, ciruela, cereza, nectarina, pera, cítricos, albaricoque y uvas. De estos mismos cultivos aprovecha también sus frutas. De entre las especies nativas, destacamos el consumo de frutos de *Ficus*, *Acmena smithii*, *Cinnamomum caphora* y *Calytrix* spp. Además constata el consumo de semillas de *Cassuarina* spp., *Pinus* spp., *Lantana camara* y *Solanum* spp..

Sólo ocasionalmente, ataca cultivos de maíz y sorgo y en los cultivos de nueces, los loris arco iris van a atacar sus brotes, yemas y flores, pero no sus semillas.

Cannon, ya en 1979, estimó una ingesta equivalente al 38-47% de su peso corporal cuando se alimentan de una dieta muy diluida, lo que equivaldría a un 8-10% de solutos respecto a su peso corporal. Estimó además que un lori mantenido en cautividad requería de unos 230 KJ/día (con una eficacia de aprovechamiento del 89%).

Estudios para evaluar la digestibilidad del polen por Brice et al, 1989 han obtenido unos resultados sorprendentes, estimando por un lado, la menor digestibilidad del polen (tanto de *Eucalyptus* como de *Prunus*) en adultos (4,5-6,6% y 12,9% respectivamente) que en pichones (26% y 12,3% respectivamente) de lori arco iris y por otro lado que estos bajos porcentajes de digestibilidad son menores que los encontrados para especies puramente granívoras como las carolinas (*Nymphicus hollandicus*) (18,1% para los adultos, y 38% para sus pichones). Con estos resultados se podría concluir que el polen no constituye una fuente significativa tanto de Energía como de Proteínas para esta especie. Aunque sin duda, es al menos discutible si contrastamos estos datos con los obtenidos en libertad, y teniendo en cuenta que estos resultados han podido arrojar unos porcentajes de digestibilidad menores, al haber sido congelado el polen para su almacenamiento antes de dichos estudios…

En 2001, Frankel y Avram, estudiaron los requerimientos de proteínas en la dieta de esta especie y obtuvieron algunas interesantes conclusiones a tener en cuenta:

- tienen una pérdida de Nitrógeno endógeno mucho más baja que otros nectarívoros y unos requerimientos de Nitrógeno para mantenimiento mucho más altos, por tanto esto se puede deber a un bajo poder de digestibilidad de las proteínas. Estimó para las proteínas del huevo, un poder de digestibilidad del 13% y para la proteína de polen, de tan solo un 4,5%;
- comparando el polen de eucalipto y el huevo, concluye diciendo que en el huevo, hay menos aminoácidos como Prolina e Histidina y por tanto no es una buena fuente de proteína para los loris (esto puede ser extrapolable al resto de especies) a pesar de gozar de mayor digestibilidad que el polen;
- estima unas necesidades de Nitrógeno/día de unos 8 mg, de manera que para satisfacer sus necesidades proteicas, bastarían 5-6 gramos de polen (seco) al día (8,6% de Proteína/día) y que con 150-200 ml de néctar comercial/día, se estarían cubriendo tan solo el 30% de sus requerimientos diarios. No obstante los porcentajes serán siempre relativos a la cantidad y tipo de nutrientes contenidos, capacidad de digestibilidad, etc...por lo que en función del tipo de alimento estos porcentajes pueden ser incluso mayores.

Low, 1998, recoge en su libro el hallazgo de restos de escarabajos en estómagos de loris arco iris en el área de Sydney.

Mettke-Hofmann *et al*, 2004, basados en la importancia relativa de los diferentes alimentos para diferentes especies, estimaron unos porcentajes en su dieta de:

- 25% néctar;
- 25% polen;
- 25% frutas;
- 3,6% botones florales;
- 3,6% bayas;
- 3,6% semillas de herbáceas;
- 3,6% semillas de especies arbóreas;
- 3,6% hojas;
- 3,6% brotes;
- 3,6% insectos.

Experiencias en cautividad sobre sus preferencias alimentarias que recogen a los miembros de este primer grupo, muestran mayor consumo de néctar y frutas, pero también aceptan de buen grado todo tipo de vegetales, flores, semillas y germinados.

Recomendaciones para elaborar dietas en cautividad: *T. ornatus*, *T. haematodus*, *T. euteles*, *T. flavoviridis*, *T. rubiginosus*

- insectos;
- semillas;
- germinados;
- flores/polen;
- macedonia de frutas;
- néctar (ración de néctar: 20% peso corporal).

ración de alimento seco: 10-12,5% peso corporal	ración de alimento blando: 17,5% peso corporal
-polen -arroz/pasta hervidos -semillas cereales remojadas -leguminosas germinadas -insectos: pasta de y/o con huevo	-principalmente frutas jugosas, pero también vegetales carnosos y de hoja verde

Podemos considerar, en el <u>segundo grupo</u> a la siguiente especie, que se va a comportar mucho más dependiente del nectarivorismo, que el resto en su género.

Trichoglossus chlorolepidotus, lori escuamiverde

De nuevo Cannon, 1984, en sus estudios describe para esta especie y a diferencia de la anterior, la explotación de unas 25 especies vegetales (de las que tan solo 15 son realmente importantes en su dieta, con un consumo del:

* 99% flores (néctar/polen);
* 1% frutos, semillas, brotes, insectos, etc…

9 especies de *Eucalyptus* sp. suponen el 71% de su dieta, de las cuales, tan solo dos suponen ya más del 50% de la misma (*E. pilularis* y *E. tereticornis*) otras especies vegetales que tienen peso importante serían: *Callistemon*, 7,8% y *Melaleuca*, 10,2%.

Endersby, 2005, reporta a esta especie como consumidora de exudados de Psyllidos, pero no podemos cuantificar la importancia relativa en su dieta.

Más tarde, los estudios de Tracey *et al*, 2007, los describen como principalmente nectarívoros, explotando prácticamente el mismo abanico de especies descrito por Cannon, 1984, a los que se añaden ahora especies introducidas y cultivadas por el hombre. Entre los frutos nativos consumidos podemos destacar los de *Ficus* sp., *Notothixos cornifolius* y *Celtis paniculata* y *Cinnomomum camphora*.

Recomendaciones para elaborar dietas en cautividad: *T. chlorolepidotus*

* insectos;
* semillas;
* germinados;
* flores/polen;
* macedonia de frutas;
* néctar (ración de néctar: 25% peso corporal).

ración de alimento seco: <5% peso corporal	ración de alimento blando: 20% peso corporal
-polen -arroz/pasta hervidos -semillas cereales remojadas -leguminosas -insectos: pasta de y/o con huevo, ocasionalmente	-principalmente frutas jugosas

Y debemos hacer una última distinción, un tercer grupo, dentro de *Trichoglossus*, para abordar las diferentes necesidades basadas en su diferente comportamiento alimentario para la siguiente especie.

Trichoglossus johnstoniae: lori de Mindanao o de Mount Apo

Aunque apenas hay información disponible sobre su comportamiento en libertad, salvo que han sido observados alimentándose de néctar de algunas especies sin identificar o las observaciones del ornitólogo alemán Heinrich Bregulla, alimentándose de semillas de girasol salvajes. Las preferencias que muestran en cautividad son muy diferentes a las de la mayoría de los loris. Siendo los ítems más consumidos las semillas, vegetales carnosos y germinados y las frutas, por encima del néctar y los vegetales verdes, sin apenas nada de aceptación ante el ofrecimiento de flores como alimento.

Por tanto y a la espera de poder profundizar más en el estudio de esta singular especie, deberemos tener estas consideraciones en cuenta para confeccionar sus dietas en cautividad.

Recomendaciones para elaborar dietas en cautividad: ***T. johnstoniae***

* flores/polen;
* néctar (ración de néctar: 10% peso corporal);
* germinados;
* macedonia de frutas;
* semillas.

ración de alimento seco: 15% peso corporal	ración de alimento blando: 10% peso corporal
-polen -arroz/pasta hervidos -semillas cereales remojadas -leguminosas	-principalmente frutas jugosas y vegetales carnosos

GENUS PSITTEUTELES

De este género de pequeños loris, por desgracia sabemos muy poco, pero y hasta que los estudios de campo avancen a favor de estas especies, podríamos distinguir unas necesidades diferentes entre *Psitteuteles iris* (antes recogida en el género *Trichoglossus*) y las otras dos, *P. versicolor* y *P. goldiei.*

De las dos últimas, sabemos por ejemplo que *P. versicolor* (lori versicolor) ha sido observado alimentándose de polen y néctar de varias especies de *Eucalyptus*, pero también sobre *Melaleuca leucodendron, Cochlospermum heteronemum, Bauhinia* y *Grevillea pteridifolia.* Acerca de *P. goldiei* (lori de goldie) han sido reportadas alimentaciones sobre las flores de *Elaeocarpus, Poikilospermum, Eucalyptus, Grevillea* y *Dimorphanthera* sin explotar otros ítems, salvo lerps de Psyllidos que puedan ser una fuente importante que provoque sus incursiones en los bosques de Casuarinas.

Basándonos únicamente en lo poco que conocemos acerca de su comportamiento en la naturaleza, podríamos confeccionar dietas para estas dos especies de la misma manera que lo haríamos, por ejemplo para *T. chlorolepidotus* (ver dieta propuesta).

Sin embargo, y en contraste con sus parientes más cercanos, las observaciones en cautividad para la especie *P. iris* (lori iris) muestran unas preferencias mucho más marcadas sobre las semillas, frutas y alimentos germinados, que sobre el néctar y los alimentos verdes, y no sobre las flores ofrecidas. Por tanto, podríamos, en base a esto, confeccionar el mismo tipo de dieta que lo haríamos para *T. johnstoniae* (ver dieta propuesta).

En cualquier caso, dietas intermedias entre las anteriores (predominantemente nectarívoras y predominantemente granívoras respectivamente), como la propuesta para la mayoría de los *Trichoglossus*, pueden resultar perfectamente válidas para esta especie y por tanto, y a la espera de la adquisición de más conocimientos, opto por ésta última, como dieta de elección.

GENUS LORIUS

Sobre el género *Lorius* se dispone una vez más, de poca información sobre sus costumbres alimentarias en libertad.

Para la especie *Lorius garrulus* (lori garrulo) ha sido reportado el consumo de néctar y polen de varias especies de árboles así como de *Cocos nucifera* en plantaciones, especialmente durante la estación seca (Lambert, 1993)

Respecto a *Lorius domicella* (lori damisela), se conoce el consumo de los frutos (y semillas) de Rattán (*Calamus* spp., Fam. Aracaceae).

De *Lorius lory* (lori tricolor o de cabeza negra) se conoce su consumo de flores (néctar y polen) de diversas especies como *Syzygium*, *Freycinetia*, *Schefflera*, así como el consumo de frutos y pequeños insectos (sin identificar).

El lori ventrivinoso (*Lorius hypoinochrous*) ha sido observado alimentándose de los frutos de *Antidesma gaisambulla* (Fam. Phyllanthaceae) y flores de *Plerandra/Schefflera*, así como de botones florales y frutos cuando están muy pequeños, en cocoteros.

Marsden y Pilgrim, 2003, anotaron un consumo de flores de *Cocos nucifera* (Fam. Palmaceae, n= 5), *Cryptocarya* sp. (Fam. Lauraceae, n= 1), *Eucalyptus deglupta* (Fam. Myrtaceae, n= 8) y frutos de *Ficus sepicana* (Fam. Moraceae, n= 1) durante sus estudios.

El lori de nuca blanca (*Lorius albidinuchus*) se alimenta de frutos y flores de la palmera de aceite salvaje, aunque han sido observados también alimentándose en el sotobosque (sin especificar).

Del lori acollarado, o de collar amarillo (*Lorius chlorocercus*) ha sido reportado el consumo tanto de polen, néctar y frutos, como de pequeñas semillas e incluso polillas (Lepidopterae).

Aunque las observaciones en cautividad no muestran preferencia por el consumo de las semillas, si lo hacen sobre los germinados y las flores, pero especialmente su consumo preferente es de néctar y frutas.

Recomendaciones para elaborar dietas en cautividad:

- insectos;
- semillas;
- flores/polen;
- germinados;
- macedonia de frutas;
- néctar (ración de néctar: 15% peso corporal).

ración de alimento seco: 10% peso corporal	ración de alimento blando: 12,5% peso corporal
-polen -arroz/pasta hervidos -semillas cereales remojadas -leguminosas -insectos, pasta de y/o con huevo, ocasionalmente	-principalmente frutas jugosas

GENUS PHIGYS

Phigys solitarius

Del lori solitario tan sólo se conoce el consumo de flores de *Cocos nucífera*, *Erythrina indica* y *Spahodea campanulata* gracias a los estudios de Kretzschmar, 1995.

Hay reportes además del consumo de frutos en cultivos de *Mangifera indica* (Fam. Anacardiaceae) y *Annona muricata* (Fam. Annonaceae). Pero desconocemos si además consumen otros ítems alimentarios.

Recomendaciones para elaborar dietas en cautividad:

- semillas;
- flores/polen;
- macedonia de frutas;
- néctar (ración de néctar: 25% peso corporal).

ración de alimento seco: <1% peso corporal	ración de alimento blando: 25% peso corporal
-polen -arroz/pasta hervidos -semillas cereales remojadas	-principalmente frutas jugosas

GENUS VINI

Vamos a considerar a todas las especies de este género como una única unidad para enfrentarnos a la elaboración de sus dietas en cautividad.

Respecto a los estudios de campo, podemos destacar casi el único que a nivel cuantitativo se ha estimado para la especie *Vini stepheni* (Lori de Stephen) por Trevelyan, 1995. Trevelyan describe su dieta a base de néctar, polen, frutos y larvas.

Las observaciones entre enero y marzo del 92, recogen los siguientes porcentajes:

*   48,1% flores de *Scaveola serícea*;
*   27,8% larvas de lepidópteros (de los esporangios de Helechos *Phymatosmorus*);
*   22,2% flores de *Timonius polygamus* (masculinas);
*   1,9% frutos de *Eugenia rariflora.*

Hay consumo además de néctar y/o polen de muy diversas especies: *Cyclophyllum* sp., *Xylosma suaveolans, Thespesia populnea, Cordia subcordata, Psydrax* sp., *Senecio* sp., *Cocos nucifera* y *Pandanus speciosa.*

Consumo además de frutos de *Nesoluma st-johniunum, Guettardia speciosa* y *Timonius polyganus*, así como el jugo de las hojas de *Caesalpina* sp.

Pero fueron excluidos en la cuantificación de las observaciones, al estimar la menor importancia para su dieta, sin embargo, evaluaron el porcentaje de Sacarosa contenido en el néctar de las dos principales especies consumidas, detectando un 9,4% en *Timonius* y un 16% en *Scaveola* (produciendo esta última además un mayor volumen de néctar, lo que explica su mayor explotación).

Es destacable el alto porcentaje en el consumo de larvas de lepidópteros, pero es posible que sea puntualmente alto en esta época del año, de cara a prepararse para la estación reproductora, cuyo diagnóstico preciso no ha podido ser concretado con exactitud para esta especie, por lo que deberemos ser cautos en la valoración real de este porcentaje respecto al total de su dieta anual.

Respecto al resto de especies, no disponemos de estudios cuantitativos, pero si han sido descritos (a nivel cualitativo) los consumos de numerosas especies de flores (néctar y polen) así como de frutos tanto de especies nativas como cultivadas. Respecto al consumo de frutos por estas especies, encontramos un denominador común y es que la inmensa mayoría de ellos son frutos o muy jugosos o de pulpa muy blanda y por lo tanto deberemos tener en consideración este detalle de cara al ofrecimiento de según que variedades de frutas, en las dietas en cautividad.

Sabemos por ejemplo, gracias a McCormack y Künzlé, 1996, que *Vini kuhlii* (lori de Kuhl o de Rimatara) se alimenta de 12 especies de plantas en flor de las que destacan por importancia: *Inga vera, Casuarina equisetifolia* y *Praserianthes (Albizia) falcataria*, entre otras especies como *Musa* spp., *Mangífera indica, Ceiba petandra, Cocos nucifera* e *Hibiscus rosa-sinensis*. Pero gracias a sus estudios se han descrito consumos de semillas, como las de los frutos de *Cassuarina equisetifolia*, o la de hojas y tallos de *P. falcataria* y *Ceiba petandra.*

Ha sido reportado también, el consumo de insectos hemípteros y sus larvas para *Vini ultramarina* (lori de Ultramar).

En cautividad, las especies de *Vini*, muestran una mayor preferencia por el consumo de néctar que por el de frutas y flores, pero no parecen aceptar bien otros tipos de alimentos.

Recomendaciones para elaborar dietas en cautividad:

- semillas;
- insectos;
- flores/polen;
- macedonia de frutas;
- néctar (ración de néctar: 25% peso corporal).

ración de alimento seco: <1% peso corporal	ración de alimento blando: 25% peso corporal
-polen -arroz/pasta hervidos -semillas cereales remojadas -semillas de *Cassuarina* -insectos	-principalmente frutas jugosas, blandas

GENUS GLOSSOPSITTA

Durante mucho tiempo se pensó que su dependencia alimentaria del polen era extremadamente alta, muy por encima incluso del néctar y otras fuentes de alimento.

Se pensó esto, en gran parte, seguramente gracias al trabajo de Churchill y Christensen, 1970, para la especie *Glossopsitta porphyrocephala* (Lori de Coronilla Púrpura) en el que afirmaban que el principal alimento en su dieta era el polen de Karri, *Eucalyptus diversicolor*. La composición del polen de esta especie de Eucalipto es de:

* 26% proteínas;
* 30% hidratos de carbono;
* 5% grasas.

Estimaron un consumo de 4,8-5 gr polen/día (supone la recolección de unas 500 flores) para suplir su TMB estimada de 8,0 Kcal./día.

Sin embargo reportaron también el consumo de néctar de esta misma especie de eucalipto, que es recolectado especialmente durante los meses más húmedos de su floración. El néctar de karri contiene sacarosa, glucosa, fructosa y melobiosa y coincide su consumo con el de polen (por tanto no lo utilizan como sustitutivo). Con una concentración de azúcares del 25%, estimaron un consumo de 8,1 gr de néctar/día para satisfacer sus requerimientos basales.

Aunque habían sido reportados anteriormente, el consumo de flores (néctar y polen) de muy diversas especies de *Eucalyptus*, los autores demostraron, constataron, la dificultad de tomar néctar para esta especie y por tanto, apoyaba su hipótesis de no dependencia de esta fuente de alimento como sustento principal.

Más tarde, Hopper y Burbridge, 1979, describen el consumo tanto de néctar como de polen de *E. buprestlum* que posee flores pequeñas (similares a las de *E. diversicolor*), pero empleaban mucho menos tiempo por flor que lo descrito por Churchill y Christensen. Esto hizo pensar que si podrían satisfacer sus necesidades a base de néctar de otras especies distintas a *E. diversicolor*. Una vez más, reforzaron su hipótesis reportando el consumo de otras flores de diversidad de especies distintas de eucaliptos, por la que la dependencia de *E. diversicolor* no era tal para la especie, y solo en el caso en el que utilizan esta especie de eucalipto, sería soportable la hipótesis de los autores anteriores.

Sin embargo, no es hasta los trabajos de Hopper, 1980, en los que se confirma que se alimentan tanto de néctar como de polen de *E. occidentalis*, sin mostrar preferencia por uno u otro y por tanto queda discutido su dependencia por el polen en su alimentación. Tomaban el polen de botones suficientemente maduros, pero tomaban el néctar de las flores abiertas, en el fondo de su copa central, ignorando el polen de las anteras.

Respecto a *Glossopsitta concinna* (lori almizclero), Tracey *et al*, 2007, describen la alimentación para esta especie a base de néctar, principalmente de eucaliptos, entre ellos: *E. calmadulensis*, *E. robusta* y *E. sideroxylon* y en menor medida *E. clodocalyx* y *E. leucoxylon*. En menor medida explotan el néctar de especies como *Angophora* spp., *Callistemon* spp., *Banksia* spp., *Grevillea* spp. y *Melaleuca* spp.

Además, polen, botones florales, pequeñas semillas e incluso insectos son también consumidos.

Aunque es más frecuente que se alimenten por la mañana, es también habitual que lo hagan durante varias veces más a lo largo del día.

Se acercan a los cultivos, donde provocan daños por el consumo de frutos maduros de manzana, peras, melocotón, nectarinas, cerezas, albaricoques, nísperos, ciruelas y uvas, y en mucha menor medida en los cultivos de sorgo, maíz y trigo.

De *Glossopsitta pusilla* (lori de cara roja) se ha reportado el consumo de polen, néctar y botones florales de *Eucalyptus* sp., *Melaleuca* y *Xanthorrhoea*, flores y jugos de muérdagos como *Amyema cambagei* y *A. gaudichandi*, bayas de *Loranthus* y frutos de *Eriobotrya japonica* (Fam. Rosaceae).

Las observaciones de preferencias en cautividad reflejan su dependencia del néctar, aceptándolo considerablemente mejor que las frutas y las flores ofrecidas, de manera bastante similar a lo que ocurría con *Vini*.

Recomendaciones para elaborar dietas en cautividad:

- semillas;
- macedonia de frutas;
- flores/polen;
- néctar (ración de néctar: 25% peso corporal).

ración de alimento seco: 5% peso corporal	ración de alimento blando: 20% peso corporal
-polen -arroz/pasta hervidos -semillas cereales remojadas	-principalmente frutas jugosas, blandas

GENUS CHARMOSYNA

De este género, de numerosas especies (14), apenas hay estudios cuantitativos, aunque hay numerosos reportes de las diferentes especies que utilizan para alimentarse.

Los loris del género *Charmosyna* se van a alimentar fundamentalmente del néctar y el polen de las flores de muy diversas especies tales como: *Eucalyptus* sp., *Metroxylon* sp., *Erythrina* sp., *Metrosideros* sp., *Syzygium* sp., *Mearnsia* sp., *Cocos* sp., *Dimorphanthera* sp., *Poikilospermum* sp., *Castanopsis* sp., *Elaeocarpus* sp., *Schefflera* sp., *Melicope* sp., *Spondias* sp., *Sterculia* sp…

También aunque en menor medida de frutos blandos y/o bayas de especies como *Ficus* sp., *Schefflera* sp. epífitas y otros no especificados.

Hay reportes también sobre el consumo de líquenes y musgo, así como de semillas inmaduras de *Casuarina* sp. para *C. placentis*. Y sobre el consumo de pequeñas semillas e insectos (tanto adultos, como larvas de polillas) para *C. papou*.

Las observaciones de Marsden y Pilgrim, 2003, para *C. rubrigularis* y *C. placentis*, aunque escasas, dejaron constancia la preferencia en su alimentación sobre flores de la Familia Myrtaceae sobre otras como Palmae, Sterculiaceae y Anarcardiaceae, aunque son también consumidas.

Mettke-Hofmann *et al*, 2004, basados en la importancia relativa de los diferentes alimentos para diferentes especies, estiman los porcentajes en las dietas de 3 especies de este género en las siguientes proporciones:

Charmosyna josephinae

*   25% néctar;
*   25% polen;
*   6,2% botones florales;
*   25% frutos;
*   6,2% semillas de árboles;
*   6,2% brotes/yemas;
*   6,2% insectos.

Charmosyna papou

*   25% néctar;
*   25% polen;
*   5% botones florales;
*   25% frutos;
*   5% bayas;
*   5% semillas de árboles;
*   5% brotes/yemas;
*   5% insectos.

Charmosyna pulchella

*   25% néctar;
*   25% polen;

- 12,5% botones florales;
- 25% frutos;
- 12,5% insectos.

En cautividad, las observaciones sobre las preferencias para *Charmosyna* sp., muestran una clara tendencia a mayor aceptación de néctar y frutas, pero aceptan de buen grado también flores y alimentos verdes.

Agruparemos a todos los miembros del género para la confección de las dietas en cautividad, sabiendo que se puede ajustar a nivel específico aún más el modelo propuesto.

Recomendaciones para elaborar dietas en cautividad:

- insectos;
- semillas;
- germinados;
- flores/polen;
- macedonia de frutas;
- néctar (ración de néctar: 20% peso corporal).

ración de alimento seco: 10-12,5% peso corporal	ración de alimento blando: 17,5% peso corporal
-polen -arroz/pasta hervidos -semillas cereales remojadas -leguminosas germinadas -insectos: pasta de y/o con huevo	-principalmente frutas jugosas, pero también vegetales carnosos y de hoja verde

GENUS OREOPSITTACUS

Oreopsittacus arfaki

De los pequeños loris bigotudos, apenas conocemos su consumo de néctar (y posiblemente polen) de *Dimorphanthera cornuta*, flores y frutos de *Schefflera*, y algunas bayas.

Sin embargo en cautividad, muestran una preferencia marcada por el consumo de néctar y alimentos verdes (vegetales), aceptando con agrado algunas frutas y flores, sobre las semillas y germinados que normalmente no son aceptados.

Recomendaciones para elaborar dietas en cautividad:

- semillas;
- flores/polen;
- macedonia de frutas;
- néctar (ración de néctar: 25% peso corporal).

ración de alimento seco: <1% peso corporal	ración de alimento blando: 25% peso corporal
-polen	-principalmente frutas jugosas y vegetales verdes
-arroz/pasta hervidos	
-semillas cereales remojadas	

GENUS NEOPSITTACUS

En este género, aunque con similitudes alimentarias entre ellos y que los diferencian bien del resto de los loris, deberemos distinguir entre ambas especies.

Neopsittacus musschembroekii

El lori de Musschenbroek, de pico amarillo o montano grande, presenta un pico mucho más poderoso, más robusto, que el de sus congéneres lo que nos invita a pensar que su dieta no dependa tanto del nectarivorismo, como de la explotación de otras fuentes de alimento más duras, como las semillas y los insectos.

Las experiencias de campo parecen confirmar estas suposiciones, ya que se han reportado para esta especie, el consumo de frutos de *Schefflera* así como otras frutas, bayas, pequeñas semillas duras, polillas y lerps (encontrados en contenidos estomacales), además de flores de *Eucalyptus* sp. y de otras especies vegetales a nivel del suelo.

En cautividad, parecen confirmarse todas estas suposiciones gracias a varias experiencias de Rosmary Low, que describe como aceptan rápidamente en su alimentación, larvas de *Galleria mellonella* (Lepidoptera) ejemplares que no tenían conocimiento previo de este alimento (a diferencia de otras especies que las ignoran). El desarrollo de su pico podría estar explicado por la necesidad de obtener larvas perforadoras bajo la corteza de los árboles y ramas. La forma que tienen estos loris de tratar las ramas que les son ofrecidas como enriquecimiento, parece confirmar esta teoría.

Sus preferencias alimentarias en cautividad, una vez más parecen confirmar lo que hasta ahora venimos defendiendo para esta especie: un mayor consumo de semillas, por encima del néctar, frutas, germinados, flores y vegetales, así y tal y como ya hemos mencionado una aceptación rápida y gustosa de larvas de insectos.

Recomendaciones para elaborar dietas en cautividad:

* flores/polen;
* néctar (ración de néctar: 10% peso corporal);
* germinados;
* macedonia de frutas;
* insectos;
* semillas.

ración de alimento seco: 15% peso corporal	ración de alimento blando: 10% peso corporal
-polen -arroz/pasta hervidos -semillas cereales remojadas -leguminosas germinadas -insectos	-principalmente frutas jugosas, blandas

Neopsittacus pullicauda

El lori de pico naranja o montano chico, presenta un pico menor que su congénere, pero lo suficientemente robusto para explotar casi los mismos recursos.

En el campo, esta especie parece ser más nectarívora que la anterior, recurriendo a flores de las mismas especies que la anterior, y además semillas de los conos de gimnospermas como *Papuacedrus pauanus* (Fam. Cupressaceae) y bayas jugosas de *Sericolea pullei* (Fam. Elaeocarpaceae).

Mettke-Hofmann *et al*, 2004, basados en la importancia relativa de los diferentes alimentos para diferentes especies, estiman los porcentajes para ésta, de la siguiente manera:

- 20% néctar;
- 20% polen;
- 10% botones florales;
- 20% frutos;
- 10% bayas;
- 20% semillas de árboles.

Como podemos observar, a pesar de que las semillas suponen un porcentaje mucho más alto que para el resto de los loris, tal y como ocurre con *N. musschembroekii*, no hay evidencias de que utilicen insectos y derivados como fuentes de alimentación y por tanto y de nuevo a la espera de nuevas investigaciones, lo tendremos en cuenta en la elaboración de sus dietas.

Recomendaciones para elaborar dietas en cautividad:

- semillas;
- flores/polen;
- macedonia de frutas;
- néctar (ración de néctar: 15% peso corporal).

ración de alimento seco: 10% peso corporal	ración de alimento blando: 15% peso corporal
-polen -arroz/pasta hervidos -semillas cereales remojadas	-principalmente frutas jugosas, blandas

FAMILIA PSITTACIDAE
SUBFAMILIA PSITTACINAE
TRIBU: PSITTIRICHADINI

PSITTICHAS FULGIDUS

Sobre el loro de Pesquet o loro aguileño, podemos destacar diversas adaptaciones morfológicas a una dieta estrictamente frugívora, ya descritas por Homberger, 1981:

- glándulas salivares muy grandes con un número elevado de aperturas, para garantizar la lubricación del gran "bocado" y facilitar su deglución (el loro de Pesquet, no "mastica" la fruta, sino que arranca grandes trozos que son empujados con la lengua);
- lengua grande, amplia, con alas muy carnosas que usan para empujar el "bocado" hacia la entrada del esófago;
- paladar duro (córneo) con una superficie lisa muy plana, así como la zona de transición hacia el paladar blando, lo que facilita la deglución de este gran "bocado";
- pico largo y muy proyectado anteriormente, lo que favorece una gran apertura, ventajosa para la toma de grandes porciones al interior del pico;
- carencia de plumas o muy reducidas, en la cabeza, especialmente alrededor de la región del "rictus" y la base del pico, lo que supone una ventaja higiénica por la alimentación jugosa en general y por la costumbre de introducir la cabeza incluso en el interior de algunas especies de higos especialmente grandes.

Homberger, recoge ya en su trabajo la dificultad o imposibilidad de inducirlos a alimentarse de semillas en cautividad, ya sean éstas secas, verdes o germinadas.

Pryor *et al*, 2001, analiza los bajos requerimientos de proteína en su dieta en laboratorio, concluyendo que sus requerimientos son muy bajos, en torno a tan solo un 3,2% de proteína. Analiza además y describe, como principales adaptaciones al frugivorismo estricto:

- una alta tasa de ingestión de alimentos (frutas), estimada para el Pesquet cerca del 25% de su Peso Corporal.
- tiempos cortos de retención intestinal (tránsito rápido): el Loro de Pesquet, tiene intestinos largos, pero con muy largas microvellosidades a lo largo del intestino y la cloaca, lo que facilita una rápida absorción de nutrientes y por tanto, a pesar de la longitud de su intestino, se produce un tránsito suficientemente rápido, disminuyendo el tiempo de retención en el mismo;
- requerimientos bajos en proteínas: en el Loro de Pesquet, frugívoro estricto, el contenido de proteínas en la fruta es generalmente bajo. La ingesta de proteínas podría verse incrementada al ingerir tanto las semillas de los higos de los que se alimenta, como las avispas que los

parasitan, pero:
1. defeca las semillas sin digerir;
2. se duda de la ingestión de las avispas o su capacidad para la digestión total de las mismas, por tanto, contribuirían en muy poca proporción al porcentaje total de proteínas ingeridas.

Mack y Wright, 1998, describen la dieta en libertad para esta especie a base de muy pocas especies de *Ficus* sp. y ocasionalmente también de flores. Entre las flores consumidas, además de las de *Ficus* sp., flores de *Myrtaceous* e inflorescencias de *Freycinetia* (Pandanaceae). Además de los higos, consume otros frutos blandos como los mangos y los de los *Pandanus* trepadores.

Recogen además en sus trabajos experiencias en cautividad sobre la alimentación manual de pichones para esta especie, con las siguientes conclusiones:

*   pichones alimentados con papillas convencionales (normalmente altas en contenido proteico) se mueren;
*   pichones alimentados con dietas bajas en proteínas, sobreviven y se desarrollan correctamente.

Recomendaciones para elaborar dietas en cautividad:

*   ¿insectos?;
*   néctar/flores (ración de néctar: 5% peso corporal);
*   macedonia de verduras de hoja;
*   macedonia de frutas.

ración de alimento seco: 1% peso corporal	ración de alimento blando: 25-30% peso corporal
-insectos -suplemento de Ca	-principalmente higos y frutas jugosas, blandas -vegetales y frutas con alto contenido en vitamina K y Ca

Familia Psittacidae

Subfamilia Psittacinae

Tribu: Nestorini

NESTOR NOTABILIS

El largo pico de los keas, es una herramienta valiosa para la obtención de su alimento que les permite obtenerlo entre las grietas de las rocas entre otras fuentes. Además les va a permitir introducirlo hasta la copa de algunas flores de las que toman su néctar, así como excavar en el suelo en busca de raíces subterráneas.

Clark, 1970, describe con numerosas observaciones su dieta, basada en:

- frutos, 104 observaciones: principalmente de *Coprosma* sp. (Fam. Rubiaceae) y *Podocarpus nivalis* (Fam. Podocarpaceae);
- semillas, 12 observaciones: predominando las de *Aciphylla* sp. (Fam. Apiaceae);
- raíces suculentas, 18 observaciones: principalmente de *Celmisia* sp. (Fam. Asteraceae) y *Ranunculus insignis* (Fam. Ranunculaceae);
- hojas y brotes de hojas, 21 observaciones: de las que predominan *Nothofagus* sp., *Hebe* sp. y *Gentiana* sp.;
- flores, 29 observaciones: *Hastia* sp., *Celmisia* sp. y *Gentiana* sp.;
- plantas enteras, 8 observaciones: de *Ranunculus insignis* y *Ourisia* sp. (Fam. Scrophulariaceae);
- insectos, adultos y larvas, 9 observaciones: saltamontes (*Brachaspis collinus*).

Higgins, 1999, describe entre los ítems de su dieta, además, huevos y pichones de pardelas, carroñas de ovejas y restos de alimentos grasos (S/I) y Beggs y Mankelow, 2002, citan en dos ocasiones el consumo de ratones (*Mus musculus*), presumiblemente cazados por los keas en Sudden Valley, Arthur's Pass National Park.

Recomendaciones para elaborar dietas en cautividad:

- insectos;
- semillas;
- macedonia de partes subterráneas;
- macedonia de verduras de hoja;
- néctar/flores (ración de néctar: 5% peso corporal);
- macedonia de frutas.

ración de alimento seco: 8% peso corporal	ración de alimento blando: 15% peso corporal
-insectos -huevos -pinkies (crías de ratón que aún no tienen pelo) -semillas "Amazonas"	-frutas no demasiado jugosas -vegetales de hoja verde -partes subterráneas: bulbos, raíces y tubérculos

NESTOR MERIDIONALIS

Sobre el kaka, disponemos aún de más estudios sobre su alimentación. Su pico, de mayor robustez que *N. notabilis*, le va a permitir una mayor capacidad excavadora, tal y como reflejan los estudios de campo. Además es una de las pocas especies, junto a los loris y al periquito migrador (*Lathamus discolor*), que presenta una lengua modificada a modo de cepillo que lo capacita para la obtención del néctar de las flores.

Los estudios de Beggs y Wilson, 1987, para la especie nominal *N. m. meridionalis*, concluyeron con que empleaban el 33% de su tiempo de alimentación excavando en los troncos de *Nothofagus* sp., buscando larvas del escarabajo *Ochrocydus huttoni*. Estas larvas son muy energéticas y con un porcentaje de asimilación (digestibilidad) muy alto, en torno al 91%, a pesar del alto coste energético que supone su obtención (Más de 2 horas excavando una dura madera para obtener una sola larva). Esta ganancia final de energía tan pequeña (en ocasiones, incluso negativa) hace suponer que el coste energético se ve compensado por la obtención de otros nutrientes importantes como lo puedan ser, fundamentalmente las proteínas adquiridas o su composición en minerales…

Por tanto, es entendible que para compensar esta inversión de energía en la adquisición de estas larvas, se alimenten además de otros ítems tales como néctar, flores, semillas y frutos más económicamente energéticos en su obtención.

Otros reportes apuntan que el consumo de néctar de *Metrosideros umbellata* es una fuente importante en su alimentación y que el 60% de las observaciones en diciembre y enero, fueron sobre muérdagos en floración (*Peraxilla* sp.). Además la melaza excretada por los insectos *Ultraoelostoma assimile*. Más tarde, de nuevo Beggs y Wilson, 1991, estiman que el consumo de esta melaza es una importante fuente de energía durante el verano (obteniendo de ella, la mayor parte de su energía diaria) pero escasea durante el otoño (debido a las avispas introducidas que se alimentan también de ella, suponiendo una fuerte competencia que podría comprometer a la especie). Llegaron a la conclusión, que obtienen una gran cantidad de proteínas, pero apenas energía de las larvas y una gran cantidad de energía, pero apenas proteínas de la melaza, por tanto ambas fuentes de alimentación han de complementarse.

O'Donnell y Dilks, 1989, describen el consumo de sabia (un 64% de las observaciones en agosto) bajo la corteza, principalmente de especies de árboles de la familia Myrtaceae. Como una fuente importante de azúcares con alto valor energético y bajo contenido en proteínas, especialmente en el final del invierno y durante la primavera, cuando algunas fuentes de néctar pueden ser más escasas.

Los estudios de Moorhouse, 1997, para la subespecie *N. m. septentrionalis* en la Isla de Kapiti, describen el consumo de varias especies vegetales y de insectos. En dicho estudio predomina el consumo de invertebrados (larvas de insectos), que habitan en la madera o bajo la corteza de los árboles durante la mayor parte del año, pero las semillas de *Elaeocarpus dentatus* (Fam. Elaeocarpaceae), el néctar/polen de *Pseudopanax arboreus* (Fam. Araliaceae) y las semillas de *Beilschmiedia tawa* (Fam. Lauraceae) fueron estacionalmente importantes. En orden de importancia en consumo: larvas (coleópteros, lepidópteros y dípteros) > semillas > néctar/polen > frutos > savia > cochinillas.

Se cree que las hembras pueden detectar indicadores hormonales de producción de semillas en la savia que consumen, de esta manera podrían predecir la abundancia de semillas de cara a su reproducción para garantizar la supervivencia de los pichones, pero estudios en mayor profundidad son aún necesarios para dilucidar este interesante aspecto de su biología.

Winn y Holdaway, 2005, reportan la depredación de los Kakas sobre huevos de fringílidos (sin identificar) y que suponen una buena fuente tanto de energía como de proteínas, haciendo del consumo de huevos algo altamente rentable para ellos (en comparación con la obtención de larvas de escarabajos, etc…).

Recomendaciones para elaborar dietas en cautividad:

- macedonia;
- semillas;
- néctar/flores (ración de néctar: 10% peso corporal);
- insectos y alimentos de origen animal.

ración de alimento seco: 15% peso corporal	ración de alimento blando: 8% peso corporal
-insectos	-frutas no demasiado jugosas
-semillas "Amazonas"	-vegetales de hoja verde
-leguminosas	-partes subterráneas: bulbos, raíces y tubérculos
-huevos	

Familia Psittacidae
Subfamilia Psittacinae
TRIBU: STRIGOPINI

STRIGOPS HABROPTILUS

La incapacidad para volar del kakapo nos va a dar una idea fundamental acerca de sus fuentes de alimentación más habituales, aunque tienen una buena capacidad para trepar y optar por los alimentos ofertados en los estratos superiores del bosque, pero estos parecen suponer un porcentaje menor en su dieta. Así se demuestra en los diversos trabajos de campo realizados con esta especie.

Best, 1984, realizó un estudio muy detallado sobre su alimentación, del cual podemos sacar las siguientes conclusiones. Se alimenta de 25 especies vegetales, de las cuales, la mayor parte de su dieta la obtienen de partes subterráneas de las mismas.

Entre los consumos más frecuentes podríamos destacar, aunque hay variaciones tanto estacionales como anuales, por orden de importancia:

1. raíces y rizomas: durante todo el año, principalmente rizomas de *Lycopodium*, *Schizaea*, *Pteridium*, *Blechnum*, y raíces de *Phormium*, *Thelymitra*, *Carpha* y *Carex*;
2. partes subterráneas entre las raíces y los tallos emergentes: principalmente de *Dicranoloma*, *Oreobolus*, *Centrolepis*, *Astelia* y *Celmisia*;
3. tallos basales: de los helechos *Ctenopteris*, *Pteridium* y *Blechnum* y de la orquídea terrestre *Thelymitra*;
4. hojas, macollos y foliolos: foliolos de los helechos *Blechnum*, los extremos (puntas) de las hojas de *Dracophyllum*, *Juncus*, *Phormium*, *Carpha*, *Gahnia*, y *Carex*. Brotes de hojas de *Dracophyllum* y *Olearia* y hojas enteras de *Pseudopanax* y *Olearia*;
5. corteza de los tallos nuevos de las ramas de *Olearia*;
6. tallos de las flores de *Phormium*;
7. semillas de *Phormium* (Fam. Xanthorrhoeaceae) y *Gahnia* (Fam. Cyperaceae);
8. frutos de *Phormium* se ha evidenciado solo como ocasional a finales del verano.

Trewick, 1996, estudia la composición de su dieta analizando el contenido de las heces. Concluye con la confirmación de ingestión de alimentos de origen vegetal exclusivamente, principalmente de hojas. No hay aporte de alimentos de origen animal, ni si quiera para la crianza de los pichones como podría esperarse. El mayor porcentaje encontrado se corresponde con los alimentos que son suplementados dentro del Programa de Suplementación del Departamento de Conservación de la Isla, por lo que se confirma su importancia, tanto para adultos como para pichones. De los alimentos naturales, destaca la presencia de los helechos *Blechnum*, así como *Dracophyllum*, *Gahnia* y *Asrelia* están presentes en un 20-30% de las muestras de adultos. Las hojas de *Agathis australis* fueron las más frecuentes en las muestras de los pichones. Esta predominancia relativa, podría explicarse por la resistencia a la digestión de sus estructuras celulares, por encima de otros alimentos más blandos, que se habrían digerido antes de su evaluación, pero no tanto por su aporte nutricional, sin embargo, la baja tasa de incidencia encontrada en los adultos, hace pensar que puedan estar buscando determinados nutrientes que no han sido aportados por los alimentos suplementados artificialmente.

Observó ya, la alimentación en exclusiva en pichones de algunos nidos a base de hojas y frutos de *Dacrydium cupressinum*, lo que parecía corresponderse con las observaciones de campo por otros autores.

Bryant, 2006, estimó el requerimiento energético diario para ejemplares salvajes, estimando una media de 799 KJ/día, siendo mayor para los machos que para las hembras, lo que supone 1,4 x TMB de media, siendo el valor más bajo registrado para un ave adulta salvaje.

Los estudios de Atkinson y Merton, 2006, sobre su dieta en libertad, confirman su alimentación exclusivamente herbívora. En sus estudios, predominaron no obstante la alimentación de partes aéreas (hojas, tallos, frutos, etc…) sobre las subterráneas (rizomas, raíces…) lo que confirma que su dieta puede sufrir variaciones a lo largo de los años, adaptándose a la disponibilidad ambiental en cada momento (no solo a nivel estacional). Reporta además el consumo de néctar (flores) para varias especies tales como *Chinochloa* sp. y *Phormium* sp. así como el consumo de frutos suculentos de *Coprosma*, *Coriaria* spp., *Gaultheria*, *Pseudopanax*, etc…

En el mismo año, Butler, confirma una vez más su dieta exclusivamente herbívora, alimentándose de una variación mayor de especies vegetales (80), y describe como su pico está altamente especializado para la trituración y extracción de los nutrientes, reteniendo la fibra que es expulsada durante la "masticación" del alimento. Además sugiere, que son capaces de seleccionar tanto las partes de las plantas, como las plantas más nutritivas para su alimentación.

Constata la capacidad de esta especie para abrir semillas con cubiertas muy duras como las de *Podocarpus nivalis* y *Coprosma*.

Los porcentajes de proteínas de las partes de las plantas de las que se alimentan en fresco, varían entre 0,05% de las inflorescencias de *Phormium cookianum* y 5,28% de las semillas de *Chionoclhoa conspicua*, con una media de un 1,73% de proteína en alimentos con mucho contenido acuoso (alimentos de nutrientes diluidos), con una media de un 81,5% de agua. Lo que supone un porcentaje de proteína respecto a la materia seca de 7,10% de media en los análisis de las hojas de 4 especies distintas consumidas.

Tal y como hemos comentado anteriormente, una porción de los alimentos son expulsados durante la "masticación", el análisis comparativo de ambas porciones (ingerida y desechada) mostró un mayor contenido en fibra cruda en las porciones masticadas desechadas, por lo que muy poca fibra es realmente consumida. Todos los demás niveles de nutrientes en la porción desechada fueron menores con la excepción del extracto de nitrógeno libre, lo que indica que han sido aprovechados por el kakapo. El extracto de nitrógeno libre incluye la porción de carbohidratos no digeribles, como la lignina, por lo que gran parte de ésta, es expulsada en la porción masticada desechada, no ingerida.

James *et al*, 1991, determinaron la dieta de Kakapos adultos durante las épocas reproductoras (previo a la postura de huevos) y no reproductora estimando:

Estación/época reproductora	Estación/época no reproductora
proteína 5,9% (materia seca)	3,7% (materia seca)
lípidos 2,3% (materia seca)	3,8% (materia seca)

Varios estudios describieron una relación directa entre la reproducción del Kakapo y la fructificación de *Dacrydium cupressinum* (Conífera de la Fam. Podocarpaceae). Teniendo la evidencia de que los pichones eran alimentados casi en exclusiva (si no en exclusiva) a base de frutos y hojas de esta especie. Basándose en estos conocimientos, Cottam et al, 2006, procedieron al análisis tanto del contenido de los alimentos encontrados en buches de pichones de Kakapo como de los frutos de *Dacrydium cupressinum* encontrando que existe un gran paralelismo en las composiciones de ambos (con coeficientes de correlación significativos):

(materia seca)	alimento en buches	fruto entero	arilo verde	a. maduro semilla
Proteína	9,34% * 7,23%	7,17%	5,88%	9,10%
Lípidos	7,24%	10,90%	6,30%	12,82% 23,43%
Hidratos de Carbono	78,67% 77,69%	81,65%	78,47%	63,16%

*Siendo mayor durante los primero días del desarrollo y menor en los últimos días.

El contenido proteico es mayor que en otros alimentos utilizados por el Kakapo. Por tanto un incremento en el porcentaje de proteínas en su dieta es clave para su reproducción.

Un aspecto interesante a destacar en la composición de estos frutos es el gran ratio Ca:P entre 4,7:1 y 7,8:1. Mucho más alto que lo considerado normal para aves en crecimiento. La no aparición de problemas típicos por desequilibrios Ca:P en los pichones y la estimación de James et al, 1991, para los adultos de una relación 2,2:1 y 3,8:1 (en estación no reproductora y reproductora respectivamente) indican que esta especie tiene unos requerimientos naturales con mayor relación Ca:P tanto en adultos como en pichones en crecimiento que otras especies de aves.

Del mismo modo que para *C. cupressinum*, se ha encontrado relación directa entre la reproducción del kakapo y la fructificación de *Halocarpus biformis* (también de la Fam. Podocarpaceae, conífera). Kirk *et al*, 1993, describen un desarrollo evidente del buche, proventrículo y molleja, sin desarrollo aparente del ciego, por tanto, con el fin de obtener importantes cantidades de energía a partir de la fracción de carbohidratos no digeribles de los frutos de *C. cupressinum*, el kakapo debería tener adaptaciones anatómicas en su digestivo para facilitar la fermentación, cosa que no ocurre. Como tampoco parece existir (a falta de estudios en mayor profundidad) una evidente actividad enzimática (celulasa, hemicelulasa y lignasa). Por tanto se cree que el buche muy desarrollado y el hecho de que la molleja es mucho mayor que el proventrículo podrían tratarse de una adaptación intestinal a una dieta con alto contenido en fibra.

Con el fin de obtener suficiente energía y nutrientes de una dieta con un contenido del 55% de carbohidratos no digeribles (como es el caso del kakapo), tendrían que consumir grandes cantidades de vegetación, sin embargo la posesión de modificaciones en su lengua: con un lóbulo queratinizado, que se ajusta perfectamente al paladar, y una prominente almohadilla faríngea hacen que estén adaptados para moler y exprimir los jugos de la materia vegetal, desechando la porción fibrosa tal y como describieron entre otros, Gray y Butler.

Recomendaciones para elaborar dietas en cautividad:

*   semillas;
*   néctar/flores (ración de néctar: 5% peso corporal);
*   coníferas;
*   macedonia de verduras.

ración de alimento seco: 5% peso corporal	ración de alimento blando: 20% peso corporal
-semillas "Carolinas" -leguminosas -semillas y frutos de coníferas -muesly -suplemento extra de Ca	-predominancia de las verduras frente a las frutas -vegetales de hoja verde -partes subterráneas: bulbos, raíces y tubérculos -tallos

FAMILIA PSITTACIDAE

SUBFAMILIA PSITTACINAE

TRIBU: MICROPSITTINI

GENUS MICROPSITTA

Hay que tener en cuenta, por un lado su reducido tamaño (entre 8-10 cm. y 11-17 gr de peso) que les va a dejar sin posibilidades de alimentarse de muchos tipos de alimento. Presentan un pico bastante robusto en proporción a su tamaño, por lo que tendrán bastantes limitaciones para acceder a semillas de determinados grosores, sin embargo esta robustez relativa les va a permitir destrozar las cortezas de los árboles en busca de su alimento como veremos a continuación.

De los conocidos como loritos pigmeos, no se dispone de trabajos exhaustivos en libertad. No obstante, si revisamos la bibliografía sobre las 6 especies conocidas, encontraremos algunos denominadores en común que se van a repetir en todos ellos.

Es común en todos ellos, el consumo de hongos, líquenes y musgos que obtienen o bien de la superficie de troncos y ramas de los árboles, o bien bajo la corteza de los mismos.

En contenidos estomacales, han encontrado pequeñas semillas descascarilladas sin identificar y en algunos de ellos, restos de insectos, probablemente termitas, que habitan en o bajo la corteza que picotean.

Además, y aunque se ha encontrado en menor proporción, han sido encontrados en alguna especie, restos de flores y néctar y pulpas jugosas de algunos frutos.

Recomendaciones para elaborar dietas en cautividad:

- insectos;
- néctar/flores (ración de néctar: 5% peso corporal);
- semillas;
- macedonia de frutas;
- macedonia de verduras.

ración de alimento seco: 10% peso corporal	ración de alimento blando: 15% peso corporal
-semillas "Periquito"	-predominancia de las verduras frente a las
-muesly	frutas
-insectos, larvas	-vegetales de hoja verde
	-tallos
	-algas

FAMILIA PSITTACIDAE

SUBFAMILIA PSITTACINAE

TRIBU: CYCLOPSITTACINI

GENUS CYCLOPSITTA, PSITTACULIROSTRIS Y BOLBOPSITTACUS

Poco conocemos una vez más acerca de estas especies denominadas como Loritos de la Higuera. Sin embargo, y por lo que se ha podido comprobar tras aplicarlo en cautividad, la poca información existente sobre sus comportamientos alimentarios en libertad, ha sido suficientemente importante para poder establecer algunas poblaciones de cría con éxito regular en cautividad.

Como su propio nombre indica, el alimento principal para estas especies provendrá de los higos (*Ficus* sp.), pero déjenme al menos que les transcriba la información de la que disponemos para estas especies.

Cyclopsitta gulielmitertii

Para el lorito de la Higuera de pecho naranja, se supone como el alimento principal las semillas de los higos (*Ficus* spp.), pero también semillas de *Glochidion*, extraídas una vez abiertos los frutos, pero no ingeridos éstos, y de *Acacia auriculaeformis*. Aparentemente también, inflorescencias de *Poikilospermum*.

Cyclopsitta diophthalma

Del lorito de la Higuera de doble ojo, se recoge su alimentación a base de frutas, principalmente de *Ficus eugenioides*, *F. destruans*, *F. hispida*, *F. ehretii*, *F. macrophylla* y *F. watkinsiana*, de nuevo sus semillas son el objetivo principal. Pero también de *Croton*, *Elaeocarpus grandis*, *Trema orientalis* y *Alphitonia whitei*. Toman además pequeñas bayas, pequeñas semillas, néctar (de *Grevillea robusta*), corteza, hongos y pequeños insectos.

Psittaculirostris desmarestii

El lorito de la Higuera de Desmarest se va a alimentar, una vez más principalmente de las semillas de *Ficus*, pero también, aunque en menor medida han sido vistos alimentándose del duro pericarpio de algunos de estos higos. Especialmente en las especies en las que los higos crecen en grupos a partir del tronco.

Psittaculirostris edwardsii

De este lorito de la Higuera, también llamado de Edwards, solo se tiene la certeza de alimentarse de los higos, aunque hay algunos reportes que indican que se alimentan también de frutos de Casuarinas y otros árboles.

Psittaculirostris salvadorii

De esta última especie, ni si quiera hay observaciones de alimentación, salvo que se los ha visto acercándose a *Ficus* en fructificación.

Bolbopsittacus lunulatus

El lorito guayabero, como su propio nombre indica, además de las semillas, y posiblemente también la pulpa, de los higos, se alimenta de Guayabas y uvas de los cultivos.

Recomendaciones para elaborar dietas en cautividad:

* insectos;
* leguminosas;
* néctar/flores (ración de néctar: 10%-15% peso corporal);
* semillas;
* macedonia de frutas.

ración de alimento seco: 7-8% peso corporal	ración de alimento blando: 15% peso corporal
-semillas "Periquito" -insectos, larvas -leguminosas	-predominancia de frutas: higos, guayabas, pagayas, así como cualquier "multisemilla" de pulpa blanda y semillas comestibles y/o con alto contenido en vitamina K

FAMILIA PSITTACIDAE

SUBFAMILIA PSITTACINAE

TRIBU: PLATYCERCINI

GENUS PROSOPEIA

De estas 3 especies de loros brillantes (escarlata, enmascarado y rojo o grande) de gran tamaño y con pico bien evidente conocemos su alimentación a base de frutos y semillas de muy diversas especies (principalmente gracias al conocimiento de *P. tabuensis*), especialmente de *Inocarpus fagiferus* (Fam. Fabaceae), *Psidium guajava* (Fam. Myrtaceae), *Carica papaya* (Fam. Caricaceae), *Myristica hipargyraea* (Fam. Myristicaceae), *Calophyllum neo-ebudicum* (Fam. Clusiaceae), *Rhus taitensis* (Fam. Anacardiaceae), *Elattostachys falcata* (Fam. Sapindaceae), *Malisia* sp., *Pleigynium timoriense* (Fam. Anacardiaceae) y *Melodinus vitiense* (Fam. Apocynacaceae). Además de granos en cultivos y larvas de insectos que extraen bajo la madera (lepidópteros)

Apenas conocemos la proporción que puedan jugar los diferentes tipos de alimentos en su dieta.

Recomendaciones para elaborar dietas en cautividad:

* insectos;
* leguminosas;
* semillas;
* macedonia de frutas;

ración de alimento seco: 10% peso corporal	ración de alimento blando: 10-12% peso corporal
-semillas "Carolinas" o mix con "Amazonas" -insectos, larvas -leguminosas	-predominancia de frutas: guayabas, pagayas, así como cualquier "multisemilla" de pulpa blanda y semillas comestibles

GENUS EUNYMPHICUS

Eunymphicus cornutus

El singular perico cornudo ha sido bien estudiado por Robinet *et al*, 1995 y 2003. En sus estudios, cerca de 23 especies vegetales fueron consumidas sin evidencia alguna de haber ningún tipo de consumo de insectos.

De todas ellas, 7-8 especies representan el 70% de su dieta, y de éste, el 31% a una sola especie: *Ficus* sp. Por lo que nos centraremos en éstas. Por frecuencia de observaciones, presentamos de mayor a menor, las principales especies consumidas:

- *Ficus* sp.: 31,04%. Fam. Moraceae;
- *Carica papaya*: 9,48%. Fam. Caricaceae;
- *Rhamnella vitiensis*: 6,62%. Fam. Rhamnaceae;
- *Harpullia neocaledonica*: 6,49%. Fam. Sapindaceae;
- *Elattostachys apétala*: 5,32%. Fam. Sapindaceae;
- *Polyalthia nitidissima*: 5,06%. Fam. Annonaceae;
- *Passiflora suberosa*: 5, 06%. Fam. Passifloraceae.

Consumen básicamente sus semillas (de entre 1,5 y 45 mm), excepto en el caso de *C. papaya*, cuya pulpa es también ingerida.

Además hay evidencias del consumo de *Capsicum* spp., *Solanum lycopersicum*, *Cocos nucífera*, *Psidium guajaba*, *Passiflora laurifolia*, *Baloghia inophylla*, *Malaisia scandens* y la corteza de *Hibiscus tiliaceus*.

Recomendaciones para elaborar dietas en cautividad:

- leguminosas;
- semillas;
- macedonia de frutas.

ración de alimento seco: 10% peso corporal	ración de alimento blando: 8% peso corporal
-semillas "Carolinas" -leguminosas	-predominancia de frutas: Higos, guayabas, pagayas, así como cualquier "multisemilla" de semillas comestibles

GENUS CYANORAMPHUS

Sobre los kakarikis o pericos de Nueva Zelanda disponemos de bastante información sobre su biología alimentaria gracias a las publicaciones de varios años, desde los 70 hasta la actualidad. Permítanme al menos, que refleje a continuación las que considero más relevantes, de cara a su alimentación específica.

Cyanoramphus unicolor
Sobre el kakariki de las Antípodas, Taylor, 1985, recoge un total de 400 observaciones, de las cuales:

* 70% hojas de *Poa* y *Carex* (Fams. Poaceae y Cyperaceae);
* 13% semillas;
* 10% bayas, flores y otras partes vegetales;
* 6% carcasas/cadáveres de pingüinos y petreles.

Más tarde, Greene, 1999, en sus observaciones durante los meses de octubre y noviembre de 1995, los observó alimentándose de 11 especies diferentes de plantas. Sus porcentajes de observación no difieren demasiados de los de su colega:

* 87,8% hojas de *Poa litorosa*, *Poa foliosa*, *Carex appressa* y *Carex ternaria*;
* 2,8% flores;
* 0,9% bayas;
* 2,8% otros vegetales;
* 7,4% carcasas/cadáveres de aves: *Diomedea exulans* y *Pterodroma lessomii*.

Greene, recoge que el consumo de carcasas coincide con el pico de puestas de huevos en esta especie, lo que supone un incremento del aporte proteico como respuesta a sus altas necesidades durante la crianza. Además, y de manera también estacional, pequeños ratones (*Mus musculus*) pueden ser también comidos por los Kakarikis.

Cyanoramphus auriceps
El kakariki Maorí de frente amarilla ha sido bien estudiado por dos autores principalmente. Greenne, 1998 y posteriormente Kearvell *et al*, 2002.
De los estudios de Greenne, se concluye con un consumo menos diverso en especies que para la especie *C. novaezelandiae*, con la que la compara. Consumiendo un total de 17 sps (de vegetales e invertebrados).
El consumo de invertebrados, principalmente de homóptera y varias larvas de coleoptera y lepidoptera, forman la base de la dieta para esta especie durante casi todo el año, pero especialmente desde el otoño hasta la primavera (con consumos un poco más bajos durante el verano).
El consumo de flores y botones florales fue también significativo durante la primavera. Sin embargo, frutos/bayas y semillas fueron elementos solo ocasionalmente importantes, consumidos principalmente en los meses de enero y febrero. Tal y como confirman los trabajos de Elliot *et al*, 1996, principalmente de *Nothofagus* sp..
De las especies vegetales con mayor relevancia (≥ 5%) podemos destacar:

- *Alseuosmia macrophylla* fruto (Fam. Alseuosmiaceae);
- *Coprosma arborea* fruto (Fam. Rubiaceae);
- *Dianella intermedia* fruto (Fam. Xanthorrhoeaceae);
- *Dysoxylum spectabile* botones florales (Fam. Meliaceae);
- *Kunzea ericoides* botones florales (Fam. Myrtaceae);
- *Melicytus ramiflorus* flores (Fam. Violaceae);
- *Metrosideros excelsa* brotes de hojas, botones florales (Fam. Myrtaceae);
- *Myrsine australis* frutos (Fam. Myrsinaceae);
- *Nothofagus truncata* brotes de hojas, botones florales, flores, semillas (Fam. Nothofagaceae);
- *Pittosporum umbellatum* botones florales, flores, semillas (Fam. Pittosporaceae);
- *Pseudopanax arboreus* frutos (Fam. Araliaceae).

Kearvell *et al*, diagnosticaron los siguientes porcentajes en su dieta:

- 38% semillas, principalmente de *Nothofagus* sp. y *Phyllocladus alpinus* (Fam. Podocarpaceae, Conífera);
- 33,3% Invertebrados: larvas de *Tortricidae* y *Lepidoptera*, adultos de *Aphidae* y *Tineidae*, larvas y adultos de *Coccidae* y melaza de los áfidos *Margariodidae*;
- 18,8% flores (exclusivamente de *Nothofagus* spp.);
- 9,9% Otros: hojas, líquenes, musgos, brotes y yemas…

De nuevo evidenciaron diferencias estacionales, de manera que durante el verano, casi el 90% de las observaciones evidenciaron el consumo de semillas de *Nothofagus* spp., pero durante la primavera, predominó el consumo de invertebrados y flores.

Cyanoramphus forbesi
Taylor, 1985, recoge la siguiente frecuencia de 100 observaciones entre octubre y noviembre (primavera) para el kakariki de las Chathan:

- 40% invertebrados;
- 35% flores;
- 18% semillas;
- 7% hojas y bayas.

De marzo a mayo (otoño), sin embargo, fueron consumidas más hojas y bayas, pero los invertebrados siguen siendo una parte fundamental en su dieta.
En la misma línea, Nixon, 1994, recoge una variación estacional en su dieta, encontrando que, entre los meses de mayo y junio, el alimento predominante lo componen hojas de *Olearia traversii* (Fam. Asteraceae) y otras herbáceas, pero durante febrero (verano), la mayoría de las observaciones fueron sobre semillas de *Sonchus grandifolius* (Fam. Asteraceae) y *Olearia traversii*.

Cyanoramphus malherbi
Sobre el kakariki Maorí Montano, Harrison, 1970 recoge citas de su alimentación a base de bayas y semillas y encontró pequeños gusanos en contenidos estomacales. No es hasta 2002, con los estudios de Kearnell *et al*, con los que sabemos algo más en profundidad sobre la composición de su dieta en libertad. Según Kearnell *et al*, su dieta estaría compuesta por:

- 44,8% invertebrados;
- 35,9% semillas;
- 11,0% flores;
- 8,3% otros: hojas, líquenes, musgo, brotes y yemas…

Sus principales fuentes de semillas fueron:

- 65,2% *Nothofagus solandri*;
- 14,5% *N. menziesii*;
- 11,6% *Phyllocladus alpinus*;
- 7,2% *Coprosma* spp.;
- 1,5% *N. fusca*.

En verano, predominan las semillas de Haya (*Nothofagus*), pero en primavera, el 70% de las observaciones son sobre invertebrados y flores de *Nothofagus* sp. Los invertebrados consumidos son: larvas de *Tortricidae* y *Lepidoptera*, adultos de *Aphidae* y *Tineidae*, larvas y adultos de *Coccidae* y melaza de los áfidos *Margariodidae*. Sin embargo, estudios posteriores, como los de Ortiz-Catedral y Brunton, 2009, muestran datos bastante diferentes, tras 22 meses de observaciones:

- 61,4% frutos;
- 12,4% hojas;
- 3,9% flores;
- 3,3% invertebrados.

De las 14 especies vegetales de las que se alimenta, las de mayor importancia fueron:

- 43,7% *Melicytus ramiflorus*: frutos, hojas y flores (Fam. Violaceae);
- 13,44% *Aristotelia serrata*: frutos y hojas (Fam. Elaeocarpaceae);
- 8,40% *Coprosma robusta*: frutos (Fam. Rubiaceae);
- 7,56% *Leptospermum scoparium*: frutos (Fam. Myrtaceae);
- 5,88% *Carpodeus serratus*: frutos y hojas (Fam. Carpodetaceae);
- 5,04% *Cytisus palmensis*: flores y hojas (Fam. Fabaceae);
- 5,04% *Pseudopanax arboreus*: frutos (Fam. Araliaceae).

Cyanoramphus novaezelandiae

Del kakariki Maorí de frente roja, Taylor, 1985, estudió la dieta de varias de sus subespecies. Para la subespecie nominal, *C. n. novaezelandiae*, describió la variación estacional de su dieta a base de semillas, bayas, frutos, brotes y flores de más de 90 especies de plantas, aunque también evidenció el consumo, aunque de manera minoritaria de invertebrados, néctar y melaza (estos resultados coinciden bastante con los obtenidos por Sagar, 1988, para esta subespecie).

en primavera	en verano:	en otoño:	en invierno:
-37% yemas y flores -algunos frutos y cápsulas de semillas	-36% frutos -algunas yemas, flores, cápsulas de semillas y semillas	-32% semillas -algunos frutos y semillas caídas	-24% semillas caídas -23% frutos -cápsulas de semillas, hojas y brotes

Para la subespecie *C. n. chatamensis*, de un total de 450 observaciones:

- 55% semillas, principalmente de Juncos y matas;
- 20% flores;
- 9% bayas;
- 8% brotes y hojas suculentas;
- 5% invertebrados.

En *C. n cyanurus*, de 690 observaciones:

- 69% semillas de *Cyperus* (Fam. Cyperaceae) y *Scirpus* (Fam. Cyperaceae) y otras herbáceas;
- 12% bayas de *Solanum nodiflorum* (Fam. Solanaceae);
- 12% hojas, flores y otra vegetación;
- 4% algas marinas;
- 3% lapas (*Scutellastra kermadecensis*), aunque también observó alimentándose sobre carcasas de cabras puntualmente.

C. n. cooki fue observado por Taylor alimentándose principalmente de semillas (*Pinus* y *Olea africana* (Fam. Oleaceae), bayas y brotes aunque también busca invertebrados y visita jardines en busca de frutas maduras, principalmente melocotones.
C. n. saisseti, según Taylor, se alimenta principalmente de semillas y frutos de *Cassuarina* sp., tanto en el suelo como en niveles bajos y medio del bosque.
En los estudios de Greene, 1998, *C. n. novaezelandiae* se alimenta de un gran número de especies distintas (57 de plantas e invertebrados) flores y semillas fue lo más consumido durante todo el año, pero durante el otoño e invierno hubo un mayor consumo de frutos y bayas. Partes vegetales en crecimiento e invertebrados (*Ctenochiton viridis* y *Sensoriaphis nothofagi*) fueron minoritarios en su dieta, pero fueron puntualmente importantes durante la primavera (estación reproductora).
De las plantas con relativa importancia en consumo podemos destacar (≥ 5%):

- *Agathis australis*, conos masculinos y semillas (Fam. Araucariaceae);
- *Coprosma arborea* frutos (Fam. Rubiaceae);
- *Coprosma macrocarpa* botones florales (Fam. Rubiaceae);
- *Holcus lanatus* semillas (Fam. Poaceae);
- *Knightia excelsa* botones florales (Fam. Proteaceae);
- *Kunzea ericoides* botones florales, cápsulas de semillas (Fam. Myrtaceae);
- *Metrosideros excelsa* flores, cápsulas de semillas (Fam. Myrtaceae);
- *Muehlenbeckia complexa* botones florales, flores, semillas (Fam. Polygonaceae);
- *Nothofagus truncata* brotes de hojas, botones florales, flores, semillas (Fam. Nothofagaceae);
- *Phytolacca octandra* frutos (Fam. Phytolaccaceae);
- *Pittosporum umbellatum* botones florales, flores (Fam. Pittosporaceae);
- *Poa annua* semillas (Fam. Poaceae);
- *Pseudopanax edgerleyi* frutos (Fam. Araliaceae);
- *Solanum americanum* flores, frutos (Fam. Solanaceae);
- *Vitex lucens* botones florales, flores (Fam. Lamiaceae);

Un año más tarde, los trabajos de Greene, 1999, para *C. n. hochstteri*, estimaron un consumo del:

- 50,7% flores de *Poa litorosa*, *Poa foliosa* y *Carex appressa*;
- 31,2% hojas de *P. litorosa* mayoritariamente, pero también, *Anisotome antípoda* (Fam. Apiaceae) y *Coprosma rugosa*
- 14,6% bayas;
- 1,4% otra vegetación;
- 0,9% carcasas de aves (*Pterodroma lessomii* y *Diomedea exulans*);
- 0,5% invertebrados (larvas de dípteros);
- 0,5% semillas.

Estos resultados, chocan con los recogidos por Taylor para esta subespecie en 1985, en los que, aun coincidiendo en un importante porcentaje en el consumo de flores (20%), el consumo de semillas es considerablemente mayor (55%), tal y como ocurre con el resto de subespecies. Los estudios de Nixon, 1994, en los que comparaba la dieta de ejemplares de *C. n. chathamensis* y ejemplares híbridos de *C. n. chathamensis X C. forbesi* recoge los datos obtenidos por sus colegas además de sacar importantes conclusiones. En el examen del contenido del digestivo de varios ejemplares observa que la mayoría de las semillas fueron ingeridas enteras (sin descascarillar, pelar) lo que puede justificar la aparición de grit de Basalto encontrado en los buches observados y por tanto, deberíamos tenerlo en cuenta para la confección de sus dietas en cautividad. Además, observó en los híbridos, que sus dietas eran intermedias entre una y otra especie original y que cuanto más se acercan en apariencia a una u otra especie parental, mayor es la similitud con sus dietas originales.

De cara a la elaboración de dietas en cautividad, personalmente creo que deberíamos agruparlos en 3 bloques diferenciales:

1. *C. unicolor*;
2. *C. novaezelandiae*;
3. *C. auriceps*, *C. forbesi* y *C. malherbi*.

Obsérvese la diferencia entre las proporciones relativas de cada alimento para cada una de las propuestas.

Recomendaciones para elaborar dietas en cautividad: ***C. Unicolor***

- insectos;
- leguminosas;
- flores;
- mezcla de semillas;
- macedonia verduras;

ración de alimento seco: 7% peso corporal	ración de alimento blando: 15% peso corporal
-semillas "Periquito" -insectos: pasta de, larvas, etc… -leguminosas germinadas	-predominancia de verdura de hoja verde y tallos -flores/néctar

Recomendaciones para elaborar dietas en cautividad: *C. novaezelandiae*

- insectos;
- leguminosas;
- flores;
- mezcla de semillas;
- macedonia verduras;

ración de alimento seco: 12% peso corporal	ración de alimento blando: 8% peso corporal
-semillas "Carolinas"	-predominancia de verdura de hoja verde y
-insectos: pasta de, larvas, etc...	tallos
-leguminosas germinadas	-flores/néctar

Recomendaciones para elaborar dietas en cautividad: *C. auriceps*, *forbesi* y *malherbi*

- leguminosas;
- flores;
- macedonia verduras;
- mezcla de semillas/insectos.

ración de alimento seco: 12% peso corporal	ración de alimento blando: 8% peso corporal
-semillas "Carolinas"	-predominancia de verdura de hoja verde y
-insectos: pasta de, larvas, etc...	tallos
-leguminosas germinadas	-flores/néctar

GENUS PURPUREICEPHALUS

Purpureicephalus spurius

Los hábitos alimenticios del perico capelo o de coronilla roja, fueron ya estudiados en profundidad por Long, 1984. Durante sus estudios, registraron observaciones de alimentación sobre 29 especies de 11 familias diferentes de plantas y 2 órdenes de insectos.

Evidenciaron la importancia en su dieta durante todo el año de las semillas de *Corymbia (Eucalyptus) calophylla*, siendo especialmente importantes en invierno (30,9%).

Otra fuente fundamental en su alimentación está compuesta por las semillas de 3 especies de cardos (Fam. Asteraceae): *Silybum marianum*, *Carduus pycnodephauls* y *C. tenuiflorus*, que suponen un porcentaje del 20,6% anual, siendo especialmente importantes en verano (46,1%) y en otoño (59,9%).

Las semillas de manzana (*Malus sylvestris*) suponen porcentajes importantes en otoño (20,7%) y en invierno (25,3%).

Otras fuentes importantes en su dieta, son las compuestas por:

*   semillas de *Hypochoeris* spp. Fam. Asteraceae (verano 8,3%, y primavera 24%);
*   semillas de *Erodium botrys* Fam. Geraniaceae (primavera 19,6%);
*   semillas de *Hakea* spp. Fam. Proteaceae (8,7%);
*   semillas de herbáceas (invierno 2,3% y primavera 3,1%).

Los insectos y sus larvas forman un porcentaje bajo durante todo el año, pero supone un alto porcentaje en primavera (23,2%), que son ofrecidos también a sus pichones durante su crianza, especialmente lerps de Psyllidos.

Además, se alimentan de néctar de *Dryandra* sp., *Watsonia leipoldtii* y *Banksia grandis*.

Ataca cultivos de manzana, mostrando una preferencia marcada por las variedades más dulces y rojas, además de peras y cítricos.

Diversas fuentes apuntan el consumo de varias especies de *Eucalyptus* spp., no obstante, los trabajos de Burbidge, 2008, parecen mostrar el consumo exclusivo de *Corymbia* y no de *Eucalyptus*.

Recomendaciones para elaborar dietas en cautividad:

*   leguminosas;
*   insectos/flores;
*   macedonia frutas;
*   mezcla de semillas y *Eucalyptus*.

ración de alimento seco: 12% peso corporal	ración de alimento blando: 8% peso corporal
-mix. semillas "Periquitos" y "Silvestres" -insectos: pasta de, larvas, etc... -leguminosas -*Eucalyptus*	-macedonia generalista, con predominio de las frutas -flores/néctar

GENUS BARNARDIUS

Agruparemos las dos especies de *Barnardius* como una única unidad a la falta de más conocimientos especialmente de *B. barnardi* o perico de Barnard, puesto que la mayoría de estudios publicados sobre su alimentación, versan sobre *B. zonarius* o perico de Port Lincoln.

Los estudios más antiguos, como los de Brooker, 1973, se centran en recoger citas de ambas especies alimentándose de invertebrados, como lepidópteros por *B. barnardius*, o larvas en espigas por *B. zonarius*, que además buscan las agallas en *Cassia chateloiniana* para extraer las larvas de la polilla *Macrobathra* sp. (Lepidoptera). Hallazgos ocasionales en buches de esta última especie presentaron 65 larvas con algunos restos de cortezas. Por lo que la inclusión de invertebrados en su alimentación, aún no siendo exclusiva, si que parece ser importante.

Long, 1984, estudia la dieta para *B. zonarius*, observando el consumo de semillas de 51-52 especies de plantas (de 15-18 Familias diferentes) y de 6 órdenes distintos de insectos, en función de la zona de estudio.

En sus estudios, Long determina que los granos de cultivos forman la mayor parte de su dieta, especialmente trigo y avena, pero también avena salvaje (*Avena fatua* y *Avena barbata*). En porcentaje de materia seca en su dieta, ambas semillas suponen un 82,5% durante el verano, un 56,1% en otoño, un 59,9% en invierno y un 12,7% en primavera.

Consumieron semillas de *Erodium botrys* (Fam. Geraniaceae) durante todo el año, pero especialmente importante en primavera, suponiendo hasta un 56,6% de la materia seca. Encontrando muchos buches de sus pichones totalmente repletos de esta semilla.

Las semillas de *Eucalyptus* (además de la semilla, consumen parte del endocarpio de la cápsula alrededor de la semilla), son especialmente importantes en otoño e invierno, suponiendo hasta un 60,9% de su dieta.

En verano, el porcentaje principal en la misma, está compuesto por semillas de cardos (*C. pycnocephala* y *C. tenuiflorus*), suponiendo hasta un 51,8%. *Rumex* spp., supone en el otoño un 32,6% de su dieta.

Semillas de *Banksia* spp. (en otoño, 29%) y de diversas leguminosas sin/id (en primavera 33,5%) suponen también importantes complementos de manera puntual.

Herbáceas como *Hordeum leporinum* son especialmente importantes durante el invierno (22,6%). El consumo de invertebrados, fundamentalmente insectos, se produce durante todo el año, aunque supone una fracción importante en primavera, entre 15-20%, y hay evidencias de alimentar con ellos a sus pichones al menos durante el inicio del desarrollo.

Además, hay un consumo, aunque menos importante, de néctar de diversas especies de *Dryandra*, *Eucalyptus*, *Grevillea* y *Banksia*.

Aunque ya desde hace 27 años, los granos de cultivos han sido importantes en su dieta, en los estudios de Mawson y Long, 1995, queda patente la dependencia de estos cultivos (principalmente trigo y avena), así como de especies introducidas: *Erodium botrys*, *Arctotheca calencula*, suponiendo estas semillas de especies introducidas hasta un 82% de su dieta durante todo el año, especialmente durante el invierno, en el que las especies nativas son menos abundantes.

Los estudios posteriores de Tracey *et al*, 2007, confirman la información conocida hasta el momento sobre sus preferencias de las semillas de las herbáceas y arbustos bajos, pero también recoge el consumo de bulbos y tubérculos de *Romulea rosea*, algunas bayas y frutos cultivados (con preferencia sobre los frutos maduros, dulces y tipo "berrie"), así como de escarabajos, lerps, agallas de insectos y sus larvas. Además observa el consumo de savia de algunos árboles, con un contenido en azúcares bastante similares al néctar.

Recomendaciones para elaborar dietas en cautividad:

- flores;
- macedonia frutas;
- leguminosas;
- insectos;
- mezcla de semillas y *Eucalyptus*;

ración de alimento seco: 12% peso corporal	ración de alimento blando: 8% peso corporal
-mix. semillas "Periquitos" y "Silvestres", con predominio de trigo y avena	-macedonia generalista, con predominio de las frutas y partes subterráneas
-insectos: pasta de, larvas, etc…	-flores/néctar
-leguminosas	
-*Eucalyptus*	

GENUS PLATYCERCUS

Este variado grupo de 8 especies de rosellas, aunque como es de suponer, presenta pequeñas variaciones específicas, mantiene suficientes similitudes entre todas ellas en cuanto a sus preferencias alimentarias, por lo tanto, y aunque comentaremos los estudios que hay para las diversas especies que componen éste, consideraremos al conjunto como una única unidad de cara a la recomendación de elaboración de dietas en cautividad.

Para **Platycercus caledonicus** o rosella de Tasmania, los estudios de Brown, 1984, describieron el consumo de hasta 66 ítems vegetales diferentes y de 3 insectos en su dieta, de los cuales, tan sólo el 58% de las especies son nativas. Recogió 113 observaciones de alimentación, de las cuales:

- 55 obs: sobre semillas y frutos;
- 27 obs: brotes y yemas;
- 18 obs: flores;
- 9 obs: hojas;
- 3 obs: insectos;
- 1 obs: corteza.

De las observaciones más frecuentes podemos destacar el consumo de:

- *Eucalyptus* sp.: flores, frutos, yemas y hojas;
- *Acacia dealbata*: yemas, flores y semillas;
- *Dicksonia antartica*: esporas;
- *Bedfordia salicina*: hojas;
- *Nothofagus cunninghamii*: semillas, frutos;
- *Astroloma humifusum*: semillas, frutos;
- *Cyathodes* sp.: semillas, frutos;
- manzanas, peras, cerezas de cultivos;
- pastos: semillas;
- *Cotoneaster* sp. (de jardines): semillas, frutos;
- césped (de jardines): semillas;
- setos espinosos: semillas, frutos;
- *Acaena echinata*: semillas, frutos.

Magrath y Lill, 1983, estudiaron las diferencias estacionales entre el otoño y el invierno para la especie **P. elegans** (rosella elegante o de Pennant). La siguiente tabla muestra el porcentaje de cada ítem en su dieta por estación:

ítems	otoño	invierno
Eucalyptus regnans, botones florales	-	16,9%
E. regnans, larvas de agallas	-	29,0%
Brotes más larvas de agallas	18,3%	45,9%
E. cypellocarpa, larvas de agallas	5,3%	1,7%
Acacia dealbata, escarabajos	5,7%	-

Acacia melanoxylon, semillas	6,1%	9,2%
Dicksonia antarctica, esporas	30,5%	21,4%
Podaderris aspera, brotes	5,0%	3,1%
Acaena anserifolia, semillas	1,9%	1,7%

Las diferencias principales como se puede observar, radican en que en invierno ingieren alimentos más energéticos (botones florales, brotes e insectos) por lo que necesitan invertir menos tiempo en alimentarse e invierten más tiempo en descansar, tal y como constataron. Estimaron una Tasa Metabólica Basal distinta para ambas estaciones:

TMB otoño: 49,12 KJ/días	TMB invierno: 47,08 KJ/día

Además, calcularon el coste energético en función de la actividad:

* dormir: 1 x TMB;
* descanso diurno: 1,5 x TMB;
* alerta y comportamiento reproductivo: 1,9 x TMB;
* comportamiento normal: 2,3 x TMB;
* escalada: 2,8 x TMB;
* vuelo y ataque/defensa: 13,7 x TMB.

Calcularon también el valor energético de algunos de los alimentos que ingieren:

* semillas de *Acacia melanoxylon*: 18,3 KJ/gr;
* botones florales de *E. regnans*: 24,1 KJ/gr;
* esporas de *Dicksonia antarctica*: 25,7 KJ/gr.

Dos años más tarde, los mismos autores, 1985, compararon la dieta de los adultos en otoño con la de los ejemplares juveniles con las siguientes observaciones:

ítem	otoño
E. regnans, brotes e insectos (agallas)	23,3%
E. cypellocarpa, insectos (agallas)	4,4%
Acacia dealbata, escarabajos	44,4%
Acacia melanoxylon, semillas	4,4%
Dicksonia antarctica, esporas	1,1%
Acaena anserifolia, semillas	12,2%
Pomaderris aspera, brotes	-

Si comparamos estos datos con los recogidos para los adultos en la misma estación, observamos que los juveniles se alimentan en mayor proporción de escarabajos y semillas de *Acaena anserifolia* principalmente, pero en muchísima menos proporción de esporas de *D. antarctica*. Estos ejemplares juveniles, invertirán mucho menor tiempo en descansar y en actividades de mantenimiento que los adultos, pero mucho más tiempo en alimentarse (ya sea por usar alimentos con menor calidad energética o por su ineficacia por falta de adquisición de destrezas aprendidas). Una vez más se pone de manifiesto los mayores requerimientos tanto proteicos como energéticos en los ejemplares juveniles, aún en desarrollo.

Los estudios más recientes de Tracey *et al*, 2007, recogen en su alimentación hojas, semillas, brotes, frutos, flores y néctar, algunos insectos y sus larvas (*Anophognathus* spp., *Aphis* spp., *Sternorryncha* sp.*)*, entre ellos, hojas y ramas de *Eucalyptus, Cassuarina, Callitris, Acacia* y *Grevillea*. Además, zarzamora, olivo salvaje, *Lantana cámara, Rosa rubiginosa* y *Nicotiana* spp. En verano predomina el consumo de Asteraceae, *Rumex* spp., *Trifolium* spp. (semillas), *Romulea rosea* y espigas de grano de Poaceae.

Respecto a *P. adelaidae* (rosella de Adelaida) conocemos su consumo de semillas de *Eucalyptus* sp., especialmente *E. camalduliensis*, pero también *Solanum nigrum, Xanrhorrhoea spatha, Trifolim glomeratu, Acacia, Carduus tennuiflorus* y granos de cereales cultivados. En contenidos estomacales se han encontrado también restos de insectos y bayas. Gracias a los estudios de Fisher, 1993, evaluando los daños sobre los cultivos, parecen atacar los cultivos de cerezas, en los que se alimentan de frutos maduros, botones florales y flores, con preferencia de las variedades William`s Favourite y Black Douglas, sobre las demás.

Cannon, 1981, estableció la dieta para *P. adscitus* (rosella pálida) a base de 47 especies vegetales, además de insectos que obtienen de las hojas de eucaliptos, especialmente durante los meses más fríos.

Del total de las especies consumidas, 19 ítems de especies vegetales fueron relativamente importantes en su dieta, de los cuales, tan solo 5 especies, suponen más del 80% de su dieta cada mes. De sus principales alimentos podemos destacar: *Chloris gayana, Panicum maximun, Shorgum bicolor, Paspalum dilatatum, Passiflora suberosa*. Además de éstos, aunque con menos importancia: *Acacia* spp., *Eucalyptus* spp., *Lantana cámara, Callistemom viminalis, Cassuarina glauca, Tristania conferta, Cymbopogon refractus, Digitaria parviflora* y *Trifolium repens*.

Del total de su dieta, obtienen sus alimentos de cada tipo de vegetación, en los siguientes porcentajes:

- pastos: 42,7%;
- herbáceas: 26,8%;
- arbustos: 2,7%;
- árboles: 25,5%.

El consumo de flores va a ser especialmente importante en septiembre, y el de larvas de insectos presenta dos picos anuales, en julio y septiembre.

Wyndham y Cannon, 1991, estimaron la composición de su dieta a base de nuevo, de 47 especies vegetales y lerps de Psyllidos y Coccidae en los siguientes porcentajes:

- 82% semillas y frutos;
- 9% flores;
- 9% insectos (en julio suponen un 23% y en septiembre un 26% de su dieta).

Cannon, 1981, estudió la dieta en libertad para la especie *P. eximius* (rosella multicolor) diagnosticándola como principalmente herbívora, con predominancia de especies herbáceas. Se alimenta de frutos y semillas, y en menor medida de flores de 82 especies vegetales, además de los insectos obtenidos de las hojas de eucaliptos (en mayor medida que *P. adscitus*), pero también especialmente en los meses más fríos.

20 ítems vegetales más las semillas extraídas de los excrementos del ganado, fueron los principales alimentos durante el año. Y tan sólo 5 o 6 especies de plantas, suponen hasta el 70%de su dieta cada mes.

Entre los principales alimentos, destacan: *Bothriochloa decipiens*, *Cymbopogon refractus*, *Sorghum bicolor*, *Urochloa panicoides*. Pero también son alimentados de *Avena sativa*, *Eleusine indica*, *Amyema miguelii*, *Capsella bursapastoris*, *Cotula australis*, *Paronychia brasiliana*, *Acacia* spp. y *Eucalyptus* spp.

El pico de consumo de flores lo encontraron en los meses de enero y septiembre y aunque las larvas de insectos fueron consumidos en mayor proporción que *P. adscitus*, durante todos los meses, en julio supone cerca del 50% de su dieta.

Del total de su dieta, obtienen sus alimentos de cada tipo de vegetación, en los siguientes porcentajes:

- pastos: 13,3%;
- herbáceas: 36,7%;
- arbustos: 9,5%;
- árboles: 40,5%.

Wyndham y Cannon, 1991, del mismo modo que hicieron para la especie anterior, estimaron su dieta en las siguientes proporciones:

- 81% semillas y frutos;
- 7% flores;
- 12% insectos (con picos en marzo del 22%, y en julio del 50%).

Los trabajos de Tracey *et al*, 2007 confirman los conocimientos adquiridos hasta la fecha para esta especie, pero se amplia el abanico de insectos a explotar. Además de lerps de Psyllidos y Coccidos (*Sternorryncha*) y los obtenidos de las agallas de las hojas de *Eucalyptus* sp., se recoge el consumo de Lepidópteros en su dieta.

P. icterotis (rosella de mejillas amarillas) fue estudiada por Long, 1984, estableciendo el consumo de 43-48 especies vegetales (de 17-18 familias diferentes) y de 5 órdenes distintos de insectos (En función del área de estudio).

Trifolium subterraneum y *Cassuarina* spp. fueron consumidos durante todos los meses del año, pero fueron especialmente importantes durante el otoño (59% obs sobre *T. subterraneum* y 65% sobre *Casuarina*) y el invierno (47% y 53% respectivamente).

Semillas de *Arctotheca caléndula* fue una parte importante en su dieta (28,7% de Mat. Seca), siendo localmente importante en primavera e invierno.

Las semillas de los cardos *C. pycnocephala* y *C. tenuiflorus*, suponen un 37,9% de la dieta en los meses de verano.

El consumo de *Eucalyptus* spp., fue más elevado desde otoño a primavera, pero no contribuye en importancia en peso seco de manera significativa, aunque si en el porcentaje de pichones que contenían estas semillas en invierno (25%).

Semillas de herbáceas como *Ehrarta* sp. y *B. máxima* fueron consumidas significativamente en verano, de *Leptospermum erubescens* en otoño y de *E. botrys* en primavera. Otras fuentes puntualmente importantes fueron las semillas de *Hipochoeris*, *Romulea rosea*, *Briza máxima*, *Rumex* sp., *Chenopodium* sp.

El consumo de insectos (Coccidae, Psyllidae, larvas de Lepidopterae y pupas) se produjo durante todo el año, pero fue especialmente importante en invierno (9,8%) y en primavera (11,9%) habiendo constancia de su uso para la alimentación de los pichones.

Mawson y Long, 1995, observaron sin embargo, que sus fuentes principales de alimento, fueron las semillas de *Cassuarina* sp. y *Allocasuarina* sp.

Lo que conocemos de *P. flaveolus* (rosella amarilla) y *P. venustus* (rosella graciosa o norteña) no difiere de lo expuesto hasta ahora para el resto de especies.

Recomendaciones para elaborar dietas en cautividad:

- flores;
- insectos;
- macedonia frutas y verduras;
- leguminosas;
- mezcla de semillas y *Eucalyptus*.

ración de alimento seco: 12% peso corporal	ración de alimento blando: 8% peso corporal
-mix. semillas "Carolinas" y "Silvestres" -insectos: pasta de, larvas, etc… -leguminosas germinadas -*Eucalyptus*	-macedonia generalista, con predominio de vegetales de hoja y frutas -flores

GENUS NORTHIELLA

Northiella haematogaster

Sobre el perico de cara azul, Mettke-Hofmann *et al*, 2004, basados en la importancia relativa de los diferentes alimentos para diferentes especies, estiman los porcentajes para ésta, de la siguiente manera:

- 7,1% néctar;
- 7,1% botones florales;
- 7,1% frutos;
- 7,1% bayas;
- 30% semillas herbáceas;
- 20% semillas árboles;
- 7,1% hojas;
- 7,1% brotes;
- 7,1% insectos.

En la bibliografía existente se citan como fuente de estos alimentos:

- *Atriplex vesicarum*, semillas (Fam. Amaranthaceae);
- *Kochia sedifolia*, semillas (Fam. Amaranthaceae);
- *Bassia* sp., semillas (Fam. Chenopodiaceae);
- *Amaranthus* sp., semillas (Fam. Amaranthaceae);
- *Acacia* sp., botones florales y semillas (Fam. Fabaceae);
- *Heterodendron oleifolium*, semillas (Fam. Sapindaceae);
- *Danthonia caespitosa*, semillas (Fam. Poaceae);
- *Helipterum* spp., semillas con las que alimentan a sus pichones. (Fam. Asteraceae);
- *Sonchus oleraceus*, semillas (Fam. Asteraceae);
- *Amyema quandong* (Fam. Loranthaceae);
- *Lyiana exocarpi* (Fam. Loranthaceae);
- Lepidoptera, larvas.

Recomendaciones para elaborar dietas en cautividad:

- insectos;
- flores;
- leguminosas;
- macedonia frutas y verduras;
- mezcla de semillas.

ración de alimento seco: 10% peso corporal	ración de alimento blando: 10% peso corporal
-mix. semillas "Carolinas" y "Silvestres" -insectos: pasta de, larvas, etc… -leguminosas germinadas	-macedonia generalista, con cabida para frutos del bosque, vegetales de hoja verde y frutas -flores/néctar

GENUS PSEPHOTUS, NEOPSEPHOTUS Y NEOPHEMA

Abordaremos las 5 especies de periquitos de este género (*Psephotus*) como una única entidad, junto a las especies de *Neopsephotus* (1 sp.) y *Neophema* (6 sp.) para establecer recomendaciones sobre su dieta en cautividad debido a la similitud encontrada en sus dietas. No obstante, me detendré en el análisis de algunos estudios de los que podemos extraer algunas conclusiones interesantes.

De su anatomía, cabe destacar la morfología de su reducido pico, típicamente granívoro, especialmente adaptado para la obtención de muy pequeñas semillas.

Genus Psephotus

Los estudios de Garnett y Crowley, 1995, para la especie *P. dissimilis* (periquito encapuchado) muestran una predominancia en su dieta de semillas de hierbas perennes, y cuando éstas no están disponibles, semillas de hierbas anuales, directamente sobre ellas, nunca observadas alimentándose de semillas caídas en el suelo.

La fuente más importante de alimento son semillas de *Phyllanthus virgatus* (especialmente al principio y final de la estación húmeda), pero además son importantes las semillas de *Allosteropsis semialata, Plectrachne pungens, Heteropogon triticeus* y *Chrysopogon fallax*, entre otras especies, principalmente de la familia Poaceae. Además, aunque en menor medida hay consumo de flores (seguramente polen y néctar) de *Grevillea recurrens* (Fam. Protaceae).

El análisis del contenido del digestivo (buche y estómago) de una hembra atropellada mostró que la totalidad de su contenido estaba formado por semillas de *Phyllanthus virgatus* y *Plectrachne pungens* (ambas Poaceae). Pero además tuvieron la posibilidad de analizar el contenido del buche de otros 31 ejemplares encontrando que el 17,6% de su contenido fueron semillas de varias especies de Poaceae, el 0,2% fueron insectos y 82,2% fueron flores (25,3%), cápsulas (55,9%) y semillas (1,0%) de *Polymeria* sp. (Fam. Convolvulaceae)

Durante la estación húmeda, la inmensa mayoría de las observaciones de alimentación se centraron en 23 especies de la familia Poaceae, sobre otras 12 especies distintas de diversas familias. Sin embargo, durante la estación seca solo hay constancia de alimentarse principalmente de semillas de Poaceae y semillas de sésamo (*Sesamum indicum*, Fam. Pedaliaceae) que consiguen de los cultivos.

El tamaño de las semillas de las que más frecuentemente consumen tienen tamaños entre 2,1 x 1,0 mm y 2,5 x 1,2 mm (salvo las de *Aristida inaequiglumis* y *Heteropogon triticeus*, con tamaños de 6,0 x 0,8 mm y 7,0 x 2,0 mm respectivamente) lo que corrobora lo mencionado anteriormente respecto al tamaño y forma de su pico. (Sirva como comparación, las semillas de Panizo, por ejemplo, que tienen un tamaño de 2,0 x 1,0 mm)

Weaver, 1982, describe para la especie *P. chrysopterygius* (periquito de alas doradas) una alimentación a base de semillas de *Panicum mindanaense, Setaria* sp. y *Eragrostis comingii*, además de flores de *Grevillea pteridiifolia* y corteza de *Melaleuca viridifolia*.

Más tarde, Crowley *et al*, 2003, describe como alimento principal para la especie semillas de herbáceas y pastos caídas (secas) durante la estación seca. Cuando éstas escasean o comienzan a germinar, por la llegada de las lluvias, las evitan, alimentándose masivamente de flores y brotes de los árboles. Ya entrada la estación húmeda, se alimentan de las semillas nuevas de las hierbas (inmaduras). Una de las más importantes durante este periodo serán las semillas en espigas que produce *Alloteropsis semialata* (Fam. Poaceae) además de *Panichloa nervilemma* (Fam. Poaceae). En época reproductiva, son importantes pequeñas semillas de leguminosas.

Algunos de los alimentos que consumen, como algunas Euforbiaceas y brotes de *Erythrophleum chlorostachys* (Fam. Fabaceae) son tóxicos, pero hacen coincidir la alimentación de éstos con la ingesta de arcillas de los termiteros, seguramente como detoxificador de los alcaloides que contienen.

Mettke-Hofmann *et al*, 2004, basados en la importancia relativa de los diferentes alimentos para diferentes especies, estiman los porcentes para 3 de las especies de *Psephotus*, de la siguiente manera:

P. chrysopterygius:	P. varius	P. haematonotus
-50% semillas de herbáceas -40% semillas de árboles -10% insectos	-10% bayas -30% semillas de herbáceas -40% semillas de árboles -10% hojas -10% insectos	-7,1% polen -7,1% botones florales -7,1% frutos -7,1% bayas -50% semillas de herbáceas -7,1% semillas de árboles -7,1% hojas -7,1% brotes

Neopsephotus bourkii

Del periquito rosado o de Bourke (antes colocado dentro del género *Neophema*) podemos destacar su alimentación a base de semillas de herbáceas, especialmente de la familia Poaceae, así como brotes de hierbas y semillas de *Acacia*, *Bassia* y *Cassia*.

Neophema chrysogaster

Del periquito de vientre naranja, destacamos los trabajos de Anderson *et al*, 1980, en los que alrededor del 30% de las observaciones se realizaron en praderas abiertas y marismas. Fueron observadas alimentándose de 22 especies vegetales, principalmente de semillas, pero también algunas flores, de plantas herbáceas:

- 60% *Arthrocnemum arbusculum* (Fam. Amaranthaceae, subFam. Chenopodioideae);
- 10% gramíneas no id. (Fam. Poaceae);
- 5% *Atriplex paludosa* (Fam. Amaranthaceae, subFam. Chenopodioideae);
- 5% *Suaeda australis* (Fam. Amaranthaceae, subFam. Chenopodioideae);
- 5% *Acacia* sp. (Fam. Fabaceae);
- con porcentes menores al 5% *Salomus repens*, *Distichlis distichophyla*, *Stenotaphrum secundatum*, *Trifolium dubium*, *Leptospermum* sp....

Loyn *et al*, 1986, confirman en sus estudios la dependencia de su alimentación de semillas maduras e inmaduras de diversas plantas herbáceas y pequeños arbustos, principalmente de la subfamilia Chenopodioideae. Durante el invierno, predomina el consumo de las especies *Sarcornia quinqueflora* y *Suaeda australis* y a finales del invierno y en primavera, las especies predominantes en su dieta son *Sclerostegia arbuscula* y *Arctotheca caléndula* (Fam. Asteraceae). Además de las semillas, consumen botones florales de *Oxalis corniculatus* (Fam. Oxalidaceae) y *Sclerostegia arbuscula*.

Mondon *et al*, 2009, recogen la dieta en cautividad para esta especie en el programa de cría en cautividad de Heallsville Sanctuary, como una mixtura de semillas con la siguiente composición:

- 30% mijo blanco;
- 20% mijo Japonés;
- 20% panizo;
- 30% alpiste.

Los conocimientos sobre la alimentación del resto de las especies del género no difieren demasiado de los reflejados hasta ahora, aunque si bien es cierto que, la mayoría de la información disponible es de carácter cualitativo, limitándose a listar las diferentes especies de las que se alimenta, pero no tanto cuantitativo, sin disponer de información de cuánto contribuye cada una de ellas a la dieta total. Por tanto, obviaré reflejarla no sin recomendar, no obstante, su lectura en la bibliografía citada al final de esta obra.

Recomendaciones para elaborar dietas en cautividad: *Psephotus*, *Neopsephotus*, *Neophemas*

- insectos*;
- leguminosas;
- flores;
- macedonia frutas y verduras;
- mezcla de semillas.

ración de alimento seco: 14% peso corporal	ración de alimento blando: 6% peso corporal
-mezcla de semillas para "Neophemas" -leguminosas cocidas, no germinadas -insectos: larvas, pasta de…* Muy esporádicamente	-macedonia generalista, con cabida para frutos del bosque, vegetales de hoja verde y frutas -flores/néctar/polen

GENUS LATHAMUS

Lathamus discolor

Del periquito migrador, hemos de destacar antes de abordar su comportamiento alimentario en libertad, sus principales adaptaciones anatómicas que van a explicar su especialización trófica. En realidad casi las mismas adaptaciones morfológicas y fisiológicas que hemos descrito para los Loris son válidas para esta singular especie. No obstante, hay que entender estas similitudes como una convergencia evolutiva, pero no como caracteres homólogos. A continuación resumiré las que han sido evidenciadas para el periquito migrador.

Gartrell, 2000, estudió las principales adaptaciones al nectarivorismo en su sistema digestivo haciendo estudios comparativos con otras especies (Rosellas, como granívoras y *G. concinna* como nectarívora). Además de las modificaciones de su lengua en cepillo, encontró que tanto su buche, como proventrículo y duodeno, eran más amplios y largos comparándolo con los de las Rosellas, como una adaptación para favorecer la digestión de insectos y polen. Sin embargo, la molleja, más grande y musculosa y el intestino más largo (en comparación ahora con *G. concinna*) les permite utilizar una mayor diversidad de alimentos cuando el néctar y el polen escasean.

De nuevo Gartrell *et al*, 2003, realizaron un estudio sobre enfermedad renal comparando los niveles sanguíneos de concentración de Ácido úrico en plasma entre ejemplares salvajes y cautivos. Niveles altos de proteínas en sus dietas, provoca daños en los túbulos renales y por tanto, aumenta la concentración de Ácido úrico en sangre. En los ejemplares cautivos (con dietas a base de mezclas de semillas y néctar comercial para loris) se evidenciaron valores más altos de Ácido úrico en sangre que en los ejemplares salvajes. Como buena especie nectarívora, sus requerimientos proteicos son bajos en su dieta y es frecuente por tanto, que los suministros de proteína en las dietas en cautiverio sean más altos que los necesarios para la especie.

En los trabajos de Gartrell, 2000, recoge las diferentes estrategias de alimentación para esta especie entre ambas zonas entre las que migra. En tierra firme, durante el invierno, se alimentan principalmente de néctar y polen de *Eucalyptus* sp., lerps y Psyllidos, haciéndolo solo a nivel oportunista sobre semillas, frutos, melaza y amentos de álamo. Sin embargo en Tasmania, durante la estación reproductora, se alimenta fundamentalmente de néctar y polen de *E. globulus*.

Analizaron además el contenido de varios buches, encontrando en el:

* 58% de los buches: insectos;
* 33% de los buches: polen;
* 8% de los buches: lerps;
* 8% de los buches: material vegetal diverso.

Describe además la diferente estrategia de esta especie, a diferencia de los Loris, para captar el polen: el periquito migrador comprime con la punta de su lengua las anteras contra su paladar duro, mientras que su porción maxilar del pico, se apoya en el borde del receptáculo floral (no introducen su lengua/cepillo en la copa de la flor, tal y como hacen otros nectarívoros). Gartrell y Jones, 2001, estudiaron el porcentaje de granos de polen vacíos en su digestivo, encontrando porcentajes en torno al 40-45%, lo que confirma su gran capacidad de digestión, comparable a la estimada para *Glossopsitta concinna*.

Los estudios de Kennedy y Overs, 2001, en Nueva Gales del Sur reflejaron de sus 40 observaciones de forrajeo:

- 24 sobre néctar de *Eucalyptus sideroxylon*;
- 15 sobre lerps y hojas de *E. microcarpa*;
- sobre lerps y hojas de *E. sideroxylon*.

Breeton *et al*, 2004, la describe fundamentalmente como nectarívora. Durante la estación reproductora, se alimenta principalmente (80%) de flores de *E. globulus* y cuando ésta escasea, de *E. ovata*. Tras la estación reproductora (que coincide con el cese de floración de *E. globulus*), migran para buscar otros *Eucalyptus* con floraciones más tardías. (Coincidiendo con lo observado con Gartrell, 2000).

Hasta aquí parecen alimentarse de una o muy pocas especies de *Eucalyptus*, pero los trabajos de Kennedy y Tzaros, 2005, en Victoria durante 3 años de estudio mostraron el aprovechamiento del néctar de numerosas especies de *Eucalyptus*, con una relación porcentual de su dieta, aún siendo muy variable entre años sucesivos:

- 50% aprox. de néctar de *Eucalyptus* spp.
- 35% aprox. de lerps de Psyllidos;
- 20% aprox.: Follaje, hojas (muérdagos);
- 10% aprox. de frutos (bayas) y botones florales de *Acacia pycnantha*.

Recomendaciones para elaborar dietas en cautividad:

- mezcla de semillas*;
- insectos;
- macedonia frutas y verduras;
- flores;
- néctar (ración de néctar: 30% peso corporal).

ración de alimento seco: 6% peso corporal	ración de alimento blando: 10% peso corporal
-mix. semillas "Periquito" *muy esporádicamente -insectos (larvas, pasta de...)	-macedonia generalista, con cabida para frutos del bosque, vegetales de hoja verde y frutas -flores/polen

GENUS MELOPSITTACUS

Melopsittacus undulatus

El singular pico de los periquitos ondulados o comunes, tal y como hemos comentado para las especies anteriores, va a limitar el tamaño de semillas a explotar tal y como demuestran los estudios de campo.

Wyndham, 1980, fue uno de los primeros en estudiar la dieta de esta conocida especie en libertad. En sus estudios, no encontró diferencias entre la dieta por edad y/o sexo y por tanto no parece haber requerimientos especiales durante la época de cría (como pudieran ser frutos jugosos/ blandos, fuentes adicionales de proteínas, etc... como ocurre con la inmensa mayoría de las especies). Durante sus observaciones, los periquitos ondulados consumieron semillas tanto del suelo, como directamente de la planta, pero siempre duras (maduras), tal y como evidenció en sus análisis de contenidos de buches, encontrando una diversidad de entre 21 y 23 especies diferentes de plantas (sus semillas, exclusivamente).

Entre las especies predominantes en su dieta:

*   *Astrebla lappacea* y *A. pectinata* (Fam. Poaceae);
*   *Boerhavia diffusa* (Fam. Nyctaginaceae);
*   *Panicum decompositum* (Fam. Poaccac);
*   *Dactylocternium radulans* (Fam. Poaceae);
*   *Atriplex* sp. (Fam. Amaranthaceae);
*   *Dichanthium sericeum* (Fam. Poaceae);
*   *Iseilema membranaceum* (Fam. Poaceae).

Analizó además el contenido energético de las principales semillas de su dieta, estableciendo una media de 18,92 KJ/gr de semilla.

Estudios posteriores, confirman lo que ya desde hace tantos años se supo gracias a Wyndham, incrementando tan solo el número de especies que explota, pero en definitiva, con predominancia de gramíneas (Poaceae) y Chenopodioideae, con una alimentación prácticamente granívora en exclusiva.

Recomendaciones para elaborar dietas en cautividad:

*   macedonia frutas y verduras;
*   mezcla de semillas;

ración de alimento seco: 12-14% peso corporal	ración de alimento blando: 10% peso corporal
-semillas "Periquito"	-principalmente vegetales de hoja verde y frutas no demasiado dulces

GENUS PEZOPORUS Y GEOPSITTACUS

Pezoporus wallicus

El periquito terrestre, ha sido estudiado en profundidad por McFarland, 1991, en Cooloola National Park, en Queensland. El resultado del análisis de 60 muestras de buches y de observaciones directas concluyó con el consumo casi exclusivamente de semillas de cerca de 40 especies vegetales. De las cuales, 19 fueron Dicotiledóneas (6 Fabaceae, 4 Epacridaceae, 3 Rutaceae y 2 Proteaceae) y 15 Monocotiledóneas (7 Cyperaceae, 5 Restionaceae y 2 Poaceae). Las especies más importantes consumidas durante todo o casi todo el año fueron: *Caustis recurvata* (Fam. Cyperaceae), *Conospermum taxifolium* (Fam. Proteaceae), *Grevillea leiophylla* (Fam. Proteaceae), *Pseudanthus orientalis* (Fam. Euphorbiaceae) y *Sprengelia sprengelioides* (Fam. Epacridaceae). Otras más estacionales pero frecuentemente consumidas fueron: *Restio complanatus* (Fam. Restionaceae*)*, *Schoenus paludosus* (Fam. Cyperaceae), *Lepyrodia scariosa* *(*Fam. Restionaceae*)* y *Epacris* spp. (Fam. Epacridaceae).
El tamaño de las semillas consumidas varió entre los 0,6 mm (*Sprengelia* y *Epacris*) y los 7 mm (*Caustis* y *Grevillea*).
Además evidenciaron el consumo, en muy baja proporción, posiblemente de naturaleza accidental, de insectos (larvas de coleópteros, hemípteros y bolsas de huevos) así como de granos de arena.
Estudios posteriores en Tasmania, como los realizados por Bryant, 1994, mostraron bastante similitud en su dieta, en cuanto a la naturaleza de las especies a explotar. Sin embargo, la plasticidad de esta especie granívora, les permite adaptarse a explotar infinidad de especies y recursos. En Tasmania, el consumo de semillas se produce principalmente de las monocotiledóneas (Cyperaceae y Restionaceae principalmente), pero de las dicotiledóneas consumen principalmente flores y/o botones florales/brotes, además de sus semillas.
Teniendo en cuenta además de éstos, los datos obtenidos por otros estudios, podemos definir al periquito Terrestre como exclusivamente granívoro, consumiendo una diversidad mayor de especies (49 especies de 17 familias en total) incluso que la encontrada para *Melopsittacus undulatus*, con unos hábitos casi nocturnos como va a ocurrir con su cercano y desconocido *Geopsittacus occidentalis* (perico nocturno).

Geopsittacus occidentalis

Como adelantaba anteriormente, apenas disponemos de información sobre las costumbres alimentarias de esta singular especie, salvo que se alimenta de semillas de *Triodia* sp. y *Enneapogon purpurascens*, ambas de la Fam. Poaceae.
La similitud anatómica y comportamental entre ambas especies, y la falta de conocimientos sobre la biología del periquito nocturno, me invita a agrupar las recomendaciones para ambas especies de cara a confeccionar dietas en cautividad.

Recomendaciones para elaborar dietas en cautividad: **Pezoporus** y **Geopsittacus**

* leguminosas;
* macedonia frutas y verduras;
* mezcla de Semillas.

ración de alimento seco: 12-14% peso corporal	ración de alimento blando: 6% peso corporal
-semillas "Periquito"	-principalmente vegetales de hoja verde y
-leguminosas	frutas no demasiado dulces

FAMILIA PSITTACIDAE

SUBFAMILIA PSITTACINAE

TRIBU: PSITTACULINI

GENUS PSITTINUS

Psittinus cyanurus

Apenas hay información disponible sobre el lorito de dorso azul. Se sabe que se alimentan del mesocarpo de las nueces de la palmera de aceite, frutos de *Macaranga rhizinoides* (Fam. Euphorbiaceae) y semillas de *Parkia speciosa* (Fam. Fabaceae).

Su poderoso pico, como va a ocurrir con las especies del género *Psittacella*, puede hacernos pensar que pueda ser utilizado además como una herramienta para extraer, o bien semillas duras o bien determinados insectos bajo las cortezas de los árboles, pero no hay evidencia alguna de que esto sea así. Las especies de *Macaranga*, como la que se alimenta, suelen ser albergue de determinados insectos, lepidópteros y hormigas, lo que puede reforzar esta hipótesis, pero insisto, no hay ninguna evidencia de que esto ocurra hasta el momento.

Por tanto, cualquier recomendación es, sin duda, un atrevimiento a falta de la adquisición de mayores conocimientos sobre la especie, no obstante.

Recomendaciones para elaborar dietas en cautividad:

- leguminosas;
- macedonia frutas y verduras;
- mezcla de semillas.

ración de alimento seco: 12-14% peso corporal	ración de alimento blando: 6% peso corporal
-semillas "Amazonas" -leguminosas	-macedonia generalista

GENUS PSITTACELLA

Vamos a abordar las necesidades de las 4 especies de loritos tigre que componen este género como una única unidad, por la similitud entre ellas y por la escasez de información que, una vez más, se dispone de todas ellas. Además comparten las 4 especies prácticamente de manera exacta el rango de distribución en Papúa Nueva Guinea, lo que puede suponer la explotación de los mismos recursos.

El lorito tigre de Brehm (*Psittacella brehmii*) ha sido observado alimentándose de brotes, frutos y hojas de *Homalanthus* (Fam. Euphorbiaceae), así como frutos de *Podocarpus* (Fam. Podocarpaceae) y pequeñas semillas y bayas, ambas duras. Parece buscar además lerps en las hojas.

La alimentación a base de semillas duras y bayas duras, parece ser un denominador común para todas ellas, como los hallazgos encontrados en contenidos estomacales del lorito tigre modesto (*P. modesta*) y como ocurre con el lorito tigre pintado (*P. picta*) que se alimenta además de frutos de *Dacrydium* (Fam. Podocarpaceae). Para *P. madaraszi* (lorito tigre de Madarasz) han sido reportados además, el consumo de hojas carnosas así como han sido observados alimentándose en la base de plantas arbóreas de hormigas.

Recomendaciones para elaborar dietas en cautividad:

* insectos;
* leguminosas;
* macedonia frutas y verduras;
* mezcla de semillas y piñones;

ración de alimento seco: 12-14% peso corporal	ración de alimento blando: 6% peso corporal
-semillas "Amazonas" -leguminosas -piñones y frutos de coníferas -insectos	-macedonia generalista, especialmente con vegetales de hojas y tallos carnosos

GENUS GEOFFROYUS

Con las 3 especies de este género, haremos lo mismo que con las anteriores, de cara a la proposición de recomendaciones para elaborar dietas en cautividad las consideraremos como una única unidad.

Este género tiene una dieta bastante generalista, explotando diversidad de alimentos diferentes como veremos a continuación. Conocemos por ejemplo, que el lorito carirrojo (*Geoffroyus geoffroyi*) se alimenta de semillas, nueces, frutos, bayas y botones florales. Pero parecen ser especialmente importantes en su dieta, las semillas de *Eucalyptus papuana, Casuarina papuana* y *Alpinia* (Fam. Casuarinaceae). También han sido observados alimentándose sobre los pequeños frutos de *Antidesma gaisambulla* (Fam. Phyllantaceae) y *Ganophyllum falcatum* (Fam. Sapindaceae), así como de muérdagos (Fam. Santalaceae).

Del lorito acollarado (*G. simplex*) se sabe que se alimenta principalmente de semillas de *Castanopsis* (Fam. Fagaceae) y *Lithocarpus* (Fam. Fagaceae) y que visitan regularmente árboles en flor para alimentarse presuntamente de néctar y botones florales. Además, en contenidos estomacales se han encontrado pequeñas semillas sin identificar.

Algo parecido ocurre con el lorito heteróclito o cantarín (*G. heteroclitus*), Marsden y Pilgrim, 2003, describen cómo esta especie se alimenta de flores de *Cryptocarya* sp. (Fam. Lauraceae). Además en contenidos estomacales han sido encontrados restos de pequeños frutos semilleros. Frutos (y posiblemente flores) de *Bouganvillea* han sido reportadas, así como y de manera prioritaria, bananas inmaduras (*Musa* sp.*)* tanto salvaje como cultivada.

Recomendaciones para elaborar dietas en cautividad:

* flores/néctar;
* leguminosas;
* macedonia frutas y verduras;
* mezcla de semillas, piñones y *Eucalyptus*.

ración de alimento seco: 12% peso corporal	ración de alimento blando: 10% peso corporal
-semillas "Amazonas"	-macedonia generalista
-leguminosas	-flores/néctar
-piñones y frutos de coníferas	
-*Eucalyptus*	

GENUS PRIONITURUS

Este género de 9 especies de loritos de cola-raqueta o momoto, lo vamos a considerar nuevamente como una unidad para abordar su estudio y posteriores recomendaciones de dietas.

Apenas hay algunos reportes sobre su alimentación en libertad, pero los pocos que hay para las diversas especies apuntan a una dieta fundamentalmente frugívora, parece que principalmente de *Ficus* sp., en la que son frecuentes las intrusiones a los campos de cultivo de Bananas (*Musa* sp.), Mangos (*Mangifera indica*) pero también en los de maíz (*Zea mays*), de la que también toman sus flores, y arroz.

Los trabajos de Walker, 2007, establecieron los porcentajes que formaban la dieta para dos de las especies de este género, que parece confirmar su dieta fuertemente frugívora:

P. flavicans, o lorito momoto amarillento (24 especies distintas de 11 familias):

* 5,7% partes vegetativas;
* 4,6% flores;
* 89,7% frutos.

P. platurus, o lorito momoto de dorso dorado (15 especies de 8 familias diferentes):

* 12,2% partes vegetativas;
* 9,7% flores;
* 78,1% frutos: de ellos, entre el 10-20% son frutos de *Ficus* sp..

Recomendaciones para elaborar dietas en cautividad:

* mezcla de semillas;
* arroz/maíz;
* leguminosas;
* flores/néctar;
* macedonia de frutas.

ración de alimento seco: 6% peso corporal	ración de alimento blando: 15-20% peso corporal
-semillas "Periquitos"	-macedonia con predominio de frutas sobre
-leguminosas	verduras (80/20) y especialmente higos y
-arroz/maíz	otros de pulpa blanda
	-flores/néctar

GENUS TANYGNATHUS Y ECLECTUS

Una vez más vamos a considerar de manera conjunta estas 4 especies del género *Tanygnathus*, pero además y debido a las grandes similitudes tanto anatómicas como en su comportamiento y necesidades alimentarias, lo haremos en conjunción con el género *Eclectus* para la proposición de dietas en cautiverio.

El gran pico de los loros del género *Tanygnathus*, igual que ocurre con los del género *Eclectus*, parece estar mejor diseñado para cortar frutos que para abrir semillas duras. La escasa información en su medio natural parece confirmar esta apreciación.

Los reportes sobre el consumo de diferentes alimentos en libertad parecen apuntar a un consumo casi principalmente frugívoro, pero son realmente escasos o al menos insuficientes, para conocer en profundidad sus necesidades reales.

Para el loro picogordo (*Tanygnathus megalorynchos*) hay observaciones del consumo de los frutos de *Sonneratia alba* (Fam. Lythraceae) principalmente, pero también de *Canarium vulgare (Fam. Burseraceae)* y *Casuarina* sp. (Fam. Casuarinaceae), así como otros frutos (con apariencia de cítricos, pero sin identificar).

El loro de Müller (*T. sumatranus*) ha sido frecuentemente observado alimentándose en árboles como *Leptospermum* (Fam. Myrtaceae) y *Ficus*. Además en campos de cultivo de maíz. Parecen tener una alta actividad nocturna, como otras especies del género, por lo que deberíamos tenerlo en cuenta de cara al ofrecimiento de alguna toma de alimentación en cautividad.

Las observaciones de Walker, 2007, para *T. sumatranus*, evidenciaron un consumo predominantemente de frutos (94,7%) con tan sólo un 5,3% de observaciones sobre diferentes partes vegetativas (tallos, hojas, brotes, etc…) alimentándose de 27 especies de 15 familias diferentes.

Eclectus roratus

Sobre este género monoespecífico casi conocemos más gracias a su mantenimiento en cautividad, que a su estudio en libertad. No obstante y puesto que es una especie muy abundante en cautividad, el acumulo de experiencias durante muchos años nos va a ayudar a confeccionar dietas que se ajusten a sus necesidades reales.

De especial interés me parece resaltar una anomalía frecuente en eclectus y que debería hacernos reflexionar, al menos en la forma de alimentación de estas aves, y son el "Golpeo de los dedos" y el "Leve aleteo involuntario" ("*Toe-Tapping* y *Wing-Flipping*" respectivamente en inglés, y permitirme el "atrevimiento" a la hora de su traducción)

El "*Toe-Tapping*" consiste en el golpeo rítmico con sus dedos sobre la percha cuando están en reposo (es fácil observarlo en las últimas horas del día, pudiendo ser escuchado incluso al golpear las uñas contra la misma…) y el "*Wing-Flipping*" es un aleteo rápido, incompleto, como si se tuvieran que colocar las alas, golpeando con sus hombros su cuerpo, dando golpes nerviosos y repetitivos. Aunque es cierto que no hay estudios concluyentes sobre las causas que lo provocan, todo parece apuntar por múltiples experiencias que las causas principales pueden ser:

- una infección con su consecuente inflamación de los órganos afectados que oprimen los nervios que irrigan las patas y sus dedos;
- el aumento de tamaño natural del ovario en las hembras cuando están preparadas para la estación reproductora, presiona del mismo modo dichos nervios provocando estos

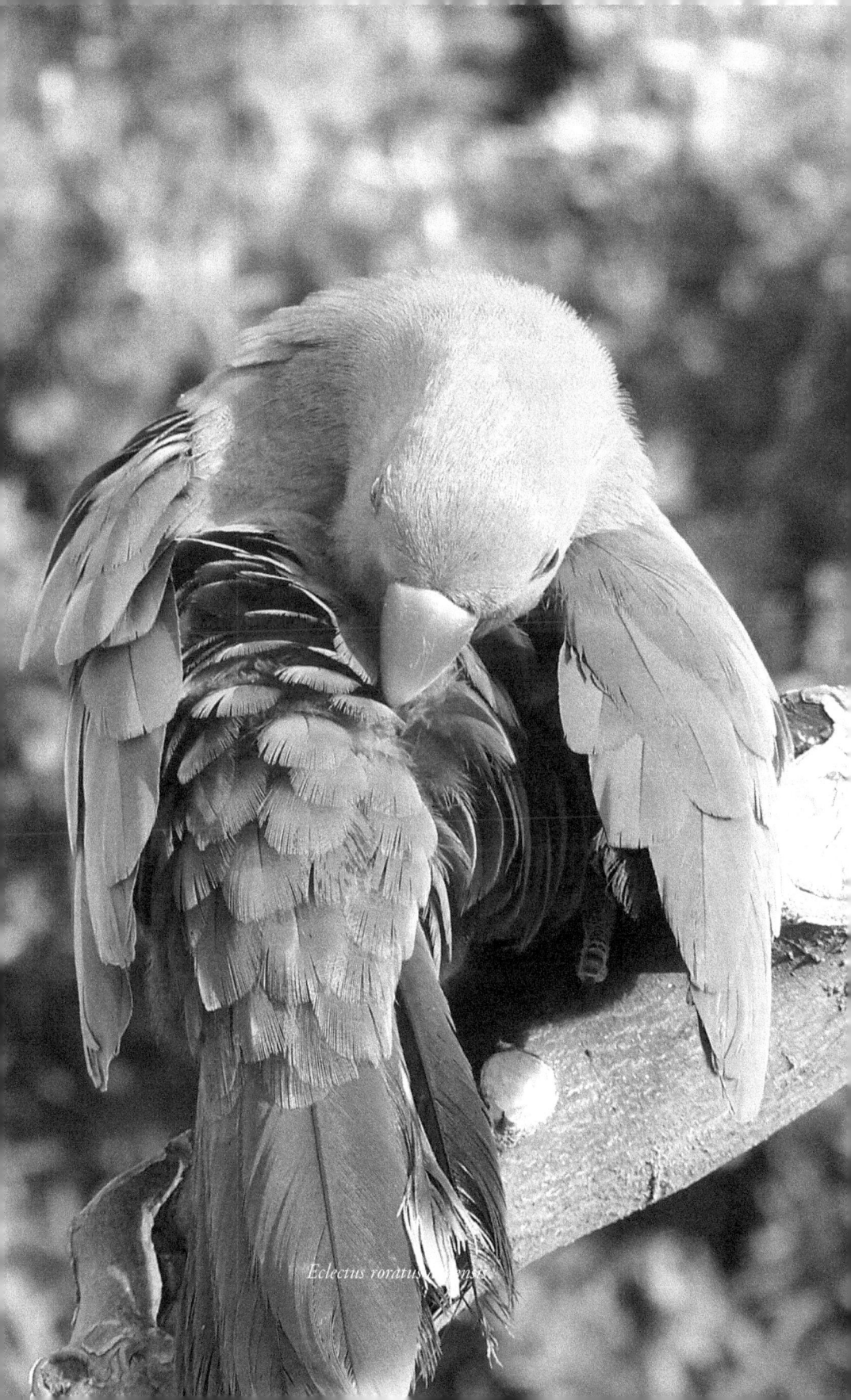

Eclectus roratus vosmaeri

movimientos;
- lo que parece ser el motivo más habitual en loros mascotas (problemas nutricionales):

    α. desequilibrios en las proporciones de diversos minerales: lo que provocarían espasmos musculares. Muy frecuente en casos con hipocalcemia (deficiencias de calcio en la dieta, que al ser suministrado, remiten);

    β. desequilibrios en las proporciones de vitaminas, generalmente por exceso, unido principalmente al uso de alimentos de "nutrientes concentrados" como los piensos formulados y el uso inadecuado de complejos vitamínico-minerales (también se ha observado en eclectus a los que se les suministraba una fuente de espirulina, excesivamente alta en vitamina A, pero que sus propietarios lo empleaban con toda su buena intención…).

En la mayoría de los casos observados, al corregir la fuente que provoca esa descompensación vitamínico-mineral, el problema remite en pocos días, a lo sumo un par de semanas, pero en cualquier caso es una muestra de la no idoneidad de determinados alimentos suministrados para los eclectus, especialmente los piensos formulados y cualquier alimento en exceso de naturaleza de "nutrientes concentrados".

Además son frecuentes los problemas hepáticos, debidos a dietas con alto contenido en grasas y anomalías en el sistema respiratorio principalmente debidos a infecciones por carencias de Vitamina A en sus dietas.

Comportamentalmente es frecuente observar a los Eclectus remojar en el bebedero gran parte de los alimentos ofrecidos (aunque también es cierto que no es exclusivo de esta especie), especialmente los más secos (piensos formulados). Esto puede confirmar la necesidad de diluir los nutrientes ofrecidos en alimentos no adecuados o al menos su preferencia por la ingestión de alimentos con mayor contenido acuoso.

Los loros *Eclectus* presentan un sistema digestivo, principalmente el intestino, inusualmente largo, lo que sugiere una dieta muy rica en fibras.

En libertad han sido reportados los consumos de frutos, semillas, brotes de hojas y botones florales. Parecen buscar activamente, especialmente *Parinarium* (Fam. Chrysobalanaceae) y *Pandanus* (Fam. Pandanaceae), con frutos especialmente fibrosos, y hacen intrusiones en los jardines para buscar frutas cultivadas como ornamentales. Además en contenidos estomacales han sido encontrados restos de frutos (posiblemente *Ficus* sp.).

Otros reportes de consumo en libertad, aunque desconozco si han sido correctamente contrastados, han sido dados para las siguientes especies: *Nothofagus fusca* (Fam. Nothofagaceae), *Grewia* sp. (Fam. Malvaceae), *Mackinlaya* sp. (Fam. Apiaceae), *Dodonaea lanceolata* (Fam. Sapindaceae), *Micromelum minutum* (Fam. Rutaceae), *Dissiliaria laxinervis* (Fam. Picrodendraceae), *Claoxylon australe* (Fam. Euphorbiaceae), *Macaranga tanarius* (Fam. Euphorbiaceae), *Syzygium* sp. (Fam. Myrtaceae), *Alphitonia* sp. (Fam. Rhamnaceae), *Ptychosperma elegans* (Fam. Arecaceae), *Dicksonia* (Fam. Dicksoniaceae), *Livistona* sp. (Fam. Arecaceae), *Lagestroemia* sp. (Fam. Lythraceae) y *Cinnamomum oliveri* (Fam. Lauraceae)

Marsden y Pilgrin, 2003, reflejan en sus trabajos la preferencia por el uso de zonas alteradas por los humanos, ajardinadas, respecto a las naturales. Observaron el consumo de:

- flores de *Cryptocarya* sp. (Fam. Lauraceae);
- frutos de *Melanolepis multiglandulosa* (Fam. Euphorbiaceae);

- frutos de *Carica papaya* (Fam. Caricaceae);
- frutos de varias especies no identificadas…

Recomendaciones para elaborar dietas en cautividad: ***Eclectus*** y ***Tanygnatus***

- flores/néctar;
- leguminosas;
- mezcla de semillas y *Eucalyptus*;
- arroz/maíz;
- calabaza-boniatos (cocidos);
- macedonia frutas y verduras.

ración de alimento seco: 8% peso corporal	ración de alimento blando: 15-20% peso corporal
-semillas "Carolinas" o mix con "Amazonas" -leguminosas -arroz/pasta/maíz tierno: 50% ración seca aprox. -*muesly* -*Eucalyptus* -polen	-macedonia con predominio de frutas y verduras con alto contenido en vitamina A: frutos del bosque, frutas rojas, papaya, bayas rosáceas, hoja verde, pimiento rojo, zanahoria, etc… -partes subterráneas (y aéreas) con alto contenido en hidratos de liberación lenta (y beta carotenos): boniato, calabaza, patata (cocidos) -flores/néctar

GENUS ALISTERUS, APROSMICTUS
Y POLYTELIS

Aunque bien diferenciados por cuestiones distintas, existen demasiadas similitudes en su alimentación natural, como para sugerir agruparlos en el abordaje de sus necesidades alimentarias. Con un pico no demasiado poderoso, que les va a permitir alimentarse de pequeñas semillas, pero no tanto de aquellas mayores o que ofrezcan mayor resistencia.

Respecto a las especies del primer género, ha sido descrito para *Alisterus scapularis* el consumo de semillas de *Eucalyptus* sp., *Acacia* sp. y *Angophora* sp. (Fam Myrtaceae) principalmente pero también de *Baloghia lucida* (Fam. Euphorbiaceae). Frutos y bayas de *Geijera parviflora* (Fam. Rutaceae), *Solanum nigrum, S. auriculatum* y *Phytolacca octandra* (Fam. Phytolaccaceae). Además, semillas de herbáceas, néctar, botones florales y brotes. Ataca cultivos principalmente de maíz y sorgo, y se adentra en jardines para alimentarse de bayas de *Pyracantha, Cotoneaster* y *Crataegus*, todas ellas de la Fam. Rosaceae y bellotas de *Quercus* (Fam. Fagaceae).

Para la especie *Alisterus amboinensis*, ha sido reportado además el consumo de bellotas de *Lithocarpus* (Fam. Fagaceae) y para *Alisterus chloropterus*, frutos de *Casuarina*.

Respecto al género *Aprosmictus*, tan solo se conoce para *A. erythropterus* la preferencia por el consumo de *Eucalyptus* sp., *Acacia* sp. y *Dodonaea* sp. (Fam. Sapindaceae), además de bayas de *Loranthus* y botones florales de *Grevillea* (Fam. Proteaceae). Frutos de *Geijera parviflora*, semillas de *Cochlospermum fraseri* (Fam. Cochlospermaceae), *Amyema preissii* (Fam. Loranthaceae), *Gahnia* sp. (Fam. Cyperaceae), *Crotalaria* sp. *(*Fam. Fabaceae*)* y *Schinus areira* (Fam. Anacardiaceae) en menor proporción. Además de otras fuentes de semillas, frutos, flores, néctar e insectos como lerps de larvas de *Spondyliaspis eucalypti* (coleóptero). Visita también campos de cultivos de cereales para alimentarse.

Polytelis swainsonii o perico soberbio, se alimenta principalmente de semillas que forrajea al nivel del suelo de hierbas nativas (*Erodium*, Fam. Geraniaceae), de la Fam. Poaceae como *Stipa, Danthonia* y *Hordeum murinum, Medicago denticulata* (Fam. Fabaceae), *Sonchus oleraceus* (Fam. Asteraceae), *Sisymbrium* (Fam. Brassicaceae) y *Capsella* (Fam. Brassicaceae) y cereales (Leslie, 2005). Pero también se alimenta en las copas de los árboles (*Acacia pendula, A. armata, Eucalyptus largifloreus, E. microcarpa, E. melliodora* y *Callitris glaucophylla* (Fam. Cupressaceae)) donde consume flores, frutos, semillas y lerps de las hojas.

De *Polytelis anthopeplus*, o perico regente conocemos su alimentación a base de semillas de *Dodonaea attenuata* y *D. viscosa* (Fam. Sapindaceae), además de semillas de *Eucalyptus* sp., *Acacia* sp., 5 especies de Fam. Poaceae, 5 especies de Fam. Asteraceae, 4 especies de Chenopodiaceae, 2 de Cucurbitaceae y 2 de Dilleniaceae. Además de frutos (*Ficus* sp. y *Amyema* sp.*)*, brotes de hojas, botones florales, brotes en crecimiento, además de trigo y frutas de cultivos (manzana).

Long y Mawson, 1994, cuantificaron la importancia de sus diferentes alimentos durante el año, encontrando que entre el 9-13,4% de la dieta anual estaba compuesta por frutos (y semillas) de *Eucalyptus*. El trigo de los cultivos, supone un 39,4% del peso anual. Frutos de *Erodium* sp. (Fam. Geraniaceae), 14,3%, principalmente en primavera. En invierno, las semillas de *Cucumis myriocephalus* (Fam. Cucurbitaceae) suponen un 3,2%. *Chenopodium* (Fam. Amaranthaceae), *Schoenolaena* (Fam. Apiaceae), *Trifolium* (Fam. Fabaceae) y *Polygonum* (Fam. Polygonaceae) son especialmente importantes en verano-otoño, siendo las semillas de *Acacia* más consumidas durante el verano. Los frutos de *Exocarpus* sp. (Fam. Santalaceae) suponen un 2,3% anual, especialmente importantes en primavera y otoño y el consumo de insectos es importante durante el invierno y la primavera.

De *Polytelis alexandrae*, o princesa de Gales, se sabe que se alimenta de semillas de herbáceas, principalmente *Spinifex* (Fam. Poaceae), pero también de *Danthonia bipartita* (Fam. Poaceae), *Portulaca oleracea* (Fam. Portulacaceae), *Stenopetalum anfractum* (Fam. Brassicaceae), *Rhynchelytrum repens* (Fam. Poaceae) y *Calandrinia* (Fam. Montiaceae). Semillas y posiblemente flores de *Acacia* y *Casuarina*, hojas de *Casuarina* y de *Codonocarpus cotinifolius* (Fam. Gyrostemonaceae), flores de *Crotalaria cunninghami*, *Grevillea wickhamii* y *Hakea suberea*.

Como pueden ver hay muchos denominadores en común en su alimentación, en la que predominan semillas de *Eucalyptus*, *Acacia* y varias especies de herbáceas entre las que destacan varias Poaceaeas.

Recomendaciones para elaborar dietas en cautividad:

- bellotas/castañas;
- insectos;
- flores/néctar;
- leguminosas;
- macedonia frutas y verduras;
- mezcla de semillas y *Eucalyptus*;

ración de alimento seco: 12% peso corporal	ración de alimento blando: 8% peso corporal
-semillas "Carolinas"	-macedonia generalista que puede incluir
-leguminosas: cocidas y germinadas	algunas bayas (rosáceas…)
-*Eucalyptus*	-flores/néctar
-polen	
-insectos	
-bellotas y castañas	

GENUS PSITTACULA

Este extenso género, abarca un total de 14 especies distintas. He estimado oportuno dividir el género en 3 grupos debido a algunas diferencias en su alimentación. Aunque es cierto, que podríamos alimentar a todas ellas con una dieta estándar, similar a la primera propuesta sin demasiados problemas, creo más oportuno intentar afinar un poco más.

Grupo 1
En este grupo englobaremos a la mayoría de especies de *Psittacula: P. eupatria, P. echo, P. finschi, P. intermedia, P. roseata, P. columboides, P. alexandri, P. caniceps* y *P. longicauda.* Con dietas bastante generalistas, pero en las que predominan las semillas cerealistas.
Permítanme plasmar, al menos los estudios más reveladores en mi opinión respecto a su alimentación.
Sobre *Psittacula echo* cotorra de Mauricio, Jones y Duffy, 1993, elaboraron un interesante estudio sobre las preferencias para esta especie. *P. echo*, consume de manera natural los frutos de carambola, *Averrhoa carambola* (es exótica, pero crece naturalizada en su zona de distribución) que está disponible en el medio desde enero a julio. Además consumen los frutos de *Syzygium glomeratum* y *Averrhoa bilimbi.* Del almendro indio, *Terminalia cattappa*, comen el epicarpio (carnoso) pero desechan el endocarpio (leñoso) que contiene la semilla.
El ofrecimiento suplementario de alimentos para los ejemplares silvestres mostró preferencia sobre otros muchos alimentos de los siguientes: *Capsicum annuum, Malus pumila, T. cattappa, Viti vinifera, A. carambola* y *A. bilimbi.*
De los ofrecidos a cotorras en cautividad, además de mostrar preferencia por los anteriormente citados, lo hicieron preferentemente por los siguientes: col (*Brassica oleracea*), papaya (*Carica papaya*), *Hibiscus esculentus, Passiflora edulis*, guisantes (*Pisum sativum*), granada (*Punica granatum*), guayaba (*Psidium guajava*) y pepino (*Cucumis sativus*).
Analizaron la causa de muerte de algunos ejemplares mantenidos en cautividad, encontrando como principales causas obesidad y gota visceral. Parecen tener una gran capacidad para convertir los hidratos de carbono en grasas. Esta habilidad para aprovechar los nutrientes puede ser una adaptación a los meses de invierno en los que se alimentan de hojas, frutos verdes y otros alimentos aparentemente menos energéticos.
Ali y Ripley, 1981, describen la dieta de *P. columboides*, a base de semillas, granos y frutos, especialmente d varias especies de *Ficus* sp. Además de yemas, pétalos y néctar de *Erythrina* y *Grevillea.* Parecen ser muy destructivos con los cultivos de cereales, especialmente de *Sorghum*, y también de manera extensiva sobre *Dolichos* sp. (Fam. Fabaceae).
Los mismos autores analizaron contenidos estomacales para *P. eupatria*, o cotorra alejandrina, mostrando los siguientes resultados:

- 52% semillas de cultivos;
- 2,7% semillas de maleza;
- 11,4% semillas neutrales;
- 4,8% material vegetal;
- 19,3% frutos de cultivos;
- 9,8% frutos salvajes.

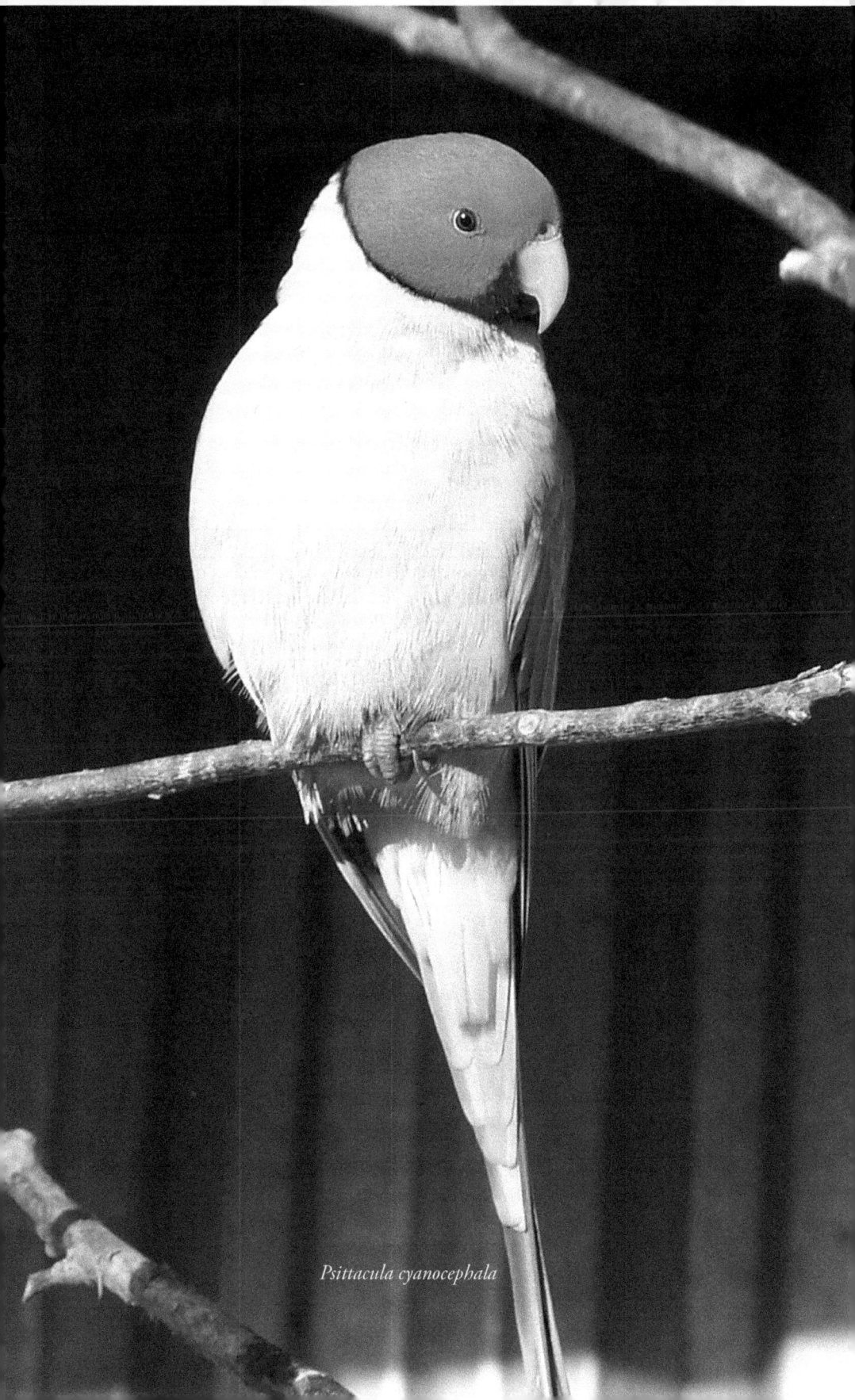

Psittacula cyanocephala

Además, se alimentan ávidamente del néctar de *Salmalia, Butea, Erythrina* y flores similares y de los pétalos carnosos de las flores de *Bassia latifolia*. Entre sus frutos consumidos, se encuentra una vez más la guayaba (*Psidium guajava*).

P. alexandri o cotorra bigotuda o de pecho rojo, se alimenta de higos salvajes (*Ficus* sp.*)*, y otros frutos silvestres y cultivados. Además de brotes de hojas y pétalos carnosos y néctar de flores de *Salmalia, Butea, Bombax, Parkia speciosa* y *Erythrina variegata*, así como de semillas de *Albizia* (Fam. Fabaceae) y *Castanea* (Fam. Fagaceae), arroz y otros cereales cultivados.

Recomendaciones para elaborar dietas en cautividad: **Grupo 1**

- flores/néctar;
- leguminosas;
- macedonia frutas y verduras;
- arroz/pasta/maíz;
- mezcla de semillas.

ración de alimento seco: 12% peso corporal	ración de alimento blando: 8% peso corporal
-semillas "Carolinas" y en menor proporción mezcla "Amazonas": 1, 2 días/semana -leguminosas: cocidas y germinadas -arroz/pasta/maíz	-macedonia generalista que puede incluir los citados como preferidos -flores/néctar

Grupo 2

En este grupo abordaremos las peculiaridades presentadas por 3 especies: *P. krameri, P. derbiana* y *P. himalayana*. Que parecen explotar semillas más energéticas que las anteriormente contempladas. Respecto a *P. krameri*, Ali et Ripley, 1981, recogen su alimentación a base de: *Zizyphus mauritiana* (Fam. Rhamnaceae), *Prunus amigdalus* (Fam. Rosaceae), *Capsicum* sp. (Fam. Solanaceae), *Arachis hypogaea* (Fam. Fabaceae), *Cicer arietinum* (Fam. Fabaceae), pétalos y néctar de *Salmalia malabarica, Erythrina indica, Butea monosperma, Bassia latifolia, Acacia arabica* y *Casuarina equisetifolia*, frutos verdes de *Xanthium* (Fam. Asteraceae), y flores y frutos de *Capparis aphylla* (Fam. Capparaceae).

Benson *et al*, 1988, describieron como parte de su alimentación:

- semillas de sorgo, mijo y lentejas, así como de *Acacia albida* y *Slossus* sp.*;*
- frutos de *Tamarindus* (Fam. Fabaceae), *Psidium guajava, Adansonia* (Fam. Malvaceae), *Mangifera indica, Zyzyphus* y *Ficus*;
- en cultivos: frutos, botones florales y néctar de café.

En 1994, Saini et al, analizaron el contenido digestivo de 88 ejemplares recolectados durante todo el año, con los siguientes resultados:

- 45% semillas de cereales: 4% arroz, 21% sorgo, 6% mijo, 6% maíz, 7% trigo;
- 38% semillas de árboles cultivados: 24% guayaba, 10% morera, 8% *Dalbergia sissoo*;
- 9% semillas oleaginosas: girasol, cacahuete y mostaza (*Brassica campestris*);
- 3% semillas de maleza: 2% *Crotalaria medicoginea*;
- 2% semillas de grama: *Cicer aeriatinum*;

- 2% hojas y cáscaras;
- 1% grit.

Evidenciaron además una variación estacional, de modo que el sorgo tuvo un consumo predominante de agosto a enero, con un gran pico en diciembre alcanzando un 78%. El mijo tubo dos picos de consumo, agosto (22%) y septiembre (40%) muy por encima del resto de cereales. El maíz alcanzó 16-23% de septiembre a noviembre, el arroz en enero, un 25% y el trigo en marzo (20%) y julio (51%). El pico de consumo de cacahuetes se produjo en febrero (17%), el de mostaza en febrero (17%) y marzo (18%) y el de girasol en junio, con un 82% de su dieta.

Del mismo modo, con las semillas de los árboles, se produce un consumo bastante extendido de las semillas de guayaba, siendo el principal ítem alimentario en su dieta, con un gran pico en agosto del 58%, de septiembre a diciembre hay un consumo de entre 10-20% y entre enero y marzo, de 30-45% del total de su dieta. El consumo de las semillas de morera, predomina en abril y mayo con porcentajes del 64 y 75% respectivamente, incrementándose en marzo hasta un 16% el consumo de semillas de *Dalbergia sissoo* (Fam. Fabaceae).

Las semillas de maleza, que suponen un muy bajo porcentaje anual, representan un gran peso desde abril a junio, con porcentajes entre 9-28%. Y hay un incremento en el consumo de material vegetal, principalmente de hojas en julio, representando el 10% de su dieta.

Sudershan Rao y Shivanarayan, 1981, analizaron el contenido de 40 buches de pichones con la siguiente frecuencia de ocurrencia:

leguminosas	cereales	oleaginosas	miscelánea
-semillas de *Cicer arietinum*: 15	-semillas de sorgo: 2	-semillas de girasol: 4	-anteras de maíz: 18
-semillas de *Phaseolus aureus*: 23	-semillas de maíz: 3	-semillas de alazor: 6	-corteza: 18
-semillas de *Cajanus cajan*: 14	-semillas de arroz: 8		
-semillas de *Phaseolus mungo*: 18			

Obsérvese el incremento en el consumo de leguminosas durante la crianza de los pichones, comparándolo con los resultados obtenidos de los adultos, por lo que el incremento de aporte proteico en la dieta durante este periodo es de significativa importancia.

Ali y Ripley, 1981, reflejaron la dieta de las otras dos especies que incluyo en este grupo. Para *P. himalayana*, o Cotorra del Himalaya, atribuían un consumo de nueces, bellotas, semillas y frutos, tanto salvajes como cultivados. Son muy destructivas en los cultivos de nueces, pero también de manzanas, peras y maíz y no parecen serlo tanto para los cultivos de cereales.

P. derbiana o Cotorra de Derby, parece, también por los mismos autores, tener un consumo elevado de piñones de *Pinus tabulaeformis*, así como de amentos de álamo, cebada y frutos cultivados, principalmente melocotones.

Recomendaciones para elaborar dietas en cautividad: **Grupo 2**

- flores/néctar;
- frutos secos;
- arroz/pasta/maíz;
- leguminosas;
- macedonia frutas y verduras;
- mezcla de semillas.

ración de alimento seco: 12% peso corporal	ración de alimento blando: 8% peso corporal
-semillas "Amazonas" -leguminosas: cocidas y germinadas -arroz/pasta/maíz -piñones, almendras, nueces, bellotas, castañas…	-macedonia generalista que puede incluir los citados como preferidos, especialmente guayaba -flores/néctar

Grupo 3

En este último grupo, incluyo especies como *P. cyanocephala* y *P. calthorpe*, que se muestran mucho más frugívoras y menos granívoras que todas las anteriores.

Ali y Ripley, 1981, describen la alimentación de *P. cyanocephala* o cotorra de cabeza ciruela, a base de frutos de *Ficus* sp. y *Zizyphus* spp. (Fam. Rhamnaceae), como elementos importantes en su dieta, en la que además explotan yemas, pétalos y néctar de flores como *Salmalia*, *Butea* y *Bassia*. Consumen también semillas, con preferencia por las de tamaño pequeño como las de *Echinops* (Fam. Asteraceae) y *Cnicus* (Fam. Asteraceae), así como en cultivos de arroz, sorgo, maíz, *Cicer* y *Dolichos lablab* (Ambas Fam. Fabaceae)

P. calthropae o cotorra de Ceilán o Sri Lanka, se va a alimentar principalmente de frutos, flores, yemas y néctar, principalmente en el estrato arbóreo, siendo mucho menos destructivo con los campos de cereales que el resto. Entre las especies que explota podemos destacar: frutos de *Macaranga tomentosa* (Fam. Euphorbiaceae) y *Ficus* sp..

Recomendaciones para elaborar dietas en cautividad: **Grupo 3**

* leguminosas;
* flores/néctar;
* arroz/pasta/maíz;
* mezcla de semillas;
* macedonia frutas y verduras;

ración de alimento seco: 10% peso corporal	ración de alimento blando: 10% peso corporal
-semillas "Periquitos" -leguminosas: cocidas y germinadas -arroz/pasta/maíz	-macedonia generalista que puede incluir los citados como preferidos, especialmente higos -flores/néctar

GENUS LORICULUS

De los denominados lorículos o loritos colgantes, que contemplan 12 especies diferentes, apenas se dispone de información abundante. Para alguna de ellas, incluso es inexistente, no obstante parece haber un denominador común en todos los reportes para la inmensa mayoría de estas especies: son predominantemente nectarívoro-frugívoras, y parece haber una relación muy estrecha con *Ficus* sp. Los consideraremos por tanto una única unidad para las recomendaciones de elaboración de dietas en cautividad, pero reflejaré primero un par de estudios que han contribuido significativamente al conocimiento alimentario de este género.

Ali y Ripley, 1981, describen la alimentación de *Loriculus vernalis* (lorículo vernal) a base de pulpa blanda de frutos y bayas, principalmente de higos salvajes (*Ficus* sp.*)*, suplementado en gran cantidad por néctar de flores de la Fam. Loranthaeae y *Salmalia malabárica*, varias especies de *Erithrina* y muchos *Eucalyptus* introducidos. Los reconocieron como auténticos polinizadores, puesto que se alimentan del néctar de las flores sin destruir las partes que las componen. También es frecuente el consumo del jugo de *Cocos nucifera*. Además se han visto alimentándose de semillas de *Casuarina* (Fam. Casuarinaceae), Bambú (Fam. Poaceae), *Tectona grandis* (Fam. Lamiaceae), así como las de *Psidium guajaba* y *Eriobotrya japonica* (Fam. Rosaceae) en cultivos.

La composición de la dieta de *Loriculus stigmata* (lorículo de las Célebes) fue evaluada por Walker, 2007, con las siguientes proporciones:

- 7% partes vegetativas de las plantas (hojas, tallos…);
- 27% flores;
- 64,8% frutos: entre el 70 y 100% de los frutos consumidos, fueron *Ficus* spp.;
- 1,2% invertebrados.

Recomendaciones para elaborar dietas en cautividad:

- insectos*;
- leguminosas;
- mezcla de semillas;
- néctar (ración de néctar: 15% peso corporal);
- macedonia frutas.

ración de alimento seco: 5% peso corporal	ración de alimento blando: 20% peso corporal
-semillas "Periquitos"	-macedonia en la que predominen las frutas
-leguminosas: cocidas y germinadas	de pulpa blanda y jugosa, y de semillas
-insectos*: muy esporádicamente	comestibles, especialmente higos

GENUS AGAPORNIS

Este diverso género de inseparables con 9 especies reconocidas actualmente, tradicionalmente se ha alimentado en cautividad de la misma manera, independientemente de la especie. En mi opinión y tras el estudio de su alimentación en libertad, deberíamos diferenciar dos grandes grupos a la hora de abordar sus necesidades de alimentación, aunque es bien cierto que todas ellas son predominantemente granívoras.

Grupo 1

En el que contemplaremos aquellas especies que aún siendo granívoras, explotan con mayor frecuencia otros recursos, principalmente frutos, como las especies *A. canus, A. pullarius, A. taranta* y *A. swindernianus.*

Mackworth-Praed y Grant, 1980, recoge en su obra una alimentación para *A. pullarius* (inseparable de cara roja) a base de semillas de herbáceas y maíz, brotes de árboles seguramente en busca de insectos y *Ficus* sp. cuando hay disponibles.

Los trabajos de Benson *et al*, 1988, para esta especie enumera en su dieta semillas de hierbas/pastos, incluido el sorgo, que son comidos mientras permanecen verdes en sus espigas. Además se alimenta de guayabas (*Psidium*) y de higos (*Ficus*). En estudios de contenido estomacal se han encontrado pequeños guijarros (grit) y hay evidencias en su mantenimiento en cautividad de aceptación de diversas larvas entre las que se encuentran los gusanos de la harina.

Estos mismos autores, comentan sobre la alimentación de *A. taranta* o inseparable abisinio el uso de semillas, bayas, en las que se incluyen las de *Juniperus* spp. (Fam. Cupressaceae) y frutos como los de *Ficus* sp.

En cautividad, es una de las especies de inseparables más fáciles de alimentar por su gran aceptación de una gran variedad de semillas y frutos.

La obra de Mackworth-Praed y Grant, 1980, comenta sobre esta especie una alimentación a base de semillas principalmente de árboles y de higos de *Ficus sycamore.*

Para *A. swindernianaus* (inseparable acollarado), Benson *et al*, 1988, describe su dieta a base de *Ficus* sp., frutos de *Rauwolfia* (Fam. Apocynaceae), *Harungana* (Fam. Hypericaceae) y *Macaranga* (Fam. Euphorbiaceae), además de maíz, flores de *Spathodea* y algunos insectos. así como la pulpa de la palma de aceite (*Eleaeis guineensis*).

Contenidos estomacales de esta especie revelan la presencia de semillas y bayas en su interior, además de larvas de lepidópteros y coleópteros.

Sobre *A. canus*, inseparable de Madagascar, se conoce su alimentación a base de frutos, pero predominantemente de semillas que son comidas principalmente a nivel del suelo. Han sido observados alimentándose de botones florales de *Stenotaphrum micranthum* y de arroz. Es la única especie en la que encuentro similitudes con ambos grupos propuestos, por lo que, y a la espera de mayores avances en el conocimiento de las especies, podría ser alimentada por uno u otro sistema, aunque he creído más conveniente incluirla en este primer grupo.

Recomendaciones para elaborar dietas en cautividad:

- insectos*;
- leguminosas;
- flores;

- macedonia frutas y verduras;
- mezcla de semillas.

ración de alimento seco: 12-14% peso corporal	ración de alimento blando: 6-8% peso corporal
-semillas "Agapornis" o "Carolinas"	-macedonia en la que predominen las frutas
-leguminosas: cocidas y germinadas	multisemillas comestibles, especialmente higos
-insectos*: muy esporádicamente	-flores

Grupo 2

En el que englobamos aquellas especies, más estrictamente granívoras, con explotación minoritaria de otros recursos, principalmente follaje verde y semillas de leguminosas, como las siguientes: *A. roseicollis, A. fischeri, A.personatus, A. lilianae* y *A. nigrigenis*.

Ndithia y Perrin, 2006, estudiaron la composición de la dieta en Namibia para *A. roseicollis* (inseparable de cara melocotón o de Namibia) alimentándose de 19 especies distintas. Por frecuencia de ocurrencia en las observaciones:

- 48% semillas, principalmente de herbáceas y vainas tiernas de *Acacia* (cuando están duras son inaccesibles para ellos);
- 29% hojas, especialmente hojas jóvenes;
- 9% geofagia, arena;
- 5% excrementos, en los que buscan seguramente semillas sin digerir por el ganado o determinados minerales y vitaminas que pueden contener…

Las principales familias vegetales consumidas fueron Mimosaceae, Poaceae, Asteraceae y Solanaceae, por orden de importancia. Entre los alimentos más frecuentes destacaron las semillas de *Anthephora schinzii* (Fam. Poaceae), semillas y hojas de *Acacia karro* (Fam. Mimosaceae), semillas de *Helianthus annuus* (Fam. Asteraceae), bayas y hojas de *Zizyphus mucronata* (Fam. Rhamnaceae) y hojas de *Acacia mellifera* (Fam. Mimosaceae).

Analizaron además la composición nutricional de los ítems más frecuentemente consumidos tal y como se refleja en la siguiente tabla:

Ítem	E(KJ/Kg.)	Prot.%	Grasa%	M. Seca%	Ceniza%	Fibra%
semillas de:						
Acacia erioloba	--	26,28	2,01	92,29	3,25	12,63
A. hebeclada	15.857	25,29	3,23	--	--	--
A. karro	16.395	25,91	4,37	--	--	--
A. schinzii	16.099	7,02	2,22	--	--	--
H. annuus	16.869	15,07	4,54	--	--	--
Oxygonum alatum	16.027	10,71	1,55	--	--	--
Z. mucronata	--	4,58	--	91,77	1,79	--
hojas de:						
Acacia erioloba	--	14,41	1,84	92,56	4,67	28,87
A. hebeclada	--	16,73	--	92,83	6,03	9,01
A. karroo	--	14,04	--	91,18	4,99	5,41
A. melífera	--	16,71	--	91,45	9,33	6,45
Z. mucronata	--	14,12	--	90,10	4,30	11,22

(Los altos porcentajes de cenizas en las hojas de *Acacia* pueden jugar un papel importante en la provisión de vitaminas y minerales esenciales, pero no hay una constancia real de ello).

Hay constancia además del consumo de 2 especies de Psyllidos por esta especie.

Otro estudio significativo, en esta ocasión sobre *A. nigrigenis* (inseparable de mejillas negras) es el realizado por Warburton y Perrin, 2005. Estudios anteriores sugerían que su dieta consistía en semillas de *Acacia* spp. y semillas de herbáceas, suplementadas con diversas hojas, flores y frutos. Warburton y Perrin durante sus 22 meses de estudio concluyeron con: 83% de las observaciones: forrajeo a nivel del suelo, principalmente semillas de *Echinochloa colona* y *Chloris virgata*, pero posiblemente también otras Poaceae como *Digitaria* sp., *Tricholaena* sp., *Dactyloctenium* sp., *Sporobolus* sp., *Panicum* spp., *Urochloa* sp., *Brachiaria* sp., *Courtoisina* sp. y *Crotalaria* sp. (Fam. Fabaceae) y *Triumfetta* sp. (Fam. Malvaceae).

El análisis nutricional de las semillas de *Echinochloa colona* arrojó los siguientes resultados:

- 10,71% proteínas;
- 4,69% grasas;
- 9,5% humedad;
- 16% fibra;
- 11,16% cenizas;
- 16,572 MJ/Kg. (Energía Total).

12,7% de las observaciones: forrajeo arbóreo, aún siendo menos frecuente, mucha mayor diversidad de fuentes explotadas, de las cuales 39,8% sobre flores, 35,2% sobre hojas, 10,2% sobre larvas de insectos (que representan tan solo un 1,7% de las observaciones totales). Consumió frutos de tan solo 2 árboles y una enredadera.

En número de especies, predomina el consumo por familias de las leguminosas (Mimosaceae, principalmente *Acacia* y *Albizia*), pero no consumían sus semillas, sino sus hojas y flores. Detrás de éstas se encontraría el consumo de flores y hojas de Combretaceae, las semillas de *Ancanthospermum hispidum* (Asteraceae), pulpa de *Ficus* sp. (Moraceae), pulpa e insectos de Sapotaceae, flores de Caparaceae y semillas y botones florales de Myrtaceae.

A nivel estacional evidenciaron también diferencias en el consumo de los distintos ítems, encontrando un consumo de flores principalmente de agosto a diciembre, de hojas durante julio y agosto y de insectos (hemípteros e himenópteros) principalmente durante julio y agosto, pero también en mayo y diciembre.

En los cultivos ataca principalmente los de mijo (*Eleusine coracana*) y sorgo (*Sorghum bicolor*), pero también maíz y girasol fueron consumidos.

Benson *et al*, 1988, describe la alimentación de *A. fischeri* (Inseparable de Fischer) a base de semillas de herbáceas y mijo en cultivos, aunque Mackworth-Praed y Grant, 1980, contemplaban además el consumo de semillas de *Acacia* sp. Los trabajos de Mwangamo *et al*, 2007, mostraron una preferencia en el uso muy elevado sobre ecosistemas de pastizales abiertos sobre otros, incluidos los bosques de Acacias. En contenidos de buches y estómagos fueron encontrados casi únicamente semillas, pero había restos también de material vegetal (posiblemente hojas) durante la estación seca.

Otras fuentes confirman el consumo de semillas de plantas herbáceas como *Pennisetum mezianum* (Fam. Poaceae) y *Achyranthes asper* (Fam. Amaranthaceae), además del consumo de semillas de *Acacia* sp. y frutos como los de *Rhus villosa* (Fam. Anacardiaceae), *Commiphora* sp. (Fam. Burseraceae) y *Ficus capensis*.

Respecto a *A. lilianae* o inseparable de Nyasa, Benson *et al*, 1988, enumera el consumo de semillas de plantas herbáceas (Fam. Poaceae) entre las que se encuentra *Hyparrhenia*, *Shorgum* y *Oryza perennis*. Pero además, las flores (aunque posiblemente también las semillas) de *Acacia albida*, *Erythrophleum africanum*, *Vitex duamiana* y *Cordyla africana*.

Los mismos autores, a *A. personatus* o inseparable enmascarado, le atribuyen una alimentación a base de semillas de diversas herbáceas y *Sorghum*, además de las de *Cassia* sp. (Fam. Fabaceae).

Recomendaciones para elaborar dietas en cautividad:

- insectos*;
- flores;
- leguminosas;
- macedonia frutas y verduras;
- mezcla de semillas.

ración de alimento seco: 12-14% peso corporal	ración de alimento blando: 6-8% peso corporal
-semillas "Agapornis" o "Carolinas"	-macedonia en la que predominen las verduras
-leguminosas: cocidas y germinadas	de hoja verde
-insectos*: muy esporádicamente	-flores

Familia Psittacidae

Subfamilia Psittacinae

TRIBU: PSITTACINI

GENUS CORACOPSIS

Este género recoge dos singulares especies de loros negros con similitudes tanto en su morfología y rango de distribución, como en su alimentación. No obstante, existen ciertas diferencias entre ambas. Siendo ambas especies bastante frugívoras, es bien cierto que *Coracopsis nigra* (loro negro o loro vasa menor) es más frugívoro que su congénere *C. vasa* (loro vasa mayor) que se muestra más granívoro. Aún así y puesto que disponemos de mayor información sobre *C. nigra*, abordaremos su estudio en base a ésta, y para *C. vasa* solo habrá que hacer ligeras modificaciones.

Collar, 1997, recoge lo que se conocía hasta la fecha de su alimentación a base de frutos, bayas, flores y semillas. Entre las que se encuentran *Afzelia bijuga* (Fam. Fabaceae), *Cinnamosma fragans* (semillas, Fam. Canellaceae), *Symphonia* sp. (botones florales, Fam. Clusiaceae) y *Chassalia* sp. (frutos, Fam. Rubiaceae). En las Seychelles, sus alimentos principales son *Verschaffeltia splendida* (Fam. Arecaceae), *Averrhoa bilimbi* (Fam. Oxalidaceae), *Phoenicophorium borsigianum* (Fam. Arecaceae), *Deckenia nobilis* (Fam. Arecaceae), *Chrysobalanus icaco* (Fam. Chrysobalanaceae) y *Ficus rubra* (Fam. Moraceae) y estacionalmente de *Mangifera indica* (Fam. Anacardiaceae), brotes de *Dillenia* (Fam. Dilleniaceae) y *Casuarina* (Fam. Casuarinaceae).

Hampe, 1998, observó la alimentación de *C. nigra* durante tres semanas (tan solo) en periodo postreproductivo, durante este periodo se alimentaron exclusivamente de alimentos vegetales. A principios de marzo se alimentaron exclusivamente a base de frutos de:

- *Commiphora guillaumini* (Fam. Burseraceae);
- *Poupartia silvatica* (Fam. Anacardiaceae);
- *Breonia perrieri* (Fam. Rubiaceae).

Las dos primeras son drupas, ricas en grasas y sus semillas fueron parcialmente abiertas con su pico, mientras que los de *Breonia* son frutos multisemillas con alto contenido en carbohidratos solubles, y sus semillas fueron directamente ingeridas.

Cuando disminuyen las fuentes de alimento (estos frutos) se incrementaron las observaciones en el consumo de flores y brotes tiernos de:

- *Capuronia madagascariensis* (Fam. Lythraceae);
- *Colvillea racemosa* (Fam. Fabaceae);
- *Foetidia asymetrica* (Fam. Lecythidaceae);
- *Biuinia jalberti* (Fam. Flacourtiaceae);
- Enredaderas leñosas sin identificar.

Además hay evidencias del consumo de la pulpa de *Phoenicophorium borsigianum* (Fam. Arecaceae) para *C. nigra* y *Dypsis decaryi* (Fam. Arecaceae) para *C. vasa*. Para esta última además, del consumo de frutos de *Cussonia* sp. (Fam. Araliaceae) y de maíz (*Zea mays*).

Recomendaciones para elaborar dietas en cautividad:

*   dátiles y frutos de palmeras;
*   leguminosas;
*   flores;
*   mezcla de semillas;
*   macedonia frutas y verduras.

ración de alimento seco: 10% peso corporal	ración de alimento blando: 12-14% peso corporal
-semillas "Amazonas"	-macedonia en la que predominen las frutas
-leguminosas: cocidas y germinadas	sobre las verduras
-dátiles y frutos de palmeras	-flores

GENUS PSITTACUS

Aunque actualmente las que han sido consideradas como dos subespecies diferentes de yacos o loros grises, *P. erithacus erithacus* (cola roja) y *P. erithacus timneh* (cola vinagre) son consideradas dos especies distintas como *P. erithacus* y *P. timneh*, vamos a considerarlas en conjunto de cara a sus necesidades nutricionales.

Con un pico típicamente de tipo psitácido, cabe destacar en su anatomía el parche facial desprovisto de plumas. Aunque no está muy clara su función, cabe pensar y así parece ser, que existe una relación entre algunas aves con zonas desprovistas de plumas en su cabeza (por motivos distintos a los higiénicos, de las especies más frugívoras) en medios altamente oxidativos, con altos índices de irradiación solar, con una dieta altamente energética y con gran contenido de antioxidantes. Como ocurre en distintas especies de guacamayos o incluso en la cacatúa palmera.

Se conoce ya, desde los estudios de Benson *et al*, 1988, su, podríamos hablar de especialización trófica, con una alimentación basada en la disponibilidad de los frutos de la palma de aceite, *Elaeis guineensis* (Fam. Arecaceae), de cuyos frutos consumen exclusivamente su pulpa descartando la semilla. Además, parecen tener predilección en la alimentación de determinados frutos rojos, como los de *Cola tragacantha* (Fam. Malvaceae) y frutos maduros de *Prunus africanum* (Fam. Roseaceae), además de maíz.

Chapman *et al*, 1993, observaron grupos de yacos alimentándose de las semillas de los frutos de *Pseudospondias microcarpa* (Fam. Anacardiaceae) en su pico de fructificación (a mediados de agosto). Estos frutos, del tamaño de una cereza, son también de color rojo).

Juste, 1996, recoge los testimonios de los cazadores furtivos, que aseguran que el número de pichones fluctúa cada año de manera considerable en función de los ciclos de floración y fructificación de *Erythrina* sp. (Fam. Fabaceae) y *Fagora macrophylla* (Fam. Rutaceae) que les proveen supuestamente de alimentos durante el periodo de nidificación (en Isla Principe).

Diferentes trabajos han dejado clara la dependencia de esta especie por los frutos de *Elaeis guineensis*, no obstante y especialmente cuando éstos no se encuentran disponibles, consumen una gran variedad de alimentos entre los que se encuentran:

- *Ficus* sp. (Fam. Moraceae);
- *Heisteria* sp. (Fam. Olacaceae);
- *Dacryodes* sp. (Fam. Burseraceae);
- *Petersianthus* sp. (Fam. Lecythidaceae);
- *Combretum* sp. *y Terminalia* sp. (Fam. Combretaceae);
- *Macaranga* sp. (Fam. Euphorbiaceae);
- *Raphia* sp. (Fam. Arecaceae);
- *Harungana* sp. (Fam. Hypericaceae);
- *Ceiba* sp. *y Bombax* sp. (Fam. Malvaceae);
- *Blighia* sp. (Fam. Sapindaceae);
- *Celtis* sp. (Fam. Cannabaceae);
- *Cassia* sp. *y Parkia* sp. (Fam. Fabaceae).

Si nos fijamos en la composición nutricional de la nuez de palma (*E. guineensis*) cabe destacar por un lado su alto contenido en grasas, de las cuales la inmensa mayoría son grasas saturadas, con un alto contenido en beta carotenos y niveles significativos de Ca. (ver tablas nutricionales).

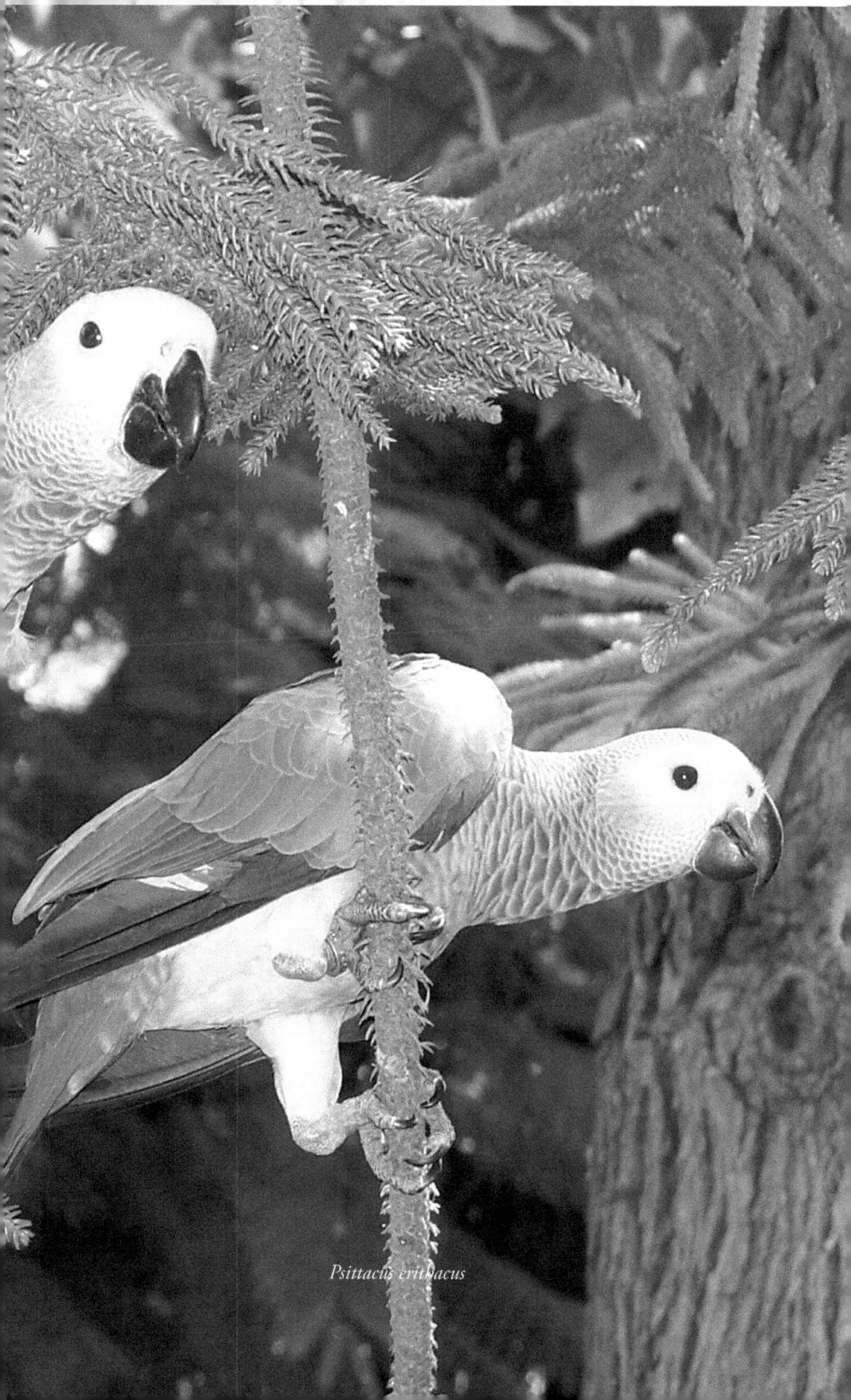

Psittacus erithacus

Puesto que es su alimento principal durante gran parte del año, deberemos tener en cuenta su composición en la elección de los alimentos para la confección de las dietas en cautividad.

Los casos clínicos más frecuentes relacionados con problemas nutricionales en yacos, son los relacionados con deficiencias de vitamina A e hipocalcemias. Algunos autores consideran que no hay indicios de que sus requerimientos de Ca sean mayores que para otras especies y por tanto consideran que su etiología puede estar relacionada con la incapacidad de movilizar los depósitos de Ca en los huesos durante los periodos agudos de dieta insuficiente. No obstante, yo discrepo con estas observaciones, basándome en los niveles significativos de Ca contenidos en la nuez de palma, aunque a menudo es cierto que estas hipocalcemias puedan estar relacionadas, aún en casos con suplementación de Ca, con niveles bajos de vitamina D_3 y ausencia de luz solar en las instalaciones (muy frecuentemente en interior y con mucha oscuridad para esta especie en cautividad).

Respecto a la preferencia por los frutos de color rojo, y aún desconociendo la composición de éstos, puede existir relación lógica entre la coloración rojiza y la presencia de beta carotenos que provoquen esta coloración. No obstante, las observaciones en cautividad no siempre confirman esta preferencia, seguramente causada por las neofobias típicas de loros que no han sido correctamente socializados, cosa que ocurre tan frecuentemente en el aspecto de su alimentación como comportamental con esta y otras especies.

Recomendaciones para elaborar dietas en cautividad:

- queso fresco/huevo;
- leguminosas;
- nuez de palma;
- macedonia frutas y verduras;
- mezcla de semillas/pienso.

ración de alimento seco: 10-12% peso corporal	ración de alimento blando: 10% peso corporal
-semillas específicas para "Yacos" o, en su defecto mix entre "Amazonas" y "Guacamayos" -pienso alta energía -leguminosas: cocidas -nuez de palma (o en su defecto) aceite de. -suplementos de Ca: queso fresco, etc..	-macedonia en la que predominen las frutas y verduras rojas, en especial con alto contenido en beta carotenos y calcio

GENUS POICEPHALUS

En este género compuesto por 9 especies distintas, aunque encontramos ciertas similitudes en la alimentación de casi todas ellas, deberemos distinguir entre 3 grupos diferentes de cara a la elaboración de sus dietas en cautividad. Su pico, de tipo psitácido y considerablemente robusto en comparación con su tamaño corporal, especialmente palpable en algunas especies, nos invita a pensar en una dieta basada en el consumo de semillas que necesiten ser abiertas, no obstante, los hallazgos en los estudios de campo muestran algunas evidencias que nos pueden sorprender, como es el elevado consumo de semillas de leguminosas.

Grupo 1

Poicephalus robustus

De los miembros de su género el lorito robusto o del Cabo, es el que va a presentar un pico de mayor robustez, necesario para abrir las grandes semillas de los frutos de los que se alimenta. Considerado como especialista trófico ya desde los trabajos de los años 80 por Benson et al, Macklean y Mackworth-Praed y Grant, alimentándose principalmente de las semillas de Podocarpus sp. (coníferas de la Fam. Podocarpaceae). Trabajos más recientes como los de Wirminghaus et al, 2002, confirman su especialización trófica con un abanico muy estrecho de especies a usar, en las que predominan las semillas de varias especies de Podocarpus (principalmente P. falcatus y P. latifolius). Por orden de mayor a menor, en frecuencia de sus observaciones:

* 38,9% semillas de P. falcatus;
* 30,6% semillas de P. latifolius;
* 6,6% semillas de Podocarpus spp.;
* 9,7% semillas de Celtis africana (Fam. Cannabaceae);
* 5,6% semillas de Protea caffra (Fam. Proteaceae);
* 4,2% semillas de Scutia myrtina (Fam. Rhamnaceae);
* 2,8% semillas de Podocarpus henkelli;
* ≤1,5% Otros: semillas, néctar, flores, brotes de hojas, cultivos (Nuez pecana), frutas, etc…

El análisis nutricional de algunas semillas de las que se alimentan arrojó los siguientes resultados:

endocarpio de	proteínas	grasa	energía (MJ/Kg.)
P. falcatus	4,15%	20,12%	23,47
P. latifolius	8,36-10,18%	2,87-3,95%	18,23-18,71
P. henkelii	6,18-6,61%	2,29-3,10%	17,39-17,63
Calodendrum capense	14,73-15,97%	37,38%	32,42
Scutia myrtina	8,23-8,37%	10,83%	20,94

Otras fuentes de alimento, aunque minoritarias, fueron:

* semillas de Acacia (Fam. Fabaceae), Apodytes (Fam. Icacinaceae), Calodendrum (Fam. Rutaceae), Chionanthus (Fam. Oleaceae), Commiphora (Fam. Burseraceae), Erythrina (Fam. Fabaceae), Eugenia (Fam. Myrtaceae), Harpephyllum (Fam. Anaradiaceae), Melia (Fam.

Meliaceae), *Mimusops* (Fam. Sapotaceae), *Ocotea* (Fam. Lauraceae), *Olea* (Fam. Oleaceae), *Ptaeroxylon* (Fam. Rutaceae), *Prunus* (Fam. Rosaceae) y *Rapanea* (Fam. Myrsinaceae);
* flores de *Greyia sutherlandii*, *Erythrina caffra* y *E. hysistemon*;
* brotes de hojas de *Pittosporum viridiflorum*.

Poicephalus fuscicollis
Recientemente separada de *P. robustus* en la que se consideraban como dos subespecies (*fuscicollis* y *suahelicus*) de la nominal, son ahora consideradas dos subespecies de *P. fuscicollis* como especie propia y diferenciada de *P. robustus*.
Los trabajos de Symes y Perrin, 2003, y Perrin, 2005 para esta especie muestran una alimentación diferente a la de los robustos, pero con algunas similitudes en su composición nutricional.
Para *P. f. fuscicollis* ha sido reportado el consumo de frutos de *Rhizophora* spp. (Fam. Rhizophoraceae) y cacahuetes.
P.f. suahelicus, ha sido observada alimentándose de 25 especies de árboles, entre los que se encuentran, según dos zonas de estudio:

Zona de Levubu:

* *Parinari curatelifolia* (semillas inmaduras, Fam. Chrysobalanaceae): 56%;
* *Gmelina arbórea* (semillas inmaduras, Fam. Lamiaceae): 34,7%;
* *Melia azaderach* (semillas maduras, Fam. Meliaceae): 6,0%;
* *Eucalyptus* sp. (semillas maduras y corteza, Fam. Myrtaceae): 1,3%;
* *Sclerocarya birrea* (semillas inmaduras, Fam. Anacardiaceae): 1,3%;
* *Erythrina caffra* (semillas maduras, Fam. Fabaceae): 0,7%.

Zona de Makuya (Donde no se encuentran disponibles ni *Parinari*, ni *Gmelina*):

* *Commiphora mollis* (semillas inmaduras, Fam. Burseraceae) 30,04%;
* *Pseudolachnostylis maprouneifolia* (semillas maduras e inmaduras, Fam. Phyllantaceae) 19,6%;
* *Terminalia sericea* (semillas maduras, Fam. Combretaceae) 13,0%;
* *Xanthocercis zambesiaca* (semillas maduras, Fam. Fabaceae) 10,9%;
* *Combretum imberbe* (corteza, Fam. Combretaceae) 6,5%;
* *Terminalia prunoides* (semillas Maduras, Fam. Combretaceae) 4,3%;
* *Adansonia digitata* (corteza, Fam. Malvaceae) 4,3%;
* *Combretum* spp. (corteza, Fam. Combretaceae) 4,3%;
* *Diospyros mespilliformis* (semillas inmaduras, Fam. Ebenaceae) 2,2%;
* *Afzelia quazensis* (semillas maduras, Fam. Fabaceae) 2,2%;
* *Kirkia acuminata* (semillas maduras, Fam. Kirkiaceae) 2,2%.

En general, podemos afirmar que se alimentan de alimentos ricos en proteínas y muy energéticos tal y como mostró el análisis de los principales:

ítem	energía MJ/ Kg.	proteínas%
Parinari curatellifolia	30,53	27,26
Gmelina arbórea	15,717	8,76

Melia azaderach	27,83	39,81
Commiphora mollis	26,09	28,50
Pseudolachnostylis maprouneifolia	28,61	26,00
Xanthocercis zambesiaca	22,10	10
Terminalia prunoides	25,26	32,92
Sclerocarya birrea	31,18	31,53

Hay evidencias también del consumo de néctar de *Erythrina abyssinica* en Zimbabwe, y no hay consumo evidente de insectos pero si han sido encontrados restos de capullos de mariposas en algunos buches de pichones.

El consumo de corteza de *Combretum* spp., puede tener propiedades detoxificadoras, pero también antiinflamatorias, antihelmínticas, antibacterianas, y con actividad antichistosómica.

En cultivos, atacan los de maíz, mijo, y nuez pecana, y posiblemente también (pero sin probar) de nuez de macadamia.

Por las similitudes con las especies del grupo 1 y el grupo 3, seguramente podrán ser alimentadas según unas u otras recomendaciones sin demasiados problemas, o quizás con una intermedia entre ambas propuestas.

Poicephalus gullielmi

Sobre el lorito de frente roja o loro de Jardín (traducido erróneamente como loro jardinero), conocemos su alimentación a base de semillas de *Spathodea* (Fam. Bignoniaceae), *Cedrus* (Fam. Pinaceae), *Olea* spp. (Fam. Oleaceae), pero también su consumo de *Elaeis guineensis*, aunque en Kenia, se alimenta principalmente, como ocurre con el lorito robusto, de semillas de *Podocarpus* spp., además de flores (ricas en néctar) y probablemente también las semillas de *Grevillea robusta* (Fam. Proteaceae), así como ocasionalmente de insectos.

Recomendaciones para elaborar dietas en cautividad:

* flores/néctar;
* leguminosas;
* nuez de palma/aceitunas;
* piñones;
* macedonia frutas y verduras;
* mezcla de semillas/pienso;

ración de alimento seco: 12% peso corporal	ración de alimento blando: 10% peso corporal
-semillas específicas para "Yacos" o, en su defecto "Amazonas" -pienso alta energía -leguminosas: cocidas, esporádicamente -nuez de palma (o en su defecto) aceite de y aceitunas maduras -piñones	-macedonia en la que predominen los higos. -flores/néctar, eventualmente

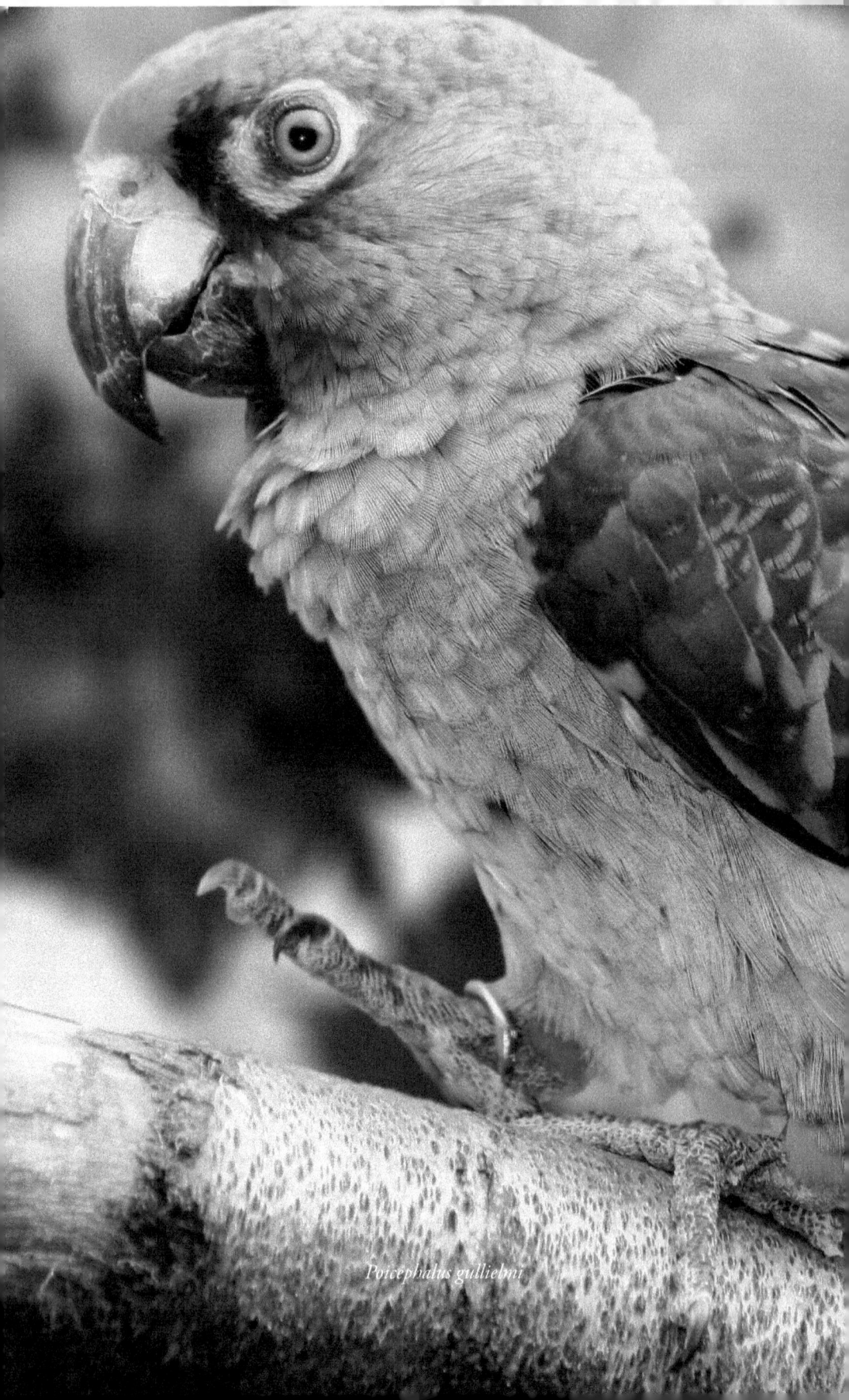

Poicephalus gulliehni

Grupo 2

Poicephalus meyeri

El lorito de meyer, ha sido bien estudiado por Boyers y Perrin, 2009 y 2010, describiendo una dieta generalista/oportunista con variaciones estacionales, compuesta por 71 ítems alimentarios de 37 especies de árboles de 16 familias diferentes:

- 13% flores (néctar y polen), especialmente durante la estación seca;
- 35% parásitos de vainas y frutos, de los cuales el 17% son larvas de artrópodos, especialmente importantes en época reproductora pudiendo llegar a suponer porcentajes entre 20-72% del total;
- 42% semillas, el 37% fueron semillas maduras (no obstante, las semillas inmaduras fueron preferidas cuando estaban disponibles temporalmente, con consumos de hasta el 23% puntualmente).

La pulpa es ingerida indirectamente al buscar los anteriores ítems.
De las especies más importantes en su dieta, en orden de importancia encontramos las siguientes:

- *Kigelia africana* (Fam. Bignoniaceae): 15,4%. flores y semillas maduras e inmaduras durante todo el año;
- *Diospyros mespiliformis* (Fam. Ebenaceae): 11,8%. semillas inmaduras;
- *Combretum imberbe* (Fam. Combretaceae): 8% semillas maduras durante más de 7 meses/año;
- *Ficus sycomorus* (Fam. Moraceae): 7,9%: frutos y sus larvas (avispas) durante más de 7 meses;
- *Diospyros lycoides* (Fam. Ebenaceae): 5,9%;
- *Combretum hereroense* (Fam. Combretaeae): 4,7%;
- *Berchemia discolor* (Fam. Rhamnaceae): 2,8%.

Consumen hasta 11 especies de leguminosas durante todo el año, aunque comparativamente, no parecen ser tan importantes como para otros *Poicephalus* (Siendo importantes incluso para *P. robustus* estacionalmente), aún así y en mi opinión personal, creo que deberíamos tenerlas en cuenta aunque no se haya encontrado alguna de estas especies individualmente como elemento clave en su dieta, si lo pueden ser a nivel de familia. Entre las leguminosas descritas en su alimentación se encuentran diversas especies de *Acacia* spp., *Afzelia quanzensis*, *Brachystegia* sp., etc...
Las observaciones del consumo de hojas, corteza, arena, etc... parece tener un papel importante como aporte mineral y/o detoxificantes, ya que consumen algunas especies tóxicas como lo son *K. africana* y *Lonchocarpus capassa*.
Para los ejemplares salvajes, se estimó un consumo energético de 205,48 KJ/día y una ingesta de proteínas de 1.024 mg/día.
Analizaron además, el contenido energético y proteico de varias de sus fuentes de alimentación tal y como se recoge en la siguiente tabla:

ítem	energía KJ/gr	proteínas%
semillas maduras Combretaceae		
Terminalia prunoides	25,267	42,54

T. serícea	25,267	42,54
Combretum imberbe	19,817	20,81
semillas de leguminosas		
Acacia erioloba (inmaduras)	18,00	45,62
A. nigrescens (maduras)	18,00	45,62
semillas maduras de frutos		
Diospyros mespiliformis	28,616	26,00
D. lycoides	28,616	26,00
Ziziphus mucronata	--	44,80
Sclerocarya birrea	31,484	31,53
pulpa de fruta:		
D. mespiliformis	15,49	1,28
Sclerocarya birrea	16,44	1,77
semillas maduras y pseudocarpos	de Moraceae:	
Ficus burkei, F. sycamorus, F. verrucolosa	17,055	8,10
larvas de insectos parásitos	--	28,42

Recomendaciones para elaborar dietas en cautividad:

- flores/néctar;
- insectos/leguminosas;
- macedonia frutas y verduras;
- mezcla de semillas/pienso.

ración de alimento seco: 12% peso corporal	ración de alimento blando: 10% peso corporal
-semillas específicas para "Yacos" o, en su defecto "Amazonas" -pienso alta energía -leguminosas: cocidas, en mayor proporción que para los anteriores -insectos	-macedonia en la que predominen los higos. -flores/néctar

Grupo 3

Poicephalus rueppellii

El lorito de Rüppell, estudiado en profundidad por Selman *et al*, 2000 y 2002, confirmando lo que ya se venía observando desde los años 80 por Benson *et al*. Predominan en su dieta el consumo de semillas, aunque también explotan como recursos, flores, néctar, hojas y algunos insectos (especialmente importante en algunos momentos del año).

De un total de 37 especies vegetales distintas, predomina el consumo de semillas de las familias Fabaceae y Combretaceae, principalmente de *Terminalia prunoides*, *Albizia anthelmintica* y *Acacia erioloba*. Aunque el consumo de *T. prunoides* se produce durante todo el año, en general el predominio de consumo de semillas de estas familias se produce entre los meses de diciembre y agosto. El consumo de flores (principalmente néctar de *A. anthelmintica*) e insectos (larvas de lepidópteros y coleópteros y adultos de hemípteros y arácnidos) se produce justo antes de la estación lluviosa (septiembre, octubre y noviembre).

Aunque hay suficientes variaciones estacionales en el consumo de los diferentes ítems, el porcentaje anual respecto al total de cada una de algunas de las especies fue el siguiente:

* *Terminalia prunoides* 17,58% (semillas);
* *Tapinanthus oleifolius* 11,16% (semillas);
* *Acacia luederitzii* 1% (insectos);
* *Commiphora pyracanthoides* 0,16% (semillas);
* *Grewia tenax* 0,16% (semillas);
* *Grewia flavescens* 0,83% (flores, semillas, pulpa, arañas);
* *Acacia erioloba* 10,5% (semillas y vainas);
* *Acacia hebeclada* 1,83% (semillas);
* *Citrus aurantium* 0,41% (pulpa);
* *Combretum imberba* 3,91% (hojas y semillas);
* *Ziziphus mucronata* 4,66% (semillas);
* *Acacia tortilis* 3,58% (vainas, semillas y hojas);
* *Ficus sycomorus* 7,25% (pseudocarpo y semillas);
* *Acacia karoo* 7,91% (semillas);
* *Ximenia americana* 3,66% (pulpa y hojas);
* *Albizia anthelmintica* 17,41% (néctar, semillas e insectos),
* *Boscia albitrunca* 1,83% (pulpa y flores);
* *Ehretia rigida* 2,41% (semillas);
* *Grewia flava* 3,66% (semillas).

Además, analizaron el contenido nutricional (en%) de algunos de los alimentos consumidos tal y como se refleja en la siguiente tabla:

ítem	proteínas	grasas	fibra	cenizas	carbohidratos
Euclea pseudabenus semillas	6,96	2,54	7,63	--	--
Terminalia prunoides semillas	42,54	34,12	4,40	6,05	12,89
Acacia habeciacia semillas	43,20	4,76	3,58	6,41	42,07
Ziziphus mucronata semillas	44,80	--	--	--	--
Prosopis flandulosa semillas	28,12	48,00	--	--	--
Acacia erioloba semillas	45,62	5,5	2,55	--	--
Combretum imberbe semillas	20,81	12,90	2,75	4,04	67,50
Acacia karoo semillas	60,92	4,24	2,34	6,85	25,65
Grewia tenax semillas	15,91	--	--	--	--
Arytaina mopane exudado	2,90	1,35	6,85	2,81	87,09
Ximenia americana hojas	9,57	2,94	8,02	10,51	68,96
Acacia tortilis semillas	52,57	3,07	4,07	5,67	34,62
Ficus sycomorus fruto	8,11	5,11	23,39	6,15	57,24
Tapinanthus oleifolius semillas	16,36	4,17	2,49	--	--
Faidherbia albida vainas inmaduras	16,27	0,93	15,26	3,67	63,87

Symes y Perrin, 2003, calcularon además el contenido energético analizando una muestra de 5 especies consumidas por la especie, obteniendo un resultado de 16,8-19,8 MJ/Kg.

Poicephalus cryptoxanthus

Desde los trabajos de Benson *et al*, y Macklean, ambos 1988, se conoce su naturaleza generalista/oportunista en la que el consumo de higos de *Ficus* spp. era una parte importante de su dieta, compuesta además por semillas y frutos de *Adansonia digitata*, *Pseudocadia zambesiaca*, *Acacia nigrescens*, *A. tortilis*, *Albizzia gumminifera* y de *Erythrina* sp., probablemente también del néctar de esta última. Además de brotes tiernos y semillas de cultivos como los de mijo y maíz.

No obstante, no ha sido hasta el estudio de Taylor y Perrin, 2006, gracias al cual hemos conocido en mayor profundidad el desglose de su dieta gracias a 1.360 transectas realizadas en coche en 3 zonas de su distribución (2 en Sudáfrica y 1 en Mozambique):

* Fam. Fabaceae: *Acacia gerrardii* (vainas y semillas), *A. nigrigescens* (vainas y semillas), *A. nilotica* (vainas y semillas), *A. sieberana* (vainas y semillas), *A. tortilis* (vainas y espinas), *Afzelia guanzensis* (semillas), *Cassia abbreviata* (semillas) muy importante de mayo a septiembre, con picos en julio y agosto del 65 y 60% de su dieta respectivamente, *Erythrina lysistemon* (néctar) entre septiembre y octubre alrededor del 55% de su dieta;
* Familia Celastraceae: *Cassine aethiopica* (frutos);
* Fam. Combretaceae: *Combretum apiculatum* (semillas): en junio supone el 30% de su dieta, *C. hereroense* (semillas), *C. imberbe* (semillas), *C. zehyeri* (semillas), *Terminalia prunoides* (semillas) importante en enero (60%) y febrero (35%), *T. serícea* (semillas);
* Fam. Ebenaceae: *Diospyros mespiliformis* (frutos);
* Fam. Myrtaceae: *Eucalyptus nigra* (semillas);
* Fam. Moraceae: *Ficus sycomorus* (frutos): Muy importante de octubre a diciembre (con un pico en noviembre del 70% de la dieta);
* Fam. Kirkiaceae: *Kirkia acuminata* (semillas): Importante en febrero y en abril (35%);
* Fam. Anacardiaceae: *Lannea stuhlmannii* (frutos), *Rhus rehmanniana* (frutos), *Sclerocarya birrea* (frutos, pulpa);
* Fam. Loganiaceae: *Strychnos madagascariensis* (frutos, pulpa);
* Fam. Meliaceae: *Trichilia emetica* (Flor entera y semillas) importante de diciembre a febrero (pico en enero con un consumo cercano al 70%);
* insectos: capullos de polillas y otros, especialmente importantes en enero y febrero.

Por tanto queda plausible la importancia de algunas de éstas especies en el total de su dieta, especialmente *Trichilia emetica*, *Ficus sycomorus* y las diversas especies de Fabaceae y Combretaceae.

Poicephalus senegalus

El lorito del Senegal, probablemente el más popular entre todos los del género, no es, para variar, uno de los mejor conocidos, no obstante, sabemos de su alimentación gracias a las publicaciones de Benson *et al*, 1988, a base de frutos y semillas de: baobab (*Adansonia* sp., Fam. Malvaceae), *Khaya senegalensis* (Fam. Meliaceae), *Pterocarpus erinaceus* (Fam. Fabaceae), *Vitex cienkowskii* (Fam. Lamiaceae), *Butyrospermum parkii* (Fam. Sapotaceae), *Acacia albida* (Fam. Fabaceae), *Sclerocarya birroea* y *S. caffra* (Fam. Anacardiaceae), *Ficus* sp. (Fam. Moraceae), *Ximenia americana* (Fam. Olacaceae), yemas de *Cassia* sp. (Fam. Fabaceae), mijo, cacahuetes y maíz de los cultivos. En la misma situación se encuentran el resto de especies, *P. flavifrons* (lorito de cara amarilla), *P. rufiventris* (lorito de vientre rojo) y el *P. crassus* (lorito de Niam-Niam), es decir, a penas se dispone de información, salvo que se alimentan de *Ficus* sp. y *Acacia* sp. principalmente, y en ocasiones de semillas de mijo.

Recomendaciones para elaborar dietas en cautividad:

- insecto;
- flores/néctar;
- macedonia frutas y verduras;
- mezcla de semillas/pienso/leguminosas;

ración de alimento seco: 12% peso corporal	ración de alimento blando: 12% peso corporal
-semillas específicas para "Yacos" o, en su defecto "Amazonas" -pienso alta energía -leguminosas: cocidas, en mayor proporción aún que para los anteriores -insectos, eventualmente	-macedonia en la que predominen los higos. -flores/néctar

Familia Psittacidae

Subfamilia Psittacinae

TRIBU: ARINI

GENUS ANODORHYNCHUS

Este género de impresionantes guacamayos azules, presenta el más poderoso de los picos de entre todos ellos, fundamental para poder abrir los duros frutos (su semilla) de las palmeras de las que se alimenta.

Aunque con diferencias entre las 2 especies (*A. glaucus* podemos considerarla como extinta), se alimentan principalmente de los frutos de las palmeras en sus rangos de distribución, por lo que elaboraremos unas recomendaciones generales para ambas y destacaré los principales trabajos que han contribuido al conocimiento de su alimentación en libertad.

Anodorhynchus hyacinthinus

Guedes, 1995, describe la alimentación del guacamayo jacinto a base, fundamentalmente de las semillas de dos palmeras en su distribución en El Pantanal (el resto de ítems no suponen más del 5% de su dieta). Por tanto podemos y debemos considerarla como un especialista trófico:

- *Acrocomia aculeata* (Bocaiuva) se alimenta del endocarpo, raramente del mesocarpo, pero nunca del ectocarpo.
- *Scheelea phalerata* (Acuri) comen el endocarpo sólido de los frutos que han dejado caer al suelo un mes antes aproximadamente (una vez maduros) y eventualmente tienen en su interior larvas (de especies indeterminadas) que podrían ser también ingeridas. El fruto inmaduro tiene el endocarpo líquido y en ocasiones también es consumido.

Estos frutos los toman directamente de la palmera, o bien del suelo como los de Acuri, pero en ocasiones los buscan activamente entre los excrementos del ganado de manera que los obtienen ya pelados (seguramente por una cuestión económico-energética).

Otros trabajos, reportan el consumo de dos especies de escarabajos como fuente de proteínas, *Pachymerus nucleorum* y *P. cardo* (Fam. Bruchidae) y el consumo de caracoles *Pomacea* sp.

En función del área de estudio, como pueden ser las regiones más amazónicas, las especies de palmeras que consumen son *Attalea funifera* y *Syagurus coronata* o *Maximiliana maripa*, *Syagurus oleracea* y *Orbygnia eichleri*.

No obstante hay numerosos reportes del consumo de otras especies de palmeras diferentes como *Astrocaryum* sp., *Attalea speciosa*, etc…

Anodorhynchus leari

Brandt y Machado, 1990, estudian la dieta del guacamayo de Lear, encontrando que su principal

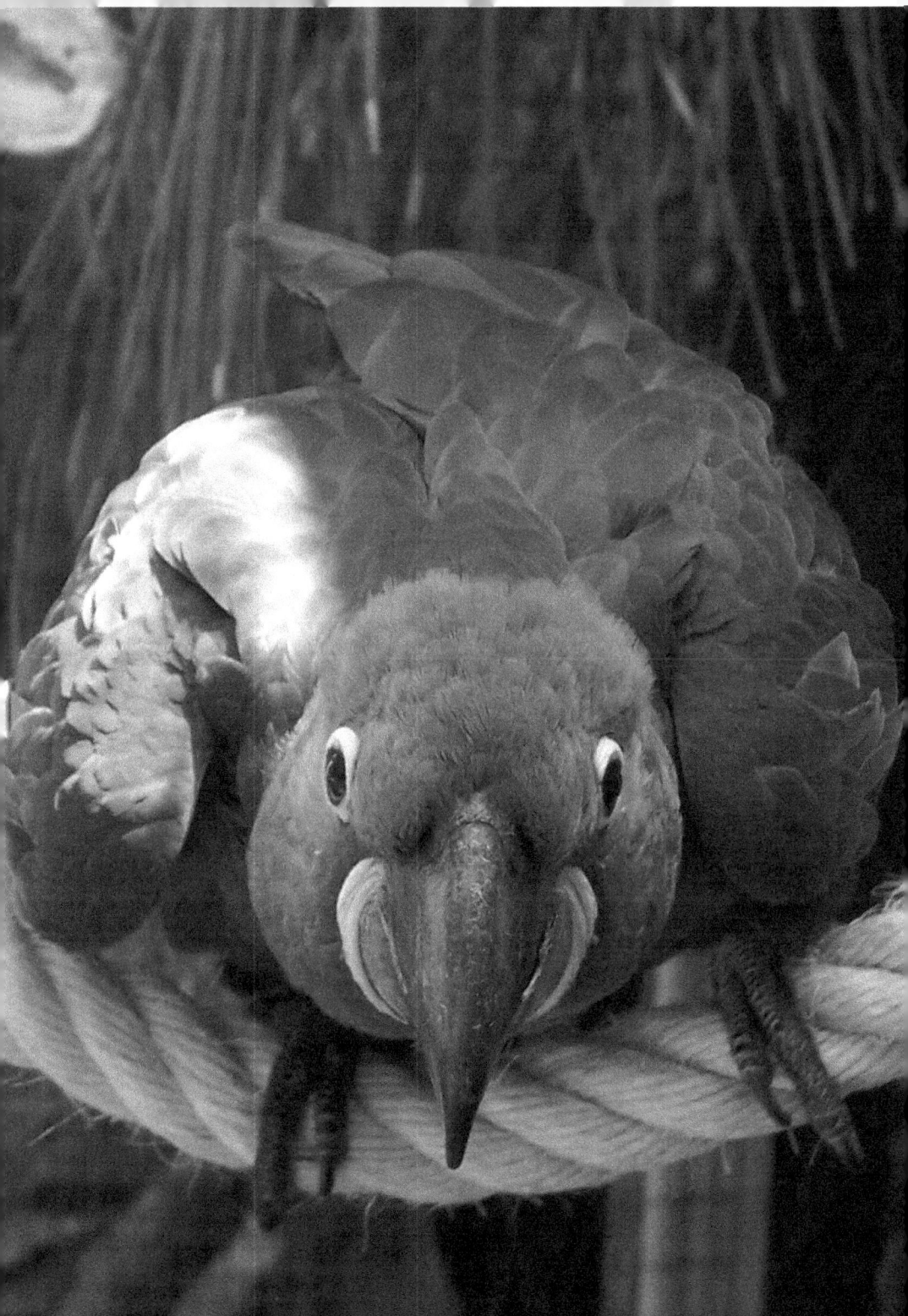
Anodorhynchus hyacinthinus

alimento son los frutos de la palmera *Syagrus coronata*, estimando un consumo diario de unos 350 frutos/día/ guacamayo (cada fruto pesa de media unos 6,2 gr, aunque no son consumidos enteros, tan solo en endospermo, y raramente el mesocarpo) invirtiendo el 27% de su tiempo total/día en la alimentación, repartido en dos picos principales de actividad, como en la inmensa mayoría de los loros.

Estos 350 frutos consumidos de media al día, equivalen a unos 21 gramos de endospermo ingerido.

Cuando estos frutos escasean, se desplazan para alimentarse en los campos de maíz, consumiendo unos 141 gr/ave (consumen solo el embrión, el interior de los granos cuando aún están tiernos, antes de secarse).

Además se les ha visto alimentarse, aunque en contadas ocasiones tomando aparentemente el néctar de una flor de *Agave* sp. Y utilizan esporádicamente las semillas de los frutos de *Jatropha pohliana* (Fam. Euphorbiaceae), tanto verdes como maduros. (Aunque no es de esta especie que consumen, se extrae industrialmente aceite de las semillas de *Jatropha* para producir biodiesel por su alto contenido en aceites, en torno al 40%, por lo que podríamos pensar que las semillas de la especie que consume puedan tener también un elevado contenido en grasas).

Recomendaciones para elaborar dietas en cautividad:

* flores/néctar;
* insectos;
* leguminosas;
* macedonia frutas y verduras;
* mezcla de semillas/pienso;
* frutos secos/frutos de palmeras;

ración de alimento seco: 12% peso corporal	ración de alimento blando: 10% peso corporal
-semillas específicas para "Guacamayos" -pienso alta energía -leguminosas, eventualmente -insectos, eventualmente -frutos secos/frutos de palmeras	-macedonia en la que predominen los frutos más energéticos: plátano, coco, piña, papaya, mango… -flores/néctar, muy eventualmente, como enriquecimiento ambiental

GENUS ARA

Permítanme plasmar los diferentes conocimientos de los que disponemos de cada una de las especies de los siguientes guacamayos, antes de proceder a proponer las diversas dietas para su mantenimiento en cautividad, puesto que para ellos, procederemos a agruparlos en diversos grupos en función de sus diferentes necesidades.

Ara ararauna

Son dos los trabajos principales que han podido cuantificar la dieta en libertad para el guacamayo azul y amarillo, uno de los más extendidos en distribución de todos los guacamayos.

Ragusa-Netto, 2006, estudia su dieta en el Cerrado, Brasil, encontrando un consumo de tan sólo 10 especies vegetales (de 5 Familias), explotando principalmente frutos (semillas) de leguminosas (4 especies suponen un 74% de su dieta en este estudio). Predomina en su dieta el consumo de semillas inmaduras de frutos no carnosos, secos, salvo el consumo de la pulpa de las dos palmeras evidenciadas en el estudio.

Durante la estación húmeda, consumen principalmente 2 especies: *Caryocar brasiliense* y *Pouteria ramiflora*. Sin embargo, durante la estación húmeda la inmensa mayoría de las observaciones fueron sobre *Vatairea macrocarpa*, aunque también consumieron *Qualea parviflora*, *Hymenaea stygonocarpa* y *Acrocomia aculeata* tal y como se muestra en la siguiente relación de porcentajes:

- Fam. Arecaceae: *Acrocomia aculeata* (pulpa)3% mayo-junio, *Syagrus oleracea* (pulpa) 1,5% agosto;
- Fam. Caryocariaceae: *Caryocar brasiliensis* (semillas) 5% diciembre;
- Fam. Leguminosae: *Dymorphandra mollis* (semillas) 1,5% junio, *Hymenaea stygonocarpa* (semillas)3% julio, *Vatairea macrocarpa* (semillas) 68% septiembre;
- Fam. Sapotaceae: *Pouteria ramiflora* (semillas) 1,5% enero;
- Fam. Vochysiaceae: *Qualea grandiflora* (semillas) 3% julio, *Q. parviflora* (semillas) 12% abril-mayo, *Vochysia cynammomea* (semillas) 1,5% julio.

En este mismo trabajo, recogen la alimentación en áreas circundantes al Cerrado, consumiendo además de las ya citadas: vainas de *Inga* sp. (Fam. Fabaceae), frutos maduros de *Mauritia* sp. (Fam. Arecaceae), y entre noviembre y febrero, se desplazan para buscar y consumir semillas de *Anacardium occidentale* (Fam. Anacardiaceae) y *Caryocar brasiliensis* en zonas alejadas.

Trabajos posteriores, como el de Tubelis, 2009, cuantificaron también en Brasil, la dieta consumida por la especie durante los meses de septiembre a febrero, consumiendo 7 especies vegetales, pero fundamentalmente semillas de *Anacardium humile* (entre el 85-95% de su dieta). Las otras especies consumidas, aunque no supusieron porcentajes mayores al 10% fueron: *Campomanesia adamantinum* (Fam. Myrtaceae), semillas y posiblemente también la pulpa, tanto de frutos maduros como inmaduros; *Allagoptera leucocalyx* (Fam. Arecaceae), sus frutos; *Erythroxylum* sp. (Fam. Erythroxylaceae), botones florales y brotes de las hojas; *Pseudobombax* sp. (Fam. Bombacaceae), extremos de las ramas con hojas nuevas; *Dimorphandra mollis* (Fam. Leguminosae), flores y *Pouteria rhamiflora* (Fam. Sapotaceae), ramas tiernas (el interior y la parte basal de las mimas).

Estudios anteriores habían reportado el consumo de muy diversas especies como las que cito a continuación: semillas de *Hura crepitans* (Fam. Euphorbiaceae) en grandes cantidades, frutos de palmeras como *Mauritia vinífera* y *Astrocaryum*, *Bractis*, *Maximilianan*, pero también los frutos (Cocos) de *Platonia insignis* (Fam. Clusiaceae), *Roystonea oleracea* y *Mauritia sertigera* como importantes fuentes de alimentación, frutos de *Ceiba pentandra* en Ecuador, pulpa de los frutos de *Attalea* sp. (Fam. Arecaceae), frutos inmaduros de *Syagrus romanzoffiana* (principalmente el endospermo y endocarpo), y la pulpa de *Mauritia flexuosa*, etc… Así como diversos reportes de flores, hojas, néctar y arilos de diversas especies en mayor o menor medida, lo que nos da una idea de la plasticidad a la hora de adecuarse a diferentes nichos ecológicos a lo largo de su extensa distribución.

Ara glaucogularis
Sobre el guacamayo barbazul o caninde, Yamashita y Machado, recogieron un total de 18 observaciones de alimentación, de las cuales, 11 fueron sobre *Attalea phalerata*, cuyo mesocarpo es rico en lípidos y carotenoides, así como en determinados minerales, como ocurre también con el mesocarpo de *Acrocomia aculeata*. Después del consumo sobre las diversas palmeras, las semillas de *Hura crepitans* tienen cierta importancia relativa en su dieta, el resto de ítems, fueron consumidos sólo ocasionalmente:

- Fam. Arecaceae: *Attalea phalerata* (mesocarpo), *Acrocomia aculeata* (mesocarpo), *Syagurus botryophora* (inflorescencias), *Astrocaryum vulgare* (inflorescencias);
- Fam. Euphorbiaceae: *Hura crepitans* (semillas inmaduras y tallos de las hojas);
- Fam. Cochlospermaceae: *Cochlospermum hybiscoides* (pétalos de las flores);
- Fam. Sapindaceae: *Sapindus saponaria* (semillas inmaduras);
- Fam. Rubiaceae: *Genipa americana* (tallos de las hojas).

Ara militaris
Sobre el guacamayo militar, uno de los más completos estudios fue el realizado por Contreras-González *et al*, 2009, sobre su dieta en la zona central de México. Gracias a este estudio se identificó el consumo de 10 especies vegetales pertenecientes a 8 familias diferentes en su dieta, en la que el 39,02% estaba formado por semillas, aunque también consumió frutos, hojas, y látex de los tallos, encontrando diferencias estacionales tal y como se muestra en la siguiente relación:

1) Estación reproductora
- Fam. Anacardiaceae: *Cyrtocarpa procera* (flores y hojas) agosto y marzo;
- Fam. Apocynaceae: *Plumeria rubra* (látex de tallos) agosto;
- Fam. Bromeliaceae: *Tillandsia grandis* (agua de hojas) junio, *T. makoyana* (hojas) marzo;
- Fam. Burseraceae: *Bursera aptera* (semillas inmaduras) marzo, *B. schlechtendalii* (semillas inmaduras) marzo;
- Fam. Cactaeae: *Neobuxbaumia tetetzo* (frutos mad. y semillas) junio;
- Fam. Leguminosae: *Lysiloma divaricata* (semillas maduras) marzo;

2) Estación no reproductora
- Fam. Burseraceae: *B. schlechtendalii* (semillas inmaduras) diciembre;
- Fam. Malphigiaceae: *Bunchosia montana* (frutos maduros) enero y febrero;
- Fam. Ulmaceae: *Celtis caudata* (semillas maduras) marzo;

Además, analizaron el contenido nutricional (%) de algunos de estos ítems alimentarios para la especie tal y como se recoge en la siguiente tabla:

ítem	proteínas	carbohidratos	lípidos	agua
Cyrtocarpa procera (hojas)	6,31	5,77	18,38	63,4
Cyrtocarpa procera (flores)	9,04	6,57	16,4	67,95
Plumeria rubra (látex)	0,78	8,19	41,13	80,59
T. makoyana (hojas)	1,44	15,16	9,66	75,49
Bursera aptera (semillas)	1,05	2,72	25,54	29,72
B. schlechtendalii (semillas)	6,21	7,93	7,39	31,61
N. tetetzo (frutos más semillas)	28,63	5,50	36,12	1,2
Bunchosia montana (frutos)	3,47	31,16	9,63	47,64
Celtis caudata (semillas)	7,42	2,51	15,58	5,27

*NB: la no relación entre porcentajes mostrada para cada ítem se corresponde por haber omitido el rango de variación de cada uno de ellos y por el diferente volumen de muestras que se utilizaron para evaluar cada uno de estos parámetros.

Otros autores reportan para esta especie el consumo de *Jessenia bataua* (Fam. Arecaceae) y frutos de *Melia azedarach* y *Ficus* sp.

Ara ambigua

Madiz, 2004, constata en su informe de consultoría, la estrecha relación que existe entre el guacamayo ambiguo o lapa verde y el almendro de montaña (*Dipteryx panamensis*, Fam. Fabaceae) en el Norte de Costa Rica, suponiendo en la estación reproductora hasta el 80% de su dieta. Cuando éste escasea, el guacamayo ambiguo recurre a alimentarse de *Sacoglottis tricogyna* (Fam. Humiriaceae). Fuera de la estación reproductora, se alimenta en las zonas costeras de *Coceveiba pleistemona* (Fam. Euphorbiaceae), de *Sacoglottis tricogyna*, *Sloanea* sp. (Fam. Elaeocarpaceae) y *Lecythis ampla* (Fam. Lecythidaceae).

En este mismo informe, recoge la relación de especies consumidas por la lapa verde según Powell *et al*, 1999, en las que he omitido las ya mencionadas:

- Fam. Arecaceae: *Iriartea deltoidea, Raphia taedigera, Socratea exorrhiza* y *Welfia regia*;
- Fam. Bignoniaceae: *Tabebuia guayacan*;
- Fam. Bombacaceae: *Quararibea bracteologus*;
- Fam. Boraginaceae: *Cordia megalantha*;
- Fam. Caesalpinianceae: *Dialum guianense*;
- Fam. Cecropiaceae: *Pourouma bicolor*;
- Fam. Chrysobalanaceae: *Maranthes panamensis*;
- Fam. Euphorbiaceae: *Croton pachypodus* y *C. schiedeanus*;
- Fam. Fabaceae: *Bungsdorfia elegans, Pentaclethra macroloba* y *Pithecelobium* sp., *Inga* sp., *Dussia macroprophyllata*;
- Fam. Flacourtiaceae: *Laetia procera*;
- Fam. Humiriaceae: *Humiriastrum digense* y *Vantanea barbourii*;
- Fam. Magnoliaceae: *Talauma gloriensis*;
- Fam. Malphigiaceae: *Byrsonima crispa*;
- Fam. Meliaceae: *Carapa guianense, Cedrela odorata, Guarea* sp. y *Trichilia* sp.;

- Fam. Myristicaceae: *Virola koshnyi*;
- Fam. Ochceae: *Cespedesia macrophylla*;
- Fam. Sapindaceae: *Vourana anomala*;
- Fam. Vochysiaceae: *Qualea paraensis* y *Vochysia ferruginea*;

Recoge además el análisis nutricional de algunos de los alimentos consumidos por la lapa verde (según Rodríguez *et al*, 1996):

Especie	Parte analizada	Proteínas%	Grasas%	Almidón%
Dipteryx panamensis	semilla	9,5	19,5	39,1
Vochysia ferruginea	semilla	9,9	34,4	2,4

Berg *et al*, 2003, estudiaron la dieta de *Ara ambigua guayaquilensis* en su distribución en Ecuador. Recogen en su publicación un listado de las especies consumidas por esta especie en Ecuador:

- Fam. Fabaceae: *Centrolobium ochroxylum, Leucaena trichodes, Cynometra bauhiniifolia*;
- Fam. Cochlospermaceae: *Cochlospermum vitifolium*;
- Fam. Combretaceae: *Terminalia valverdeae*;
- Fam. Bombacaceae: *Cavanillesia platanifolia, Pseudobombax millei, Ochroma pyramidale*;
- Fam. Cecropiaceae: *Cecropia littoralis*;
- Fam. Verbenaceae: *Vitex gigantea*.

Generalmente consumen las semillas (en 6 de las 10 especies), pero consumen los frutos enteros de *Cecropia littoralis* y *Vitex gigantea*.
Durante su estudio registraron observaciones de alimentación sobre algunas de ellas, por orden de frecuencia/importancia:

- *Centrolobium ochroxylum* (semillas);
- *Terminalia valverdeae* (semillas);
- *Cavanillesia platanifolia* (flores, frutos, brotes, corteza y hojas);
- *Pseudobombax millei* (semillas.

Sin embargo y aunque no evidenciaron un consumo directo de *C. bauhiniifolia* (Fam. Fabaceae) si que demostraron una correlación fuertemente positiva con la abundancia de ejemplares en la zona y la fructificación de esta leguminosa, con mucha diferencia respecto al resto de especies, lo que hace pensar que pueda ser un alimento clave para la especie en el área de estudio.
López-Lanús y Sócola, 1999, durante sus trabajos de biología reproductora con esta especie en el Sudoeste de Ecuador, el 71% de las observaciones de alimentación fueron sobre orquídeas epífitas en los mismos árboles en los que nidificaran. Cuantificaron sus observaciones de la siguiente manera:

- *Epidendrum collare*: 20%, bulbos, Fam. Orchidaceae;
- *Encuclia aspera*: 15,7%, bulbos y raíces, Fam. Orchidaceae;
- orquídeas S/Id: 36%, Fam. Orchidaceae;
- *Cavanillesia platanifolia*: 11,8%, (0,5% flores, 1,7% corteza, 8,6% semillas). Fam. Bombaceae;

- *Centrolobium ochroxylum*: 9,8%, semillas, Fam. Fabaceae (con un pico del 21,5% a finales de julio y principios de agosto);
- *Ipomea sp*: 1,9%, semillas, Fam. Convolvulaceae;
- *Tyllandsias* y otros: 5,2%, agua;
- *Cecropia littoralis*, 0,3%, inflorescencias, Fam. Cecropiaceae.

Hay que tener en cuenta que los porcentajes de alimentación sobre las orquídeas pueden sesgar irrealmente el resto de porcentajes, puesto que fueron observados al monitorizar los nidos y por tanto el esfuerzo de estas observaciones fue considerablemente mayor que el resto, que se realizó durante los desplazamientos rutinarios. No obstante es interesante conocer también otro tipo de recursos que son explotados por la especie y que normalmente pasan desapercibidos en el resto de trabajos de campo y es por esto que he considerado oportuno reflejarlo aquí.

Los análisis de la corteza consumida durante el estudio mostraron un 6,54% de proteínas, 0,14% de grasas, 8,96% de cenizas y 82,36% de carbohidratos, además de 168,22 ppm de Fe, 3.669,16 ppm de K y 3.669,16 ppm de Ca, lo que puede apoyar la hipótesis de búsqueda de Ca durante periodos determinados y/o como detoxificador.

Ara macao

Para el guacamayo escarlata, voy a recoger los estudios que, en mi opinión más luz arrojan acerca de sus necesidades alimentarias y que van más allá de una descripción cualitativa de su dieta o citas aisladas de ítems alimentarios, que son numerosos por otra parte para esta especie.

Vaughan *et al*, 2006, en su distribución en Costa Rica, describe la dieta de *A. macao* gracias a sus observaciones durante 4 años, en las siguientes proporciones a base de 43 especies vegetales distintas:

- 85,8% de frutos/semillas de 25 especies diferentes (Norcouk et al, 1998 estima un consumo de semillas del 62%);
- 2,6% de flores, de 3 especies;
- 7,7% de hojas, de 7 especies;
- 1,9% de corteza, de 3 especies;
- 1,9% no identificado.

De los ítems consumidos, destacamos los más representativos con sus porcentajes de observación:

- Fam. Anacardiaceae: *Anacardium excelsum* 6,3% especialmente en estación seca;
- Fam. Bombacaceae: *Ceiba petandra* 2,5% especialmente en estación seca;
- Fam. Boraginaceae: *Cordia collococca* 3,1%;
- Fam. Caesalpiniaceae: *Shizolobium parahybum* 11,9%;
- Fam. Combretaceae: *Terminalia catappa* 6,3%;
- Fam. Euphorbiaceae: *Hura crepitans* 11,9% consumidos en ambas estaciones;
- Fam. Mimosaceae: *Enterolobium cyclocarpum* 3,1%;
- Fam. Moraceae: *Brosimum alicastrum* 3,1% consumidos en ambas estaciones, *Ficus insipida* 2,5%;
- Fam. Palmae: *Scheelea rostrata* 23,9% consumidos en ambas estaciones.

Hallazgos en contenidos de buches de pichones confirman su alimentación a base de *Anacardium excelsium.*

En Costa Rica también, Matuzak *et al*, 2008, recogen numerosas observaciones (600) de alimentación para la especie, tras las cuales, las principales familias que contribuyen significativamente en su dieta son las siguientes (de un total de 32 especies de 15 familias):

- Fam. Anacardiaceae: con 38 observaciones (principalmente pulpa, pero también semillas);
- Fam. Caesalpiniaceae: con 108 observaciones (principalmente flores, semillas y hojas);
- Fam. Combretaceae: con 230 observaciones (principalmente flores, semillas y hojas);
- Fam. Fabaceae: con 63 observaciones (principalmente flores, semillas y hojas);
- Fam. Palmae: con 69 observaciones (principalmente semillas y flores);
- Fam. Verbenaceae: con 37 observaciones (principalmente semillas y hojas).

Estimando una composición porcentual de su dieta de:

- 73% semillas
- 10% pulpa de Fruta
- 6% corteza
- 5% flores
- 5% hojas
- <1% líquenes;

Las especies más comúnmente consumidas fueron *Terminalia cattapa* (Fam. Combretaceae, 38%) y *Delonix regia* (Fam. Caesalpiniaceae, 16%).

Renton, 2006, publica las diferencias entre la dieta de adultos y pichones en el SE de Belice durante la estación reproductora. En este trabajo, se recoge la dieta de los adultos a base de 15 especies vegetales distintas (12 familias), en la que:

- semillas: 76%
- tallos/peciolos de bromelias: 14% (pueden ser fuente de minerales, como el Ca)
- frutos: 6%
- larvas de insectos: 4%.

Durante la estación seca, las especies explotadas se reducen a 12, con predominio de consumo de semillas de *Schizolobium parahybum* (Fam. Leguminosae) principalmente y *Xylopia frutescens* (Fam. Annonaceae). Otras fuentes significativas de alimentos fueron semillas de *Bursena simaruba* (Fam. Burseraceae) y *Sebastiana longicuspis* (Fam. Euphorbiaceae) e insectos de agallas de hojas (homópteros).

En los buches de los pichones durante la estación reproductora fueron encontrados, por porcentaje de biomasa:

- semillas de *Cnidoscolus* spp. 69%;
- semillas de *S. parahybum* 12%;
- semillas de *Schwartizia* spp. 12%;
- pequeñas piezas de madera 5%;
- semillas de *S. longicuspis* <1%;
- larvas de insectos (agallas) <1%.

Los pequeños trozos de madera se sugiere que pueden aportar determinados minerales y fibra, y podrían contribuir al mantenimiento del tono digestivo. El alto contenido proteico en el análisis de las semillas encontradas: *Cnidoscolus angustidens* (30-36% proteínas y 26% lípidos), *S. parahybum* (43% proteínas) y *Schwartzia* spp. (19% Proteínas) puede explicar la poca dependencia para los pichones de los insectos, al escoger este tipo de semillas, muy ricas en proteínas, que cubren sus necesidades de crecimiento.

Brightsmith *et al*, 2010, analizaron la composición nutricional (en materia seca) de los alimentos encontrados en los buches de pichones en Perú con los siguientes resultados:

nutriente	media
Grasa (%)	28,6
Proteína (%)	23,5
Ca (%)	1,40
P (%)	0,48
Mg (%)	0,36
Na (%)	0,024
K (%)	0,73
Ca:P	3,2
Na:K	0,029
Cu (ppm)	15
Fe (ppm)	2.457
Zn (ppm)	44
S (%)	0,18

El contenido principal de los buches fueron semillas, corteza/madera, arcillas, pulpa de frutos y larvas de insectos con un contenido de humedad en las muestras en torno al 53,5%. Dicho porcentaje de humedad, decrece a media que aumenta la edad de los pichones. Sin embargo los porcentajes de grasa y proteína se mantienen con independencia de la edad de los mismos. Los niveles de proteína, grasa, P y S fueron significativamente menores en las muestras que contenían arcillas, mientras que K, Fe, Na y Zn fueron significativamente mayores en estas mismas. Solo el Ca, Mg y Cu no difiere entre las muestras que contenían arcilla y las que no. No encontraron relación entre la presencia de arcilla en los buches y la edad de los mismos, sin embargo, los niveles de Na, K y Mg así como la relación Ca: P, decrece según aumenta la edad de los pichones. Además compararon estos resultados con los contenidos tanto en las arcillas como en los principales alimentos descritos para la especie, así como con las recomendaciones nutricionales recogidas en la literatura y obtuvieron las siguientes conclusiones:

- las concentraciones de Na, Ca, P, Mg, Fe, Zn, Cu, proteínas y grasas fueron significativamente mayores en los contenidos de los buches que los encontrados en las plantas consumidas, sin embargo, contenían niveles más bajos de K que los de las mismas;
- las concentraciones de Ca, P, K, Mg, Fe, Zn y Cu en los contenidos de los buches fueron significativamente mayores que los encontrados en las arcillas consumidas. Sin embargo los niveles de Na, por el contrario, fueron significativamente menores;
- los niveles de proteína encontrados fueron significativamente mayores que los descritos como recomendados para las dietas de mantenimiento de adultos, pero no fueron significativamente

diferentes respecto a las dietas de reproducción y crianza a mano recomendadas en la literatura. Además son superiores a los encontrados en el análisis de los alimentos vegetales. Esto se puede deber o bien a una selección de los parentales de determinados alimentos, o a la predominancia de alimentos con mayores concentraciones de proteínas en estación reproductora;

- los niveles de grasa encontrados, sin embargo fueron significativamente mayores a los recomendados tanto para dietas de mantenimiento, como las de reproducción y crianza a mano. Respecto a los niveles de grasa en las plantas consumidas, ocurre algo similar a lo ya mencionado con las proteínas;
- los niveles de Ca y Mg fueron significativamente mayores que los recomendados en todas las dietas y los de Na, sin embargo, menores. Estos altos niveles de Ca pueden estar justificados por la no total disponibilidad nutricional de las diferentes presentaciones de Ca y por la baja o nula incidencia de radiación UVB, lo que justificaría un aporte excesivo de Ca para conseguir unos requerimientos mínimos. Aunque, a diferencia de lo que ocurre en mamíferos, desconocemos el complejo mecanismo de asimilación del Mg en aves, los bajos niveles de Na encontrados podrían "justificar" los elevados de Mg, reduciendo su absorción;
- el resto de macro o micronutrientes, no mostraron diferencias significativas o su comparación depende de las fuentes de recomendación.

Otras citas de menor importancia, reportan el consumo de *Bertholletia excelsa* (Fam. Lecythidaceae, Coquito de Brasil) en Perú, o de *Couratari guianensis* (Fam. Lecythidaceae) en Brasil, así como de piñones de *Pinus caribea* y su corteza en América Central.

Ara chloroptera

Escasos son los estudios realizados en profundidad para el guacamayo rojo de alas verdes. Reportados los consumos para esta especie, como ocurre con *A. macao*, de *Bertholletia* y *Couratari* (Fam. Lecythidaceae) en Perú y Brasil respectivamente. Norconk *et al*, 1997, describe su dieta en el sur de Venezuela, compuesta principalmente por semillas (>90%, Dessene, 1994). Las observaciones durante la estación lluviosa, recayeron sobre semillas con cubiertas duras, protectoras de:

- *Centrolobium paraense* Fam. Papilionaceae (semillas maduras);
- *Chrysophyllum lucentifolium* Fam. Sapotaceae (semillas inmaduras);
- *Pradosia caracasana* Fam. Sapotaceae (mesocarpo maduro);
- *Protium tenuifolium* Fam. Burseraceae (semillas inmaduras);
- *Pterocarpus acapulcensis* Fam. Papilionaceae (semillas maduras);
- *Sapium glandulasum* Fam. Euphorbiaceae (semillas inmaduras);
- *Spondias mombin* Fam. Anacardiaceae (semillas inmaduras).

Un año más tarde, estos mismos autores, publican la composición de algunas de las semillas consumidas por la especie, tales como (porcentajes aproximados):

- *Chrysophyllum lucentifolium*: 3% proteínas, 2% lípidos y 7% carbohidratos solubles (en% de materia seca);
- *Pradosia caracasana*: 4% proteínas, 15% lípidos y 12% carbohidratos solubles;
- *Sapium glandulasum*: 12,5% proteínas, 35% lípidos y 2% carbohidratos solubles.

Ragusa-Netto y Fecchio, 2006, reportan dos observaciones de alimentación:

* semillas de *Cassia grandis* (Fam. Leguminosae) abril;
* pulpa de *Attalea phalerata* (Fam. Palmae) mayo.

Las diferentes especies consumidas reportadas para esta especie, principalmente sus semillas son generalmente grandes y con duras cubiertas protectoras, con gran diversidad de especies consumidas, parecen predominar los reportados de las familias Arecaceae, Leguminosae y Euphorbiaceae, con altos contenidos en lípidos y moderados de proteínas.

Ara rubrogenys

Lanning, 1991, recogió para el guacamayo de cochabamba o de frente naranja, 12 observaciones de alimentación sobre frutos de *Jatropha hieromymii* (Fam. Euphorbiaceae), dos sobre *Zea mays* y una sobre frutos de *Cereus* sp. (Fam. Cactaceae).

Boussekey *et al*, 1991, constata su comportamiento de forrajeo principalmente en el suelo, en zonas cuasi-desérticas, alimentándose de semillas maduras de *Arachis hipogea* (Fam. Leguminosae) no cosechadas o perdidas, incluso tirando del brote germinado para obtenerlo después de la siembra. Constatan una vez más el consumo de maíz, que es suplementado con especies nativas como:

* *Cenchrus* sp. (Fam. Poaceae);
* *Tribulus* sp. (Fam. Zygophyllaceae);
* *Cnidoscolus* sp. (Fam. Euphorbiaceae);
* *Prosopis kuntzei* y *P. juliflora* (Fam. Mimosaceae);
* *Aspidosperma* sp. (Fam. Apocynaceae);
* *Schinus molle* (Fam. Anacardiaceae).

Pero no es hasta los trabajos de Pitter y Christiansen, 1995, en los que se estudia con mayor detalle su dieta, recogiendo las siguientes observaciones:

especie	nº de obs.	periodo	ítem
Cenchrus sp. (Poaceae)	68	octubre	semillas maduras
Arachis hypogaea (Leguminosae)	68	octubre	semillas maduras
Prosopis kuntzei (Leguminosae)	2	octubre	semillas maduras
P. chilensis (Leguminosae)	4	octubre	semillas inmaduras
Ziziphus mistol (Rhamnaceae)	5	med. octubre-med. diciembre	drupa maduras
Zea mays (Poaceae)	26	med. septiembre	espigas maduras e inmaduras
Jatropha sp. (Euphorbiaceae)	20	med. diciembre-febrero	cápsulas maduras
Schinopsis haenkeana (Anacardiaceae)	5	enero-febrero	samaras maduras

Capparis sp. (Capparidaceae)	1	febrero	vainas maduras

Observaron además, comportamientos de geofagia en 18 ocasiones, consumo de hojas de *Tyllandsias* en una ocasión, de ramas de *Schinopsis* en 4, en dos ocasiones consumieron frutos verdes de *Loxopterygium* y *Anadenanthera columbina* y hojas y vainas verdes de *Aspidosperma* en otras 2.

El análisis nutricional de los frutos de *Jatropha* sp. mostró un contenido del 17% de proteínas y del 33% de grasas (de materia seca).

Comentarios populares, aunque no tuvieron observación directa, recogen testimonios de alimentación de además, las siguientes especies:

- Fam. Ulmaceae: *Celtis* sp.*;*
- Fam. Cactaceae*: Neorainmodia herzogiana* y *Cereus hankeana*;
- Fam. Capparidaceae: *Capparis* sp.*;*
- Fam. Leguminosae: *Acacia* sp., *Inga edulis*, *Caesalpina* sp., *Tipuana speciosa* y *Erythrina* sp.*;*
- Fam. Zygophyllaceae: *Tribulus* sp.*;*
- Fam. Euphorbiaceae: *Cnidoscolus albomaculatus*;
- Fam. Anacardiaceae: *Schinus molle* y *Schinopsis haenkeana*;
- Fam. Apocynaceae: *Aspidosperma quebracho-blanco*.

Muchos de éstos fueron, como hemos visto, confirmados tanto en el presente estudio como en los anteriores.

Ara severa

Norconk *et al*, 1998, estima un consumo del 35% de semillas en la dieta del guacamayo severo, pero a parte de este dato, desconocemos la importancia relativa que pueden tener los diferentes ítems que han sido descritos como parte de su alimentación:

- semillas de *Scherolobium albiflorum* (Fam. Fabaceae), *Sapium aereum* (Fam. Euphorbiaceae), *Cedrela odorata* (Fam. Meliaceae) y *Cupania cinerea* (Fam. Sapindaceae);
- pulpa de *Hyeronima* sp. (Fam. Phyllanthaceae), *Euterpe precatoria* (Fam. Arecaceae) *y Ficus* sp. (Fam. Moraceae);
- pulpa y semillas de *Inga laterifolia* (Fam. Fabaceae), *Micropholis melinoneana* (Fam. Sapotaceae), *Citharexylum poeppigii* (Fam. Verbenaceae) y *Gulielma* (Fam. Arecaceae)*;*
- fruto de *Hura crepitans* (Fam. Euphorbiaceae), *Feuillea* (Fam. Cucurbitaceae), *Cecropia* (Fam. Cecropiaceae), *Ceiba petandra* (Fam. Malvaceae) y *Cariniana* (Fam. Lecythidaceae);
- hojas de *Cecropia miparia* y *Sterculia excelsa*;
- flores de *Quararibea cordata*, *Virola surinamensis* y *Erythrina amazónica*;
- Corteza de *Ceiba petandra*.

Recomendaciones para elaborar dietas en cautividad: **A. ararauna, A. militaris, A. ambigua, A. rubrogenys y A. severa**

De cara a la elaboración de dietas en cautividad, hemos de tener en cuenta la gran diversidad de especies de guacamayos. Si bien es cierto que, en general, especialmente las especies mayores, tienen unas necesidades mayores de grasa y por tanto mayor tolerancia a niveles altos en su dieta, hay determinadas diferencias y similitudes entre ellas que me invitan a sugerir diferentes dietas en función de, si cabe, curiosas agrupaciones como las que propongo a continuación:

- frutos secos/frutos de palmeras;
- leguminosas;
- mezcla de semillas/pienso;
- macedonia frutas y verduras.

ración de alimento seco: 7-10% peso corporal	ración de alimento blando: 10% peso corporal
-semillas específicas para "Guacamayos" -pienso alta energía -leguminosas, con bastante frecuencia -frutos secos/frutos de palmeras: especialmente anacardos	-macedonia en la que predominen los frutos más energéticos: plátano, coco…

Recomendaciones para elaborar dietas en cautividad: *A. macao, A. chloroptera, y A. glaucogularis*

- leguminosas;
- macedonia frutas y verduras;
- frutos secos/frutos de palmeras;
- mezcla de semillas/pienso.

ración de alimento seco: 10% peso corporal	ración de alimento blando: 8% peso corporal
-semillas específicas para "Guacamayos" -pienso alta energía -leguminosas, en menor proporción -frutos secos/frutos de palmeras: especialmente coquito de Brasil, nueces, macadamias…	-macedonia en la que predominen los frutos más energéticos: plátano, coco… e higos, así como vegetales de hoja verde

GENUS ORTHOPSITTACA

Orthopsittaca manilata

Del guacamayo ventrirrojo, la mayoría de las observaciones existentes hacen que lo podamos considerar como especialista trófico alimentándose casi exclusivamente de frutos de palmeras (Fam. Arecaceae). Diversos reportes, confirman su papel en la dispersión de semillas de especies tales como *Mauritia flexuosa* y *Euterpe* sp. de las que, por tanto, consume su pulpa.

Bonadie y Bacon, 2000, lo observan alimentándose exclusivamente de 4 especies vegetales en las siguientes proporciones:

- 70,27% de *Roystonea oleracea* (Fam. Arecaceae), frutos maduros (con un consumo medio en cada observación de 37 frutos/ejemplar);
- 26,62% de *Mauritia setigera* (Fam. Arecaceae), frutos maduros e inmaduros (con un consumo medio en cada observación de 12,7 frutos/ejemplar);
- 3,11% de *Mangifera indica* (Fam. Anacardiaceae) y *Manilkara bidentata* (Fam. Sapotaceae).

Y observaron también diferencias estacionales en el consumo de unas y otras, de manera que *Roystonea* fue consumida principalmente de julio a septiembre, solapando el consumo con el de *Mauritia* desde octubre a diciembre, en enero el consumo principal es de *Mauritia* y en la estación seca, consumen prioritariamente *Mangífera* y *Manilkara*.

Recomendaciones para elaborar dietas en cautividad:

- leguminosas;
- macedonia frutas y verduras;
- frutos secos/frutos de palmeras;
- mezcla de semillas/pienso.

ración de alimento seco: 10% peso corporal	ración de alimento blando: 8% peso corporal
-semillas específicas para "Guacamayos" -pienso alta energía -leguminosas, en menor proporción -frutos secos/frutos de palmeras: especialmente coquito de Brasil, nueces, macadamias…	-macedonia en la que predominen los frutos más energéticos: plátano, coco… e higos, así como vegetales de hoja verde

GENUS PROPYRRHURA

Este género de guacamayos enanos ha sufrido y está sufriendo aún modificaciones en su taxonomía, pero por desgracia en cuanto a su alimentación es de los menos conocidos.

Apenas se conoce nada de la alimentación de *P. couloni* (guacamayo de cabeza azul) y de *P. (Primolius) maracana* (guacamayo de Illiger o maracana). Numes y Galetti, 2007, observan al segundo alimentándose de los frutos de *Coffea arabica* (Fam. Rubiaceae) y *Melia azedarach* (Fam. Meliaceae) y Silva, 2008, reporta el consumo de néctar para ésta de *Mabea fistulifera* (Fam. Euphorbiaceae).

Sin embargo, y por suerte, sobre *P. auricollis* o guacamayo de collar amarillo, disponemos de mayor información gracias a los trabajos de Ragusa-Netto, 2005, en el que describe el consumo de néctar de *Tabebuia aurea* (Fam. Bignoniaceae) durante la estación seca y los de Ragusa-Netto y Fecchio, 2006, en los que describen un total de 31 observaciones de alimentación en el Pantanal (Brasil):

* Fam. Leguminosae: *Enterolobium contortisiliquum* (semillas) 3,2% en octubre, *Inga vera* (arilos más semillas) 10% en marzo y mayo, *Inga vera* (néctar) 16% en septiembre y octubre;
* Fam. Malpighiaceae: *Byrsonina orbignyana* (semillas) 3,2% en mayo;
* Fam. Moraceae: *Ficus luschnathiana* (pulpa más semillas) 6,5% en marzo y octubre;
* Fam. Palmae: *Copernicia alba* (semillas) 3,2% en mayo;
* Fam. Sterculiaceae: *Guazuma tomentosa* (semillas) 13,0% en agosto;
* Fam. Verbenaceae: *Vitex cymosa* (pulpa más semillas) 45,0% en noviembre y diciembre.

Por tanto, con una clara estacionalidad, consumiendo principalmente néctar de *Inga vera* durante la estación seca y frutos de *Vitex cymosa* durante la estación lluviosa.

Recomendaciones para elaborar dietas en cautividad: **Propyrrhura auricolis, P. maracaná, y P. couloni**

* flores/néctar;
* leguminosas;
* mezcla de semillas/pienso;
* macedonia frutas y verduras.

ración de alimento seco: 7-10% peso corporal	ración de alimento blando: 10% peso corporal
-semillas específicas para "Guacamayos"	-macedonia en la que predominen los higos y
-pienso alta energía	vegetales de hoja verde
-leguminosas, en gran proporción	-flores/néctar

GENUS DIOPSITTACA

Diopsittaca nobilis

Poco conocemos, una vez más, sobre la alimentación en estado salvaje del guacamayo noble. Da Silva, 2005, reporta observaciones alimentándose sobre:

- semillas de *Melia azedarach* (Fam. Meliaceae), *Anadenanthera* sp. (Fam. Leguminosae), y *Caesalpina* sp. (Fam. Caesalpinaceae);
- arilos de *Inga vera* (Fam. Leguminosae);
- néctar de *Chorisia speciosa* (Fam. Bombacaceae) y *Tabebuia avellanedae* (Fam. Bignoniaceae).

Unos años más tarde, de nuevo Da Silva, 2008, reporta además el consumo por esta especie, de néctar de *Mabea fistilifera* (Fam. Euphorbiaceae).
Otros reportes, Collar, 1997, apuntan al consumo de la pulpa de *Euterpe* sp. (Fam. Arecaceae), bayas de *Cordia* sp. (Fam. Boraginaceae) y flores (posiblemente néctar también) de *Erythrina* sp. (Fam. Leguminosae), así como visitas a campos de cultivos de arroz.

Recomendaciones para elaborar dietas en cautividad: *Diopsittaca nobilis*

- flores/néctar;
- leguminosas;
- mezcla de semillas/pienso;
- macedonia frutas y verduras.

ración de alimento seco: 7-10% peso corporal	ración de alimento blando: 10% peso corporal
-semillas específicas para "Guacamayos" -pienso alta energía -leguminosas, en gran proporción	-macedonia en la que predominen los higos y vegetales de hoja verde -flores/néctar

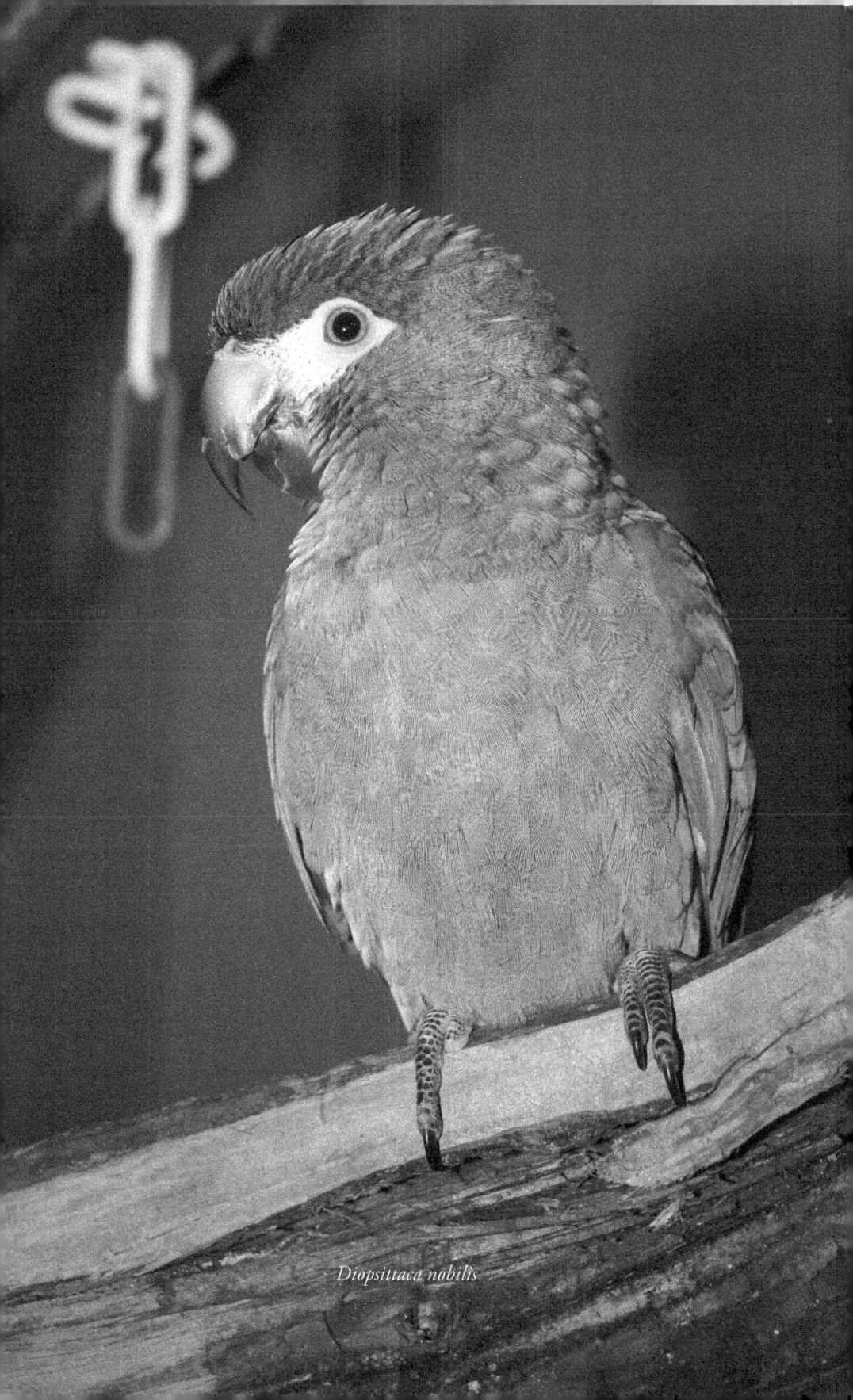

Diopsittaca nobilis

GENUS RHYNCHOPSITTA

Rhynchopsitta pachyrhyncha

La cotorra serrana occidental ha sido estudiada por Lanning y Shiflett, 1981 y 1983, en México, alimentándose principalmente de semillas de *Pinus arizonica* y *P. ayacahuite*, especialmente durante la estación reproductora (verano), que coincide con la maduración de sus semillas. Además explota las semillas de *P. teocote* y bellotas de *Quercus* spp. en verano, y de *P. cembroides* en otoño.

En julio, los adultos comen las semillas de conos inmaduros (blandos), pero en septiembre, cuando los juveniles ya han salido de sus nidos, las piñas están ya maduras; entonces, cortan las de *P. arizonica* y extraen sus semillas manipulando la piña con una de sus patas, mientras que las de *P. ayacahuite*, más grandes que las anteriores, son extraídas directamente del árbol, sin manipular.

Además de las principales han sido observadas alimentándose de las semillas de *P. ponderosa*, *P. edulis*, *P. cembroides*, brotes terminales de las ramas de todos ellos, semillas de bayas de *Prunus capulí* y de leguminosas varias.

Snyder et al, 1994, además de evidenciar el consumo de *Pinus* sp. *y Quercus* sp. tanto en México como EEUU, reportan el consumo de néctar de flores de *Agave* sp.

Monterrubio *et al*, 2002, describe su alimentación una vez más a base de semillas de varias especies de pinos (*P. strobiformis*, *P. arizonica* y *P. durangensis*), además de algunas bellotas (*Quercus* spp.) que son tomadas incluso de las que almacenan algunos pájaros carpinteros (*Melanerpes formicivorus*).

Un estudio muy interesante, fue el realizado por Snyder *et al*, 1999, en el que analizaron el contenido de 102 buches de pichones (de 35 nidos diferentes) en México, estableciendo los siguientes porcentajes (según peso):

- 39,1% semillas de *P. arizonica* y/o *P. durangensis*;
- 36,2% semillas de *P. strobiformis*;
- 10,3% semillas de *P. cembroides*;
- 9,0% corteza;
- 4,2% bellotas de *Quercus* sp.;
- 0,4% insectos;
- 0,3% hojas de pino;
- 0,3% no identificado.

Calcularon además la tasa de ingesta de alimento sobre los pinos, resultando en una ingesta de 19,5 gr semillas/ave/día (durante los 3 meses de invierno), lo que supone aproximadamente unas 2.080 semillas/día. El contenido energético medio de las semillas de estos *Pinus* es de 25,25 KJ/gr, por tanto estimaron una necesidad energética diaria de unos 497 KJ/día (bastante cercana a la predicha por Maurer: 511 KJ/día para 320 gr de ave).

Constataron la posibilidad de alimentarse en medio de tormentas de nieve, reposando sin problemas sobre la misma y bebiendo agua del hielo sin complicaciones.

Valdez-Peña *et al*, 2008, aseguran que esta especie visita regularmente Clay Licks para consumir arcilla.

Rhynchopsitta terrisi

La cotorra cerrana oriental, aunque con diferente distribución, muestra grandes similitudes con la especie anterior tal y como se refleja gracias a los trabajos de Lawson y Lanning, 1981, y posteriormente confirmados por Ortiz-Maciel *et al*, 2010.

Esta especie se alimenta fundamentalmente de las semillas de: *Pinus arizonica*, *P. gregii*, *P. teocote*, *P. montezumae* y *P. cembroides* en función de su disponibilidad en el medio. Además, y del mismo modo que ocurre con su especie hermana *R. pachyrhyncha*, se alimenta de bellotas de *Quercus* spp., pero también de semillas de *Abies* spp. En menor proporción, se alimentan de flores y néctar de flores de *Agave* spp.

A pesar de estar disponible todo el año en su rango de distribución, no se les ha visto consumir ni *Pseudotsuga menzesii* ni *Cupresus arizonica*.

Valdez-Peña *et al*, 2008, evidenció el desplazamiento de largas distancias (entre 9-15 Km.) para consumir arcilla en los barrancos (principalmente en las primeras horas del día), como ocurría con la especie anterior. Aunque lo hacen en menor número que otras especies de loros. Dichos autores, llegaron a la conclusión de que, puesto que su dieta a base de piñones y bellotas era rica en proteínas, hidratos de carbono y fibra, tenía bajos niveles de Na, Ca, Mn y S (analizaron piñones de *P. cembroides*), y por tanto, podrían buscar estas arcillas para complementar sus requerimientos nutricionales puesto que son precisamente altas en estos minerales, independientemente de que además puedan proporcionarles propiedades detoxificantes.

Recomendaciones para elaborar dietas en cautividad:

* flores/néctar;
* leguminosas;
* macedonia frutas y verduras;
* mezcla de semillas/pienso/piñones/castañas.

ración de alimento seco: 6-8% peso corporal	ración de alimento blando: 6-8% peso corporal
-semillas específicas para "Guacamayos" -pienso alta energía -leguminosas -mezcla de piñones -bellotas/castañas	-macedonia en la que predominen los higos y vegetales de hoja verde -flores/néctar

GENUS OGNORHYNCHUS

Ognorhynchus icterotis

La dieta del conuro orejigualdo fue descrita por Krabbe y Somoza, 1996, a base principalmente de frutos de *Ceroxylon alpinum* (Fam. Arecaceae), pero también consumían frutos de *Saurania tomentosa* (Fam. Actinidiaceae) y *Sapium* sp. (Fam. Euphorbiacea).

Años más tarde, Murcia-Nova y Beltrán-Alvarado, 2009, reportan un nuevo registro para la especie en la Cordillera Central Cubana, donde observan que su alimento principal lo componen el endospermo de frutos de *Ceroxylon quindivense* y *C. subflavescens*, además de una amplia variedad de frutos, corteza e inflorescencias de *Ruagea glabra* (Fam. Meliaceae), *Billia rosea* (Fam. Sapindaceae), *Inga* spp. (Fam. Fabaceae), *Cecropia* sp. (Fam. Urticaceae) y *Croton* sp. (Fam. Euphorbiaceae). Además constatan el consumo de los frutos de *Dictyocaryum lamarckiamun* (Fam. Arecaceae), con los que se encuentran asociados en su distribución.

Recomendaciones para elaborar dietas en cautividad:

* leguminosas;
* macedonia frutas y verduras;
* frutos secos/frutos de palmeras;
* mezcla de semillas/pienso.

ración de alimento seco: 10% peso corporal	ración de alimento blando: 8% peso corporal
-semillas específicas para "Guacamayos" -pienso alta energía -leguminosas, en menor proporción -frutos secos/frutos de palmeras: especialmente coquito de Brasil, nueces, macadamias…	-macedonia en la que predominen los frutos más energéticos: plátano, coco… e higos, así como vegetales de hoja verde

GENUS GUAROUBA

Guarouba guarouba

Sobre el conuro dorado, Oren y Novaes, 1986, describen su dieta alimentándose principalmente de frutos y pseudofrutos (seguramente en busca de sus semillas) de:

- Fam. Anacardiaceae: *Anacardium spruceanum, A. occidentale* y *Mangifera indica* (pulpa);
- Fam. Burseraceae: *Protium* spp. y *Tetragostris* spp.;
- Fam. Graminaea: *Zea mays*;
- Fam. Guttiferae: *Symphonia* sp. (Brotes y flores) y *Visnia guajavensis*;
- Fam. Leguminosae: *Inga* sp.;
- Fam. Malpighiaceae: *Byrsonima crassifolia*;
- Fam. Meliaceae: *Carapa guianensis*;
- Fam. Moraceae: *Cecropia* spp.;
- Fam. Palmae: *Oenocarpus vacaba*.

Más tarde, Albertani *et al*, 1997, afirman que su alimento principal es el fruto de *Euterpe* sp. (Fam. Palmae), pero también se alimentan de frutos, semillas y nueces de:

- Fam. Lecythidaceae: *Lecythis* sp.;
- Fam. Anacardiaceae: *Anacardium* spp. y *Mangifera indica*;
- Fam. Burseraceae: *Protium* spp.;
- Fam. Palmae: *Oenocarpus vacaba*;
- Fam. Moraceae: *Cecropia* spp.

Recomendaciones para elaborar dietas en cautividad:

- leguminosas;
- macedonia frutas y verduras;
- frutos secos/frutos de palmeras;
- mezcla de semillas/pienso;

ración de alimento seco: 10% peso corporal	ración de alimento blando: 8% peso corporal
-semillas específicas para "Guacamayos" -pienso alta energía -leguminosas, en menor proporción -frutos secos/frutos de palmeras: especialmente coquito de Brasil, nueces, macadamias…	-macedonia en la que predominen los frutos más energéticos: plátano, coco… y mango, así como vegetales de hoja verde

GENUS ARATINGA

De este numeroso género de especies de conuros, apenas hay citas aisladas de la alimentación de la mayoría de ellas. Voy a centrarme en plasmar aquellos trabajos que más luz han arrojado al entendimiento de su comportamiento alimentario, para posteriormente, separar en al menos dos grupos de especies, y elaborar las recomendaciones para la confección de dietas en cautividad.

En clínica, son numerosos los casos de reportes de avitaminosis K para diversas especies de *Aratinga*, pero también en general otros conuros sudamericanos.

Aratinga acuticaudata

El conuro cabeziazul, fue estudiado por Ragusa-Netto y Fecchio, 2006, junto a la comunidad de loros presente en el Pantanal, Brasil, y de 37 observaciones de alimentación de esta especie, el 86% recayeron sobre el consumo de semillas de *Sapium abovatum* (Fam. Euphorbiaceae) y el 14% sobre arilos más semillas de *Inga vera* (Fam. Leguminosae).

Carillo, 2007, dice que se alimentan principalmente de flores y frutos de Cardones (*Cereus repondus* y *Stenocereus griseus*, Fam. Cactaceae).

Silva, 2008, reporta el consumo de néctar de *Erythrina dominguezii* (Fam. Leguminosae) para esta misma especie.

Aratinga holochlora

Sobre el conuro verde, Rodríguez-Estrella *et al*, 1995, encontraron una estrecha relación entre la especie y la presencia de frutos y semillas de *Bumelia socorrensis* (Fam. Sapotaceae), *Guettarda insuleria* (Fam. Rubiaceae) y *Psidium socorrense* (Fam. Myrtaceae), de los cuales se alimentaba.

Clinton *et al*, 1997, examinaron el contenido de dos buches de ejemplares encontrados de esta especie, encontrando suficientes discrepancias entre ambos, puesto que uno de ellos solo contenía restos de diversos frutos, mientras el otro, estaba lleno de semillas del tipo *Panicum* spp. Posiblemente debido a la plasticidad de adaptación a diferentes áreas en las que escasean y/o abundan determinados alimentos.

Wermundsen, 1997, para la subespecie *A. h. strenua*, en Nicaragua, describe el uso de 15 especies vegetales pertenecientes a 12 familias distintas, cuantificando su consumo y diferenciándolo entre la estación seca y la estación húmeda, tal y como refleja la siguiente tabla:

especie	estación seca%	estación húmeda%	total%
Fam. Anacardiaceae: *Mangifera indica* (pulpa),	0,4	1,2	0,7
Spondias mombin (pulpa)	0,0	11,8	4,8
Fam. Burseraceae: *Bursera simaruba* (pulpa)	28,9	11,8	22,0
Fam. Combretaceae: *Terminalia catappa* (pulpa)	0,8	0,0	0,5
Fam. Ehretiaceae: *Cordia dentata* (pulpa y semillas)	15,3	5,3	11,2
Fam. Elaeocarpaceae: *Muntingia calaburra* (pulpa y semillas)	1,2	0,0	0,7
Fam. Graminaea: *Oryza sativa* (semillas),	0,4	0,0	0,2
Sorghum vulgare (semillas),	9,6	5,3	7,9
Zea mays (semillas)	0,8	14,1	6,2
Fam. Leguminosae: *Gliricidia sepium* (flor)	6,8	0,0	9,1

Fam. Malpighiaceae: *Byrsonima crassifolia* (pulpa)	0,0	38,8	15,8
Fam. Moraceae: *Ficus* spp. (pulpa y semillas)	21,7	2,9	14,1
Fam. Rutaceae: *Citrus* spp. (pulpa y semillas)	0,8	0,0	0,5
Fam. Sapindaceae: *Melicoccus bijugatus* (pulpa)	0,0	3,5	1,4
Fam. Ulmaceae: *Celtis iguanaea* (pulpa)	13,2	5,3	10,0

De manera que durante la estación seca, sus principales fuentes de alimentación son la pulpa y la pulpa más semillas respectivamente de *Bursera simaruba* y *Ficus* spp., pero durante la estación húmeda (reproducción), la fuente principal de alimento la suponen las bayas de *Byrsonima crassifolia*.

Aratinga breviceps

Rodríguez-Estrella *et al*, 1992, estudia la composición de la dieta del conuro de socorro, a base de frutos maduros principalmente, pero también de inmaduros de:

- 51% *Bumelia socorrensis*;
- 19,5% *Guettarda insularis*;
- 16,7% *Ilex socorrensis*;
- 12,7% *Psidium socorrense*.

Los frutos de *Bumelia* e *Ilex* (Fam. Aquifoliaceae) son consumidos durante todo el año, sin embargo, *Guettarda* es consumida principalmente en febrero y noviembre y *Psidium* desde enero a abril.

Y recogen la posibilidad que los frutos de *Opuntia* sp. (Fam. Cactaceae) y *Ficus cotinifolia* (Fam. Moraceae) puedan ser una alternativa durante la estación seca en la que escasean el resto de alimentos.

Aratinga aurea

Del conuro de frente dorada, quizás el estudio más completo ha sido el realizado por Paranhos *et al*, 2009, durante 3 años consecutivos. Evidenciaron el consumo de 33 especies vegetales de 17 familias diferentes.

Consumieron flores de 11 especies, pulpa de 3 especies, semillas de 13 especies y hojas de una única especie (*Pyrus comunis*). En porcentaje de observaciones:

- 50,2% semillas;
- 22,1% pulpa más semillas;
- 18,6% flores;
- 8,5% pulpa sola;
- 0,5% hojas.

En número de especies consumidas, las familias con mayor importancia fueron Leguminosae y Myrtaceae, sin embargo en número de observaciones por especie, destacaron el consumo de *Psidium guajava* (Fam. Myrtaceae) y de *Hyptis suaveolens* (Fam. Labiatae), a continuación detallo los que mayor contribución tienen en su dieta:

- 12,6% *Hyptis suaveolens* Fam. Labiateae (semillas);

- 10,1% *Psidium guajava* Fam. Myrtaceae (pulpa más semillas);
- 6,5% *Zanthoxylum rhoifolium* Fam. Rutaceae;
- 5,5% *Ambrosia eliator* Fam. Asteraceae;
- 5,5% *Myrcianthes* sp. Fam. Myrtaceae (pulpa más semillas);
- 5,5% *Morus nigra* Fam. Moraceae (pulpa más semillas);
- 5,5% *Zea mays* Fam. Poaceae (semillas);
- 5,0% *Maclura tinctoria* Fam. Moraceae (pulpa más semillas);
- 5,0% *Copaifera langsdorffii* Fam. Leguminosae (semillas).

Hay consumo de termitas durante mayo y septiembre (reproducción). El consumo de insectos ha sido reportado numerosas veces para la especie, como Martuscelli, 1994, que encontró larvas de dípteros y lepidópteros en contenidos estomacales. De Faria, 2007, así como tantos otros, constataron el consumo de termitas en su fase alada en Brasil, encontrando incluso en el exámen de un buche, además de semillas, larvas de moscas, geométridas y pulpas de escarabajos.

Varios son los reportes también para *A. aurea*, del consumo de flores y/o néctar de *Qualea* sp., *Mabea fistulifera*, *Tabebuia aurea*, etc… Ragusa-Netto y Fecchio, 2006, de echo, observaron un consumo del 71,5% de néctar de *Inga vera* (Fam. Leguminosae), 14,3% de pulpa más semilla de *Trema micrantha* (Fam. Ulmaceae) y 14,3% de pulpa de *Vitex cymosa* (Fam. Verbenaceae), si bien es cierto, que obtuvieron muy pocas observaciones (n= 7) y por tanto, los porcentajes hay que entenderlos de manera bastante precavida, pero sirvan al menos, para entender la importancia relativa que pueden tener, al menos durante determinadas épocas del año, ítems alimenticios poco esperados o acostumbrados en el mantenimiento de estas especies.

En términos similares, han sido reportados en varias ocasiones, el consumo de insectos, principalmente termitas para *Aratinga canicularis*, conuro de Petz o conuro de frente naranja. Esto puede ser frecuente, aunque no hay reportes para otras especies, para todas aquellas que acostumbran a nidificar en termiteros arbóreos como *A. nana*, *A. weddellii*, *A. pertinax* y *A. cactorum* (para esta última, si que hay reportes constatados como veremos a continuación). Pero podríamos englobar en este grupo de consumidores de insectos, también a *A. leucophtalmus*, que a pesar de no nidificar en termiteros, si que han sido reportados para éstas, el consumo de insectos, tanto larvas como adultos, especialmente durante la estación reproductora.

Aratinga canicularis

Matuzak *et al*, 2008, recoge la dieta para el conuro de frente naranja o de Petz en Costa Rica, alimentándose de 24 especies vegetales de 17 familias distintas:

- Fam. Acanthaceae: *Avicennia germinans* (semillas y hojas): Nº observaciones: 11;
- Fam. Anacardiaceae: *Spondias Bombin* (pulpa): Nº observaciones: 2; *Spondias purpurea* (hojas): Nº observaciones: 1; *Mangifera indica* (pulpa): Nº observaciones: 1;
- Fam. Bignoniaceae: *Tabebuia rosea* (flores, hojas y corteza): Nº observaciones: 4;
- Fam. Bombacaceae: *Bombacopsis quinata* (semillas, flores, hojas y corteza): Nº observaciones: 5;
- Fam. Caesalpiniaceae: *Delonix regia* (flores): Nº observaciones: 1; *Senna* sp. (flores): Nº observaciones: 1;
- Fam. Combretaceae: *Terminalia cattapa* (flores): Nº observaciones: 3; *Terminalia oblonga* (semillas): Nº observaciones: 1;
- Fam. Euphorbiaceae: *Sapium glandulosum* (pulpa): Nº observaciones: 2;
- Fam. Leguminocae: *Gliricidia sepium* (semillas y flores): Nº observaciones: 7; *Erythrina*

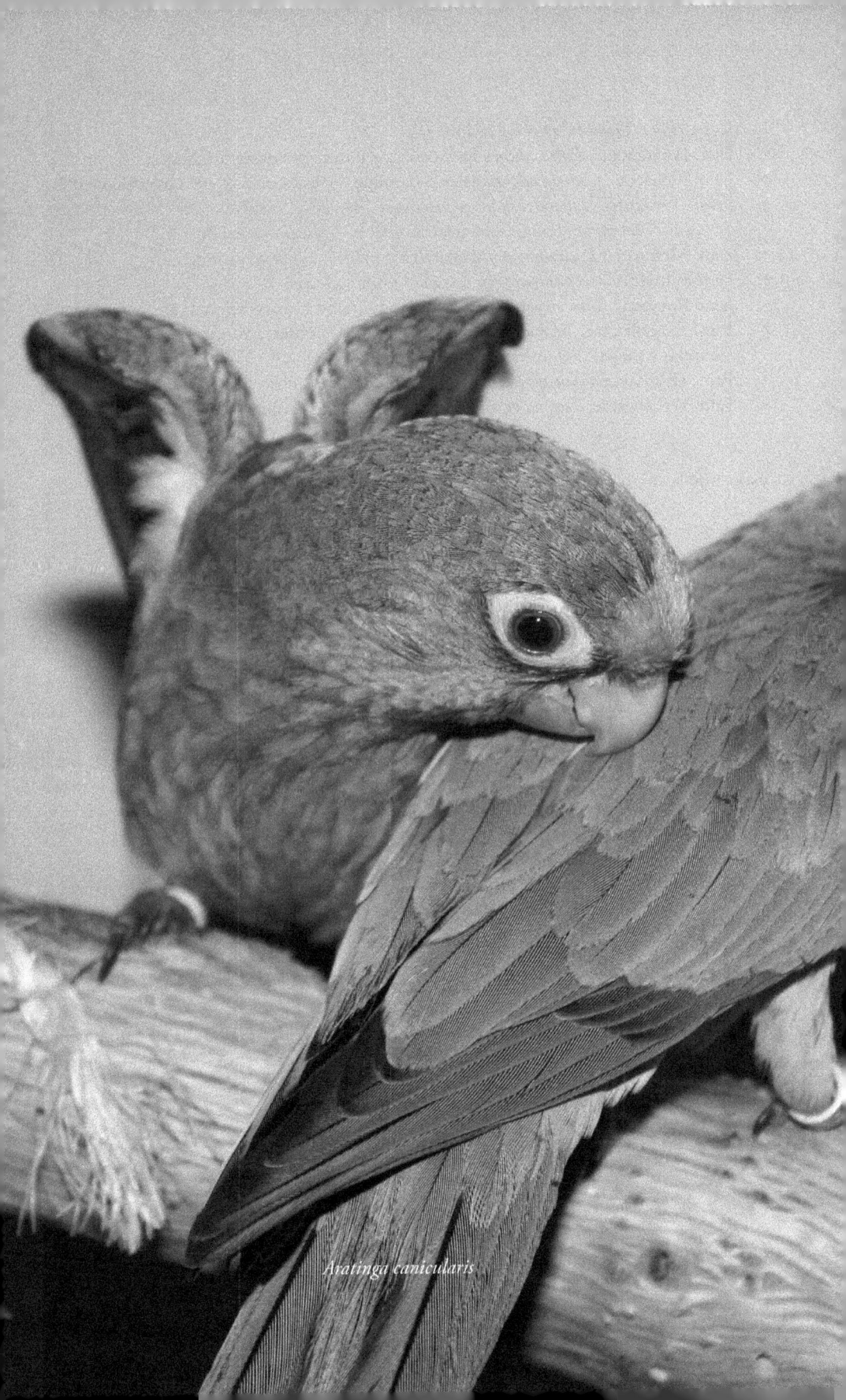
Aratinga canicularis

poeppigiana (Flores): Nº observaciones: 1;

- Fam. Lorantaceae: *Psittacanthus* sp. (semillas y flores): Nº observaciones: 2;
- Fam. Meliaceae: *Cedrela odorata* (semillas, pulpa, hojas y corteza): Nº observaciones: 8;
- Fam. Fabaceae: *Enterolobium cyclocarpum* (hojas y corteza): Nº observaciones: 1; *Pithecellobium saman* (Semillas, flores y hojas): Nº observaciones: 2;
- Fam. Myrtaceae: *Psidium guajava* (semillas y pulpa): Nº observaciones: 7;
- Fam. Palmae: *Elaeis guineensis* (pulpa): Nº observaciones: 3;
- Fam. Rutaceae: *Zanthoxylum* sp. (semillas y pulpa): Nº observaciones: 3;
- Fam. Sterculiaceae: *Sterculia apetala* (semillas): Nº observaciones: 2; *Guazuma ulmifolia* (Semillas y pulpa): Nº observaciones: 32;
- Fam. Tiliaceae: *Luehea seemannii* (semillas y flores): Nº observaciones: 2;
- Fam. Verbenaceae: *Tectona grandis* (semillas y flores): Nº observaciones: 11.

Estimaron la composición de su dieta en base a los siguientes porcentajes:

- 47% frutos;
- 25% semillas;
- 20% flores;
- 6% hojas;
- 3% corteza.

Aratinga cactorum

El conuro de los cactus, ha sido estudiado por Barros y Marcondes-Machado, 2000, evidenciando el consumo de 14-15 especies vegetales (de las cuales más de un tercio son leguminosas, 35,71%) además de alimentarse de termitas (*Nasutitermis* spp.), tanto obreras como soldados, durante los meses de enero a marzo, suponiendo un importante aporte proteico durante la estación reproductora.

De su consumo vegetal:

- 52,9% semillas;
- 22,1% pulpa;
- 22,1% látex de los peciolos;
- 1,5% flores;
- 1,5% hojas.

La especie vegetal más consumida fue *Jatropha mollissima* (Fam. Euphorbiacea), suponiendo el 50% de las observaciones de alimentación, de la que consumían tanto sus semillas, como flores y el látex obtenido de los peciolos de las hojas. El resto de alimentos ingeridos, queda reflejado en la siguiente relación:

- *Pilosocereus pianhiensis* Fam. Cactaceae (pulpa);
- *Sida cordifolia* Fam. Malvaceae (semilla);
- *Ziziphus joazeiro* Fam. Rhamnaceae (pulpa);
- *Prosopis juliflora* Fam. Leguminosae (semilla);
- *Spondias tuberosa* Fam. Anacardiaceae (pulpa);

- *Commiphora leptophoeos* Fam. Burseraceae (pulpa);
- *Croton sonderianus* Fam. Euphorbiaceae (semilla);
- *Jatropha urens* Fam. Euphorbiaceae (semilla);
- *Mimosa* sp. Fam. Leguminosae (semilla);
- *Acacia paniculata* Fam. Leguminosae (semilla);
- *Geoffroea spinosa* Fam. Leguminosae (flor);
- *Parkinsonia aculeata* Fam. Leguminosae (semilla);
- *Vitus* sp. Fam. Vitaceae (pulpa);
- Gramíneas no identificada (hojas).

Del resto de especies del género *Aratinga*, como indicaba anteriormente, apenas hay registros aislados de observaciones de su alimentación, sin que puedan suponer a nivel específico información suficiente para abordarlo individualmente. No obstante, y en términos generales, es frecuente la repetición en varias de estas especies el consumo de flores y/o néctar, así como de diferentes frutos y bayas entre los que se repiten diversas especies de *Ficus* spp.

Recomendaciones para elaborar dietas en cautividad: ***Aratinga canicularis, aurea, nana, weddellii, pertinax, cactorum y leucophtalmus***

- insectos;
- flores/néctar;
- macedonia frutas y verduras;
- mezcla de semillas/pienso/leguminosas.

ración de alimento seco: 10-12% peso corporal	ración de alimento blando: 10-12% peso corporal
-semillas específicas para "Amazonas" -pienso estándar de mantenimiento -leguminosas, con frecuencia -insectos: especialmente en est. reproductora	-macedonia en la que predominen los higos blancos y vegetales de hoja verde -flores/néctar, eventualmente

Recomendaciones para elaborar dietas en cautividad: **resto de *Aratingas...***

- flores/néctar;
- macedonia frutas y verduras;
- mezcla de semillas/pienso/leguminosas.

ración de alimento seco: 10-12% peso corporal	ración de alimento blando: 10-12% peso corporal
-semillas específicas para "Amazonas" -pienso estándar de mantenimiento -leguminosas, con frecuencia	-macedonia en la que predominen los higos blancos y vegetales de hoja verde -flores/néctar, en mayor proporción

GENUS NANDAYUS

Nandayus nenday

Sobre la cotorra nanday, diversos estudios principalmente de Ragusa-Netto en Brasil, han contribuido al conocimiento de sus requerimientos en estado salvaje. Morales y Vitale, 2002, en el Chaco Paraguayo, recogen la alimentación de esta especie a base principalmente de semillas de *Croton bomplandianus* (Fam. Euphorbiaceae), como representante de especie local en dicho hábitat. Además se alimenta de semillas de especies invasoras como *Cenchrus* sp. (Fam. Poaceae) y de cebada no digerida entre las heces de ganado que son buscadas activamente.

Ragusa-Netto, 2005, lo describe como gran consumidor durante la estación seca (muy por encima de otras especies de psitácidas sudamericanas que también fueron observadas alimentándose) del néctar de las flores de *Tabebuia aurea* (Fam. Bignoniaceae). Estudios posteriores, que arrojan mayor información sobre su dieta, parecen confirmar la importancia del néctar en la misma, al menos durante determinadas épocas al año. El mismo autor, 2006 y 2007, establece los siguientes porcentajes de importancia en su alimentación en base al porcentaje de observaciones:

- Fam. Bignoniaceae: *Tabebuia heptaphylla*, néctar, 3,0%;
- Fam. Caparidaceae: *Crataeva tapia*, néctar, 2,0%;
- Fam. Cecropiaceae: *Cecropia pachystacha*, pulpa y semillas, 6,0%;
- Fam. Flacourtiaceae: *Banara arguta*, pulpa y semillas, 7,0%;
- Fam. Lauraceae: *Ocotea diospyrifolia*, pulpa, 2,0%;
- Fam. Leguminosae: *Inga vera*, arilos, 6,0%, *Inga vera*, néctar, 58,0%,
- Fam. Palmae: *Copernicia alba*, pulpa, 5,0%, *Attalea phalerata*, pulpa, 9,0%;
- Fam. Polygonaceae: *Triplaris americana*, semillas, 1,0%;
- Fam. Verbenaceae: *Vitex cymosa*, flores, 1,0%, *Vitex cymosa*, pulpa, 1,0%.

Durante la estación seca, el néctar, especialmente de *Inga vera*, es la fuente principal de su alimentación, suponiendo hasta un 70% durante la misma, durante la que consumen además los frutos de *Attalea phalerata*, desplazándose además a la sabana para consumir el néctar de *Tabebuia aurea*, tal y como evidenció en años anteriores. Sin embargo, durante la estación lluviosa, el alimento principal va a estar representado por los frutos de *Cecropia pachystachya* y en plenas inundaciones, *Copernica alba* y *Banara arguta*.

Recomendaciones para elaborar dietas en cautividad:

- leguminosas;
- flores/néctar;
- macedonia frutas y verduras;
- mezcla de semillas/pienso.

ración de alimento seco: 10% peso corporal	ración de alimento blando: 12% peso corporal
-semillas específicas para "Amazonas" -pienso estándar de mantenimiento -leguminosas, eventualmente	-macedonia en la que predominen los higos y vegetales de hoja verde -flores/néctar, en gran proporción

GENUS LEPTOSITTACA

Leptosittaca branickii

Apenas disponemos de información acerca de la alimentación del conuro de pinceles, salvo que se alimenta de semillas de *Podocarpus* sp. (Fam. Podocarpaceae) preferentemente, pero además de las de *Prumnopytis montanus* (Fam. Podocarpaceae) y *Croton* sp. (Fam. Euphorbiaceae), y frutos de *Ficus* sp. (Fam. Moraceae) y de la Fam. Melastotomaceae. Reportados también el ataque a cultivos de maíz. (Collar, 1997).

Por tanto, las recomendaciones para la elaboración de sus dietas, estarán sujetas a la adquisición de mayor conocimiento de su biología, aunque podríamos considerarla a estos efectos como una *Aratinga*, han de estar presentes en su dieta, las semillas de coníferas.

Recomendaciones para elaborar dietas en cautividad:

* leguminosas;
* piñones;
* macedonia frutas y verduras;
* mezcla de semillas/pienso.

ración de alimento seco: 10-12% peso corporal	ración de alimento blando: 10-12% peso corporal
-semillas específicas para "Amazonas" -pienso estándar de mantenimiento -leguminosas, eventualmente -piñones y frutos coníferas	-macedonia en la que predominen los higos blancos y vegetales de hoja verde

GENUS CYANOLISEUS

Cyanoliseus patagonus

Las publicaciones de Forshaw, 1978 y 1989, describen su alimentación en base a las observaciones realizadas a base de bayas de *Empetrum rubru* (Fam. Ericaceae), *Lycium salsum* (Fam. Solanaceae) y *Discaria* sp. (Fam. Rhamnaceae) y semillas de *Carduus mariana* (Fam. Asteraceae). Sin embargo, el examen del contenido de algunos buches mostró diferencias entre lo encontrado durante el invierno (principalmente semillas tanto de cultivos como de especies salvajes) y durante el verano (principalmente frutos de *Geoffroea decorticans*, *Prosopis caldenia*, *P. chilensis* y *P. flexuosa* (todos ellos de Fam. Fabaceae). El porcentaje de estos frutos en los buches varió en un 2% en noviembre y diciembre, un 74% en enero, un 25% en febrero, 35% en marzo y un 8% en abril.

Manriquez, 1984, describe como alimento principal las semillas de *Retanilla ephedra* (Fam. Rhamnaceae) y *Diosteca juncea* (Fam. Verbenaceae). Coincide con lo publicado por Silva, 1989, que además añade otros alimentos como *Cordia decandra* (Fam. Boraginaceae), *Bridgesia incisoefolia* (Fam. Sapindaceae), *Acaena* sp. (Fam. Rosaceae), así como varias semillas de cereales y de pera y manzana cultivadas.

Posteriormente, Cruz Madariaga y Muñoz Molina, 1986, recogen en su publicación las especies de las que hay constancia de consumo a lo largo del año:

* *Kageneckia oblonga*, semilla (Fam. Rosaceae) en enero y diciembre;
* *K. angustifolia*, semilla (Fam. Rosaceae) en enero y febrero;
* *Peumus boldus*, fruto (Fam. Monimiaceae) en febrero y marzo;
* *Acaena splendens*, semilla (Fam. Rosaceae) en febrero, marzo, abril y mayo;
* *Retanilla ephedra*, semilla (Fam. Rhamnaceae) en enero, mayo, junio, julio, agosto, septiembre, octubre, noviembre y diciembre;
* *Rosa moschata*, semilla (Fam. Rosaceae) en mayo, junio y julio;
* *Puya berteroniana*, néctar (Fam. Bromeliaceae) en noviembre y diciembre;
* *Taraxacum officinale*, flores (Fam. Asteraceae) en noviembre y diciembre.

Recogen además el consumo de grit por parte de los parentales en cría, evidenciado en el examen del digestivo de sus pichones, que son alimentados principalmente a base de *R. ephedra* y *K. oblonga*.

Estudios más actuales, como los de Bisheimer, 2001, describen su alimentación forrajeando principalmente en arbustos, árboles bajos y en el suelo, predominantemente a base de frutos de plantas silvestres como: *Schinus molle* (Fam. Anacardiaceae), *Geoffroea decorticans*, *Prosopis nigra*, *P. alba*, *P. ulmifolius*, *Discaria longispina* y *Carduus mariana*.

Además se alimentan de semillas cultivadas como las de girasol, trigo y maíz y entre los meses de diciembre y marzo, el porcentaje de consumo de frutales cultivados aumenta hasta 30-70% de su dieta.

Masello *et al*, 2006, en sus publicaciones confirma su alimentación a base de las especies ya citadas anteriormente, pero además reporta el consumo de las semillas de otros cardos como las de *Carduus thoermeri*, *Xanthium spinosum* y *X. kravanilesii*, además de *Avena fatua* (Fam. Poaceae), *Rumex crispus* (Fam. Polygonaceae) y bayas de *Condalia microphylla* (Fam. Rhamnaceae). En sus estudios de campo, son testigos durante las primeras semanas de crianza de los pichones de la importancia de las partes blandas de vegetales en la alimentación de los mismos.

Recomendaciones para elaborar dietas en cautividad:

- flores;
- leguminosas;
- bayas Rosáceas;
- macedonia frutas y verduras;
- mezcla de semillas/pienso.

ración de alimento seco: 10-12% peso corporal	ración de alimento blando: 10-12% peso corporal
-semillas específicas para "Amazonas", a la que se añade una parte de mixtura para fringílidos. -pienso estándar de mantenimiento -leguminosas, eventualmente -bayas secas de rosáceas	-macedonia generalista, que incluya solanáceas y rosáceas. -flores, especialmente de compuestas

GENUS PYRRHURA

Son numerosas las especies que componen este singular género de conuros sudamericanos, no obstante, de muchas de ellas o no disponemos de ningún tipo de información sobre su alimentación en estado salvaje o apenas hay algunos reportes. Aún así, parece haber siempre algunos denominadores en común, como el consumo de:

* frutos, con preferencia de aquellos con pulpas blandas, jugosas, con frecuencia, *Ficus* spp.;
* flores, principalmente las grandes, muchas de ellas con gran contenido en néctar (importante recurso reportado para *P. picta*, *P. perlata*, *P. albipectus*, *P. frontalis*, *P. leucotis*, *P. viridicata*, *P. molinae*, *P. orcesi*...).

También hay diversos reportes sobre el consumo de larvas de insectos para estas especies (*P. picta* y *P. devillei*: larvas de dípteros, *P. leucotis*: larvas de himenópteros...)
Sin embargo, y por suerte, disponemos de algunos trabajos cuantitativos acerca de algunas de las especies, como los que voy a resumir a continuación.

Pyrrhura frontalis
El conuro chiripepé fue estudiado por Kristosch y Marcondes-Machado, 2001, en bosques donde predominan *Araucaria* y *Podocarpus*, en el SE de Brasil, encontraron que se alimenta básicamente de frutos, semillas y flores de hasta 21 especies (de 14 familias diferentes, de las cuales, 53% son nativas, y el 47% son exóticas), y ocasionalmente de agallas de insectos:

* 51,47% semillas;
* 25% hojas;
* 13,24% brotes;
* 5,88% pulpa (Fam. Rosaceae);
* 1,47% flores (*Polygala* sp. y *Pyrus comunis*);
* 1,47% tallos;
* 1, 47% estróbilos.

Los porcentajes de los ítems alimentarios que más contribuyen en su dieta fueron:

* Fam. Gramineae: *Rhynchelitrum roseum* (semillas y hojas) 21,88%;
* Fam. Cupressaceae: *Cupressus sempervirens* (semillas y hojas): 12,39%;
* Fam. Podocarpaceae: *Podocarpus lamberti* (semillas): 19,70%;
* Fam. Araucariaceae: *Araucaria angustifolia* (semillas y estróbilos): 7,28%;
* Fam. Pinaceae: *Pinus elliotti* (semillas y brotes) 10,93%, *Pinus patula* (brotes): 4,37%, *Pinus* sp. (brotes): 1,45%.

Sin embargo, estos resultados, chocan con los obtenidos para la misma especie por Pizo *et al*, 1995, también en Brasil, pero en el Bosque Atlántico, a menor altitud, en el que el consumo de flores (principalmente de la Fam. Asteraceae) supuso hasta un 25,2% de las observaciones durante la estación seca (un 12,1% anual). El consumo de pulpa de *Euterpe edulis* (Fam. Arecaceae) supuso casi el 50% de las observaciones de alimentación durante la estación seca (durante la estación húmeda, consumen el endospermo) y las familias con mayor consumo fueron Euphorbiaceae, Melastotomaceae, Moraceae y Myrtaceae (principalmente semillas y/o pulpa más semillas).

Del mismo modo que tampoco coincide con los obtenidos por Galetti, 1997, también en el Bosque Atlántico, que encontró que el 50% de sus observaciones para la especie eran de consumo de pulpa y el otro 50% de semillas de un total de 12 especies vegetales. Los ítems con mayor importancia en consumo en esta ocasión fueron la pulpa de *Cryptocarya moschata* (Fam. Lauraceae), que supuso un 30% de sus observaciones, la pulpa o pulpa más semillas de varias especies de *Ficus* sp. (Fam. Moraceae) supusieron un total del 20%, las semillas (endospermo) de *Euterpe edulis* (Fam. Arecaceae) un 15%, y las semillas de *Alchornea triplinervia* (Fam. Euphorbiaceae), supusieron un 10% de su dieta.

Las semillas consumidas son una fuente importante de carbohidratos, pero son pobres en lípidos y proteínas. La pulpa de *C. moschata*: 84% de Carbohidratos, 4,17% de Lípidos y un 1,2% de Proteínas.

Las diferencias encontradas, no obstante parecen obedecer al diferente gradiente de altitud de los estudios y por tanto, a la diferente composición de los bosques en ellas.

Pyrrhura leucotis

Sobre el conuro de orejas blancas, también denominado como caripardo, podemos destacar dos estudios que cuantificaron su dieta. Simao *et al*, 1997, encontraron los siguientes porcentajes de contribución a su dieta en función de las observaciones recogidas:

- Fam. Anacardiaceae: *Tapirira guianensis* (semillas) 5% en marzo-mayo;
- Fam. Cecropiaceae: *Cecropia glazioni* (pulpa más semillas) 3% en febrero-marzo, *C. pachystacha* (pulpa más semillas) 18% en abril-noviembre, *C. hololeuca* (pulpa más semillas) 47% en junio-diciembre;
- Fam. Euphorbiaceae: *Alahornea triplinervia* (semillas) 3% en noviembre-enero, *Pera globrata* (semillas) 3% en abril-junio;
- Fam. Melastotomaceae: *Mouriri glaziovina* (semillas) 12% en mayo-agosto);
- Fam. Moraceae: *Ficus nymphaeifolia* (pulpa más semillas) 3% en febrero-marzo, *F. glomelleira* (pulpamássemillas) 3% en junio-diciembre, *F. guianensis* (pulpa más semillas) 5% en febrero-octubre;
- Fam. Myrtaceae: *Eugenia cumini* (semillas) 3% en diciembre-enero;
- Fam. Ulmaceae: *Trema micrantha* (semillas) 5% en febrero-marzo.

Sin embargo, Olmos *et al*, 1997, obtuvieron resultados diferentes, describiendo las diferencias en su alimentación entre dos momentos diferentes del año:

Junio:

- 43% de las observaciones: base de las flores de *Tabebuia impetiginosa* (Fam. Bignoniaceae);
- 33%: semillas maduras e inmaduras de *Hyptis* sp. (Fam. Lamiaceae);
- 6%: amentos de *Cecropia* sp. (Fam. Cecropiaceae);
- 6%: frutos de *Ficus gomelleira* (Fam. Moraceae);
- 6%: frutos de *Psidium guajava* (Fam. Myrtaceae);
- 6%: flores de *Baubinia* sp. (Fam, Fabaceae).

Todos los higos examinados estaban infestados por avispas (Agaonidae). Además, sobre cultivos depredan sobre el arroz (*Oryza sativa*).

Octubre-noviembre:

- 72%: frutos de *Ficus glomelleira*;
- 12%: pulpa de *Pouteria* sp. (Fam. Sapotaceae);
- 8%: inflorescencias de *Maclura tinctoria* (Fam. Moraceae);
- 4%: hojas tiernas de *Astronium urundeuva* (Fam. Loranthaceae);
- 8%: brotes de *Psittacanthus* sp. (Fam. Loranthaceae).

En cualquier caso, y salvando las diferencias encontradas en ambos estudios queda patente la importancia en el consumo de pulpa de fruta blanda, así como el de flores e incluso de insectos (aunque sea de manera indirecta, no intencionada).
El resto de información sobre las demás especies de las que disponemos, si bien es cierto que la mayoría son descripciones cualitativas, parecen encajar a menudo con los patrones y la naturaleza de los ítems consumidos reflejados en los estudios citados.

Recomendaciones para elaborar dietas en cautividad:

- flores;
- insectos;
- leguminosas/coníferas;
- mezcla de semillas/pienso;
- macedonia frutas y verduras.

ración de alimento seco: 10% peso corporal	ración de alimento blando: 12-15% peso corporal
-semillas específicas para "Amazonas" -pienso estándar de mantenimiento -leguminosas, eventualmente -insectos -piñones	-macedonia generalista, con predominio de frutas jugosas e higos, así como vegetales de hoja verde -flores

GENUS ENICOGNATHUS

Sobre la cotorra austral (*E. ferrugineus*) y la cotorra choroy (*E. leptorhynchus*), se conoce su alimentación a base de semillas de herbáceas, *Araucaria* sp. y *Nothofagus* sp., así como de raíces bulbosas que extraen escarbando en el suelo gracias a la morfología de su pico (especialmente evidente en *E. leptorhynchus*) dotada de una porción maxilar muy proyectada, a modo de "uña", en los bosques de montaña donde habitan (Collar, 1997).

Diaz y Kitzberger, 2006 y 2007, han contribuido significativamente al conocimiento alimentario de la cotorra austral, describiendo su alimentación a base de flores, hojas y semillas de *Nothofagus pumilo* y de varias especies parásitas de éstas, como *Misodendrum* sp. (Especialmente *M. linearifolium*). Encontrando grandes diferencias estacionales, debido a la escasez de flores y frutos durante el invierno.

Obtienen grandes cantidades de proteínas en los momentos previos a su reproducción, alimentándose de flores de *Nothofagus* (disponibilidad de flores desde octubre a diciembre), en particular digiriendo el polen (con alto contenido en proteínas como veremos a continuación), con una eficacia de digestión de las más altas entre las aves (si no, la que más), consiguiendo digerir hasta el 65% de los granos de polen.

Estacionalmente, los ítems más representativos fueron:

Primavera:

* flores (polen) de *Nothofagus*;
* larvas de avispas en grandes cantidades de las agallas en *Nothofagus*.

Verano y Otoño:

* hojas y semillas de *Nothofagus*;
* flores (polen) y semillas de *Misodendrum*.

Invierno:

* yemas de *Nothofagus* y *Misodendrum*;
* hongos (*Cyttaria* sp.*) de *Nothofagus*.

La composición del polen de *Nothofagus*, arrojó los siguientes resultados:

* 26,5% proteínas;
* 5,7% lípidos;
* 1,2% fibra;
* 3,8% cenizas.

Y la de las semillas de *Nothofagus*:

* 12,2% proteínas;
* 19,6% lípidos;

- 40,1% fibra.

Otras fuentes de alimento, aunque menos importante fue *Alstroemeria aurea* (Fam. Alstroemeriaceae), botones florales en diciembre, flores en enero y febrero y semillas en marzo. Además, flores de *N. alpina*, *N. dombeyi*, *N. antarctica*, *Lomatia hirsuta* (Fam. Proteaceae), *Embothrium coccineum* (Fam. Proteaceae), conos de coníferas como *Austrocedrus chilensis* y *Araucaria araucana*.

Shepherd *et al*, 2008, reporta además el consumo de polen de *Araucaria* durante la primavera y de semillas durante el otoño.

Recomendaciones para elaborar dietas en cautividad:

- leguminosas;
- insectos/pólen;
- mezcla de semillas/pienso/ piñones;
- macedonia frutas y verduras.

ración de alimento seco: 10-12% peso corporal	ración de alimento blando: 10% peso corporal
-semillas específicas para "Amazonas" -pienso estándar de mantenimiento -leguminosas, eventualmente -insectos -polen -piñones y/o frutos de coníferas	-macedonia con predominio de vegetales de hoja verde y partes subterráneas

GENUS MYIOPSITTA

Sobre la cotorrita monje o argentina (*M. monachus*) y de su cercana cotorrita boliviana (*M. luchsi*) se han reportado numerosos casos de depredación sobre campos de cultivos, estimando un 48% de las semillas ingeridas por los adultos son de especies cultivadas (Aramburú, 1997) pero no tantos sobre su alimentación sobre especies silvestres. Aún así y por suerte, disponemos de información suficiente sobre sus costumbres y preferencias alimentarias, tal y como expondré a continuación.

Sobre *Myiopsitta luchsi*, Lanning, 1991, describe su dieta a base de frutos del cactus *Neocardenasia herzogiana* y semillas de *Acacia furcatispina* (Fam. Fabaceae).

Ragusa-Netto y Fecchio, 2006, estudió la dieta de *M. monachus*, entre otras, en el Pantanal, Brasil. Sobre un total de 347 observaciones, establecieron los siguientes porcentes en su dieta:

* Fam. Annonaceae: *Rollinia emarginata* (arilos) 0,3% en enero;
* Fam. Bignoniaceae: *Tabebuia aurea* (néctar) 0,3% en septiembre, *T. heptaphylla* (néctar) 1,4% en julio-agosto;
* Fam. Cecropiaceae: *Cecropia pachystacha* (pulpa más semillas) 26,2% en diciembre-junio/septiembre-noviembre;
* Fam. Combretaceae: *Combretum lanceolatum* (néctar) 0,3% en enero;
* Fam. Euphorbiaceae: *Sapium obovatum* (arilos más semillas) 1,2% en abril-mayo;
* Fam. Flacourtiaceae: *Banara arguta* (pulpa más semillas) 12, 0% en marzo-mayo;
* Fam. Lauraceae: *Ocotea diospyrifolia* (pulpa) 0,6% en enero;
* Fam. Fabaceae: *Bauhinia* sp. (flores) 0,6% en octubre, *Inga vera* (arilos) 1,2% en abril-mayo, *Inga vera* (néctar) 35% en octubre-noviembre/agosto-septiembre;
* Fam. Moraceae: *Ficus luschnathiana* (pulpa más semillas) 1,7% en octubre-septiembre, *F. pertusa* (pulpa más semillas) 0,6% en noviembre;
* Fam. Palmae: *Copernica alba* (pulpa) 1,4% en mayo, *Attalea phalerata* (pulpa) 12% en diciembre-febrero/mayo-septiembre;
* Fam. Polygonaceae: *Coccoloba cujabensis* (pulpa más semillas) 0,3% en octubre, *Triplaris americana* (semillas) 3,5% en septiembre;
* Fam. Verbenaceae: *Vitex cymosa* (pulpa) 1,4% en diciembre-enero;
* Fam. Viscaceae: *Phoradendron affine* (pulpa más semillas) 0,3% en mayo.

Nótese aún con una dieta principalmente granívora, la alta dependencia del consumo de néctar, antes impensable para esta especie, especialmente durante la estación seca, siendo también importante estacionalmente, el consumo de pulpa de palmeras y de las semillas de *Banara arguta*, principalmente durante la estación lluviosa. El porcentaje más elevado, tras el consumo de néctar, lo representa la pulpa más semillas de *Cecropia pachystacha* en diferentes momentos del año, siendo determinante, o al menos curioso, las diferencias encontradas para lo que suponemos en este estudio, ejemplares adultos y la ofrecida a sus pichones como veremos a continuación.

Sobre la dieta de los pichones, cabe destacar dos trabajos principales. Aramburu y Corbalán, 2000, analizaron 21 muestras del contenido del buche de 11 ejemplares de *M. monachus* con los siguientes hallazgos, calculado en Índice de Importancia Relativa:

* Porción vegetal: 56% semillas Asteraceae (frecuencia de ocurrencia del 100%), 41,4%

semillas Poaceae* posiblemente subestimado debido al método de extracción (frecuencia de ocurrencia del 71%), 1,3% *Cápsulas Caryophyllaceae* (frecuencia de ocurrencia del 33%), 1,3% *Anteras florales* sin identificar (frecuencia de ocurrencia del 48%);

- Porción animal: heterópteros, himenópteros, coleópteros, dípteros, arácnidos, etc... (frecuencia de ocurrencia del 28%). Además, fueron encontrados restos de cortezas (frecuencia de ocurrencia del 72%).

Más recientemente, Pezzoni *et al*, 2009, analizaron los buches de 32 buches de diferentes localizaciones observando que el 99,5% del peso correspondía a componentes vegetales (principalmente semillas, pero también hojas, aunque en tan sólo un 3% del peso), mientras que el 0,5% restante del peso se debió a componentes minerales (0,3% Arenilla y 0,2% Conchilla). De la fracción vegetal, el 96% estaba compuesto por las familias Asteraceae y Poaceae. También se encontraron pequeños restos de corteza en el 4,7% de los buches. El 89% pertenecía a especies silvestres y tan solo un 11% (de un solo ítem, maíz) correspondía a especies cultivadas.

Los porcentajes en peso de las semillas encontradas quedan reflejados en la siguiente relación:

- Fam Asteraceae: *Hypochoeris radiata*, 31, 84%, *Cardus acanthoides*, 2,96%, *Cynara cardunculus*, 3,94%;
- Fam. Fabaceae: *Trifolium repens*, 0,23%;
- Fam. Caryophullaceae: *Portulaca oleraceae*, 0,36%, *Polycarpon tetraphylum*, 0,8%;
- Fam. Poaceae: *Poa annua*, 41,07%, *Zea mays*, 14,68%, *Cynodon* sp., 0,22%.

Si comparamos los resultados de ambos estudios, podríamos justificar la ausencia de porción animal encontrada en los de Pezzoni *et al*, si el aporte de proteínas necesarias durante las fases de crecimiento, fueran suplidas con el consumo de semillas con alto contenido proteico como las de las leguminosas y la capacidad de adaptación a los recursos ofrecidos en diferentes hábitats. No obstante, es notable la constancia en su alimentación a base de semillas de Poaceae y Asteraceae en ambos estudios.

De sus preferencias en el consumo de diferentes semillas en cautividad, Aramburu y Bucher, 1999, realizaron un interesante estudio con aves salvajes capturadas a las que habían sido ofrecidas semillas de maíz, girasol, trigo, avena y sorgo. Las aves hicieron un consumo promedio de 10,6 gramos de semillas/día (en agosto, con temperaturas más bajas, el consumo fue de 13,4 gramos y en diciembre, con mayores temperaturas, de tan sólo 7,93 gramos), lo que equivale a 34,9 Kcal./ave.

Los resultados mostraron una preferencia de consumo cercana al 84% de semillas de girasol y cercana al 14% de las de maíz, con consumos minoritarios del resto de semillas en el siguiente orden de preferencia: girasol > maíz > sorgo > trigo > avena.

Sin embargo, estos resultados no se corresponden estrictamente con el contenido calórico por semilla ingerida (maíz > girasol > avena > trigo > sorgo), ni al valor calórico obtenido por gramo (girasol > avena > trigo > maíz > sorgo) como cabría esperar, lo que refuerza la hipótesis que otros factores, independientes a la cantidad energética contenida, puedan intervenir en la selección de los alimentos, tales como el gusto, el aprendizaje, etc...

Recomendaciones para elaborar dietas en cautividad:

- insectos;
- leguminosas;
- néctar;
- macedonia frutas y verduras;
- mezcla de semillas/pienso.

ración de alimento seco: 10% peso corporal	ración de alimento blando: 8% peso corporal
-mix entre semillas para "Carolinas" y "Silvestres-Fringílidos" -pienso estándar de mantenimiento -leguminosas, eventualmente -insectos, eventualmente	-macedonia generalista, que incluya vegetales de hoja verde y fruta con semillas comestibles -néctar/flores, estacionalmente importante

GENUS PSILOPSIAGON Y GENUS BOLBORHYNCHUS

Debido por un lado, a la escasez de información en profundidad para las especies de ambos géneros y por otro, a la gran similitud entre las diferentes catitas de ambos taxones, permítanme que las agrupe para abordar su alimentación en estado salvaje y por ende, para las recomendaciones durante su cautiverio.

Respecto a las especies del género *Psilopsiagon*, se conoce su alimentación a base de semillas de especies herbáceas, principalmente Asteraceaeas, así como de bayas en arbustos y semillas de diversas leguminosas sin demasiado detalle en cuanto a su importancia relativa.

Con las especies del género *Bolborhynchus*, encontramos reportes similares, aunque *B. lineola*, se comporta de manera más arbórea, el resto de especies parece alimentarse igualmente de semillas de herbáceas y diversas leguminosas.

Bejarano-Bonilla, 2009, documenta en Colombia para *B. ferrugineifrons* observaciones sistemáticas de consumo de sal común blanca (NaCl 96,55%, Ca 0,1% y Mg 0,08%) en saladeros colocados para el ganado entre los meses de junio y agosto en la vertiente oriental de la Cordillera Central de Colombia. Observaron el consumo de sal tras consumir a primera hora de la mañana diversos frutos y semillas (no identificados), aunque invertían mucho menos tiempo en su consumo, 3,8 minutos de media, comparado con el observado en México, 18,5 minutos, y en Perú, 35,4 minutos para otras especies con comportamientos similares. Sin embargo, en la vertiente occidental no ha sido observado este comportamiento, es posible que la sal, rojiza en esta área con supuesta diferente palatabilidad pueda ser la causa de la no ingesta, pero es posible también que esté relacionada con la composición de las flores y frutos de *Vallea stipularis* (Fam. Elaeocarpaceae), puesto que el 61% de las observaciones de forrajeo, se produjeron sobre esta especie en dicha zona, y teniendo en cuenta además, que no está presente en la vertiente oriental donde han sido observados alimentándose de sal.

Recomendaciones para elaborar dietas en cautividad:

* leguminosas;
* macedonia frutas y verduras;
* mezcla de semillas/pienso.

ración de alimento seco: 10% peso corporal	ración de alimento blando: 8% peso corporal
-Mix entre semillas para "Carolinas" y "Silvestres-Fringílidos" -pienso estándar de mantenimiento -leguminosas	-macedonia generalista, que incluya vegetales de hoja verde y bayas

GENUS FORPUS

El reducido tamaño del pico de estos singulares loritos nos va a orientar acerca de sus limitaciones a la hora de la alimentación, especialmente de cara al tamaño de las semillas y a la dureza de los frutos de los que se van a alimentar, encontrando denominadores en común, como una marcada preferencia por frutos de pulpa blanda.

Respecto a los trabajos de campo, aunque hay reportes más o menos aislados para casi la totalidad de las especies, voy a centrarme en plasmar los que más nos pueden ayudar de cara a la comprensión de sus necesidades.

Forpus passerinus

Sobre el lorito de rabadilla verde (llamado también como aliazul, pero conduce a confusión puesto que el *F. crassirostris* es denominado de la misma manera) que se alimenta de semillas de herbáceas, principalmente de *Croton hirtus* (Fam. Euphorbiaceae), *Hyptis suaveolesn* (Fam. Lamiaceae), *Wissadula* (Fam. Malvaceae), *Cyperus* (Fam. Cyperaceae), *Scoparia dulcis* (Fam. Scrophulariaceae) y *Melochia parviflora* (Fam. Malvaceae), pero también de bayas y frutos como los de *Annona* (Fam. Annonaceae) y *Psidium guajaba* (Fam. Myrtaceae), brotes de hojas, botones florales, etc… parece hacerlo de manera predominante a base de semillas de *Croton hirtus* durante el periodo reproductor.

Pacheco *et al*, 2004, publica un interesante estudio demostrando la alta retención del alimento en el buche en esta especie. El análisis nutricional de las semillas de *C. hirtus* muestra un bajo-moderado porcentaje de proteínas (9-13%) y muy alto en hidratos de carbono, principalmente almidón (84%) y por tanto, explica estos largos tiempos de retención en el buche como una posible adaptación para la digestión de alimentos muy ricos en almidón, de esta manera se facilitaría la hidratación y/o la fermentación de este almidón gracias a la actividad microbiana (evidenciando la presencia de *Streptococcus* y *Lactobacillus* con esta función)

Más tarde, Pacheco *et al*, 2010, estudian ahora el lento desarrollo que experimentan los pichones de esta especie y su relación fisiológica-nutricional con el mismo, observando:

* días 1-13: picos de acumulación de Na, lípidos y energía;
* días 14-22: picos de acumulación de proteínas, Ca y P;
* días 23-30: alcanzan el 90% de los valores asintóticos de los componentes corporales.

Observa por tanto un desarrollo extremadamente altricial, no siendo endotérmicos hasta 10 días antes de salir del nido y que su lento desarrollo requiere (y se debe de manera natural) por tanto una ingesta baja de proteínas y fósforo en su dieta.

Forpus crassirostris

Del lorito de alas azules (denominado en la literatura indistintamente como *F. crassirostris* y *F. xanthopterygius*) son varios los autores que han contribuido al conocimiento de su biología alimentaria.

Pizo *et al*, 1995, recoge algunas observaciones de alimentación para esta especie en Brasil:

* Fam. Asteraceae: *Ambrosia polystacha* (flores), *Mikania* sp. (semillas);
* Fam. Cactaceae: *Rhipsalis* sp. (pulpa y semillas);

- Fam. Marcgraviaceae: *Marcgravia polyantha* (fruto);
- Fam. Ulmaceae: *Trema micrantha* (semillas).

Siendo el ítem principalmente consumido, los frutos de *Rhipsalis* en su dieta.
Galetti, 1997, también en Brasil, estudió su abundancia estacional y su dieta con las siguientes observaciones:

- Fam. Cecropiaceae: *Cecropia pachystachia* (semillas) 66,7% en enero-abril;
- Fam. Marcgraviaceae: *Marcgravia polyantha* (pulpa) 16,7% en mayo-junio;
- Fam. Moraceae: *Ficus enormis* (pulpa) 16,7% en febrero;
- Fam. Ulmaceae: *Trema micrantha* (semillas) 16,7% en noviembre-marzo.

Sazima, 2008, reporta el consumo de barro de los nidos de los horneros (*Furnarius rufus*) en Brasil como una posible fuente detoxificadora por la ingesta de semillas inmaduras, durante su estancia recoge las siguientes observaciones de alimentación:

- Fam. Turneraceae: *Turnera ulmifolia* (n=38), semillas maduras/inmaduras;
- Fam. Asteraceae: *Partenium hysterophorus* (n=2), semillas maduras;
- Fam. Malvaceae: *Malvastrum coromandelianum* (n=3), semillas maduras/inmaduras y hojas;
- Fam. Fabaceae: *Albizia lebeck* (n=2), semillas inmaduras.

Melo *et al*, 2009, reportan el consumo masivo de flores de *Handroanthus (Tabebuia) serratifolius* (Fam. Bignoniaceae), en concreto de su néctar, lo que parece suponer una fuente importante de alimentación especialmente durante la estación seca, donde escasean los frutos.

Forpus xanthops
Sobre el lorito de cara amarilla o carigualdo, Begazo, 1996, en Perú, examinaron el contenido de buches y estómagos confirmando que son especialistas temporales, principalmente de pulpa y semillas de frutos de cáctus encontrando que el 80% estaba compuesto por frutos de cáctus (de 3 especies diferentes) y el 20% restante de semillas de *Cercidium praecox* (Fam. Fabaceae). Sus observaciones de actividades de alimentación confirmaron con sorprendente exactitud estos mismos resultados (82% y 18% respectivamente).
Otros autores, reportan el consumo de flores de *Bombax discolor* durante la estación seca así como la intrusión en campos de cultivo de trigo.
En los reportes para las especies restantes, aunque escasos y no determinantes cuantitativamente, parecen repetirse los mismos patrones: pequeñas semillas de herbáceas, algunas leguminosas, frutos (pulpa) blandos, entre ellos, de cactus y consumo de flores estacional.

Recomendaciones para elaborar dietas en cautividad:

- néctar;
- leguminosas;
- macedonia frutas y verduras;
- mezcla de semillas/pienso.

ración de alimento seco: 12% peso corporal	ración de alimento blando: 12% peso corporal
-mix entre semillas para "Periquitos" y "Silvestres-Fringílidos" -pienso estándar de mantenimiento -leguminosas, sin incrementar en periodo reproductivo	-macedonia generalista, que incluya higos, guayabas, chirimoya, cáctus, etc… -néctar, estacionalmente

GENUS BROTOGERIS

El pico proyectado de los miembros de este género, puede estar provocado por la búsqueda de determinados alimentos, como puede ser el néctar en el cáliz de algunas flores, permitiendo una apertura bucal apta para desgarrar grandes porciones de fruta, además de permitirles la apertura y pelado de varios tipos de semillas.

Las observaciones de campo al respecto parecen confirmar estas suposiciones y parecen evidenciar, a diferencia de la inmensa mayoría de las psitácidas, que no presentan dos picos de actividad alimentaria durante el día, bien marcados, sino más bien, un pico en las horas centrales del día. Tendremos que tener esto en cuenta a la hora de planificar la diferente toma de alimentación de su dieta diaria.

De las 8 especies de catitas pertenecientes a este género, destacaré los conocimientos al respecto de algunas de ellas.

Brotogeris tirica

Para esta especie (catita tirica) Pizo *et al*, 1995, recogieron numerosas observaciones de alimentación durante 3 años, en la que el 12,1% de las mismas fueron consumos de flores (néctar). 12 fueron las especies consumidas, y una predominancia marcada en el consumo de frutos de pulpa blanda sobre los de pulpa dura.

Galetti, 1997, durante su investigación, estimó un consumo porcentual de: 61% pulpa y arilos, 8,5% flores, 30,4% semillas.

Recogió observaciones de alimentación de 12 especies distintas tal y como se recoge en la siguiente relación en la que figura su importancia relativa en el total de su dieta:

* Fam. Bombacaceae: *Pseudobombax* sp. (flores), 4,34%, *Spirotheca passifloroides* (semillas), 4,34% en agosto-noviembre;
* Fam. Cecropiaceae: *Cecropia pachystachia* (semillas), 8,7% en enero-abril;
* Fam. Lauraceae: *Cryptocaria moschata* (pulpa), 30,43% en mayo-julio;
* Fam. Leguminosae-Caesalpiniaceae: *Copaifera trapezifolia* (semillas), 4,34% en junio-octubre
* Fam. Menispermaceae: *Abuta selloana* (semillas), 13%, en abril-julio, *Hiperbaema* sp. (semillas), 4,34% en agosto-octubre;
* Fam. Moraceae: *Brossimum* sp. (semillas), todo el año (reportado por pobladores locales), *Ficus obtusiuscula* (pulpa+semillas), 8,7%;
* Fam. Myrtaceae: *Eugenia* sp. (semillas), 4,34%, *Eugenia multicostata* (semillas), 4,34% en febrero-mayo;
* Fam. Palmae: *Euterpe edulis* (semillas), 8,7% en mayo-septiembre;
* Fam. Sapindaceae: *Matayba elaeognoides* (arilos), 4,34% en diciembre-enero.

La pulpa de *Cryptocarya moschata*, que supuso hasta un 30% de su dieta durante el estudio, tiene una composición de 84% de carbohidratos, 4,17% de lípidos y un 1,2% de proteínas (Galetti, 1996).

Simao *et al*, 1997, en el bosque tropical de tierras bajas en el SE de Brasil, recogieron observaciones de alimentación sobre 8 especies vegetales, en los siguientes porcentajes:

* Fam. Caesalpiniaceae: *Dialium guianense* (semillas), 5% en marzo-mayo;

- Fam. Cecropiaceae: *Cecropia glazioni* (pulpa más semillas), 14% en febrero-marzo, *C. pachystacha* (pulpa máss emillas), 5% en abril-noviembre, *C. hololeuca* (pulpa más semillas), 24% en junio-diciembre;
- Fam. Moraceae: *Artocarpus integrifolia* (pulpa más semillas), 19% en noviembre-enero, *Ficus gomelleira* (pulpa más semillas), 14% en junio-diciembre, *F. guianensis* (pulpa más semillas), 9% en febrero-octubre;
- Fam. Sterculiaceae: *Sterculia speciosa* (pulpa más semillas), 9% en mayo-julio.

Dejando constancia, una vez más de la importancia de los frutos (pulpa) en la dieta de estas especies.

Brotogeris chiriri

La catita chiriri es una de las mejor estudiadas de su género. Paranhos *et al*, 2007, estudiaron la composición de la dieta para la especie en el interior de Brasil, gracias a 624 observaciones de alimentación, encontrando que se alimentaron de 45 especies vegetales (de 16 familias distintas). De las cuales las de mayor representación fueron: 22,9% Palmae, 16,3% Bombacaceae, 12,9% Leguminosae.

Consumieron flores de 16 especies, pulpa de 19 y semillas de 27 especies distintas. De los frutos consumidos, el 52,8% eran frutos (e infrutescencias) carnosos, de los que pueden consumir tanto semillas como la pulpa, sin embargo, del 47,2% restante, considerados como frutos secos (vainas, cápsulas, samaras, etc...) consumieron exclusivamente sus semillas.

La pulpa de *Syagrus romanzoffiana* (Fam. Palmae), fue el ítem consumido con más frecuencia, después la pulpa de *Mangifera indica*, flores y semillas de *Chorisia speciosa* y las flores y semillas de *Eucalyptus grandis*, fueron ítems con bastante importancia en su dieta. Además de las 3 familias principales, tienen relativa importancia, aún siendo menor que las anteriores, las familias Myrtaceae y Moraceae, tanto en número de observaciones como en número de especies explotadas.

Ragusa-Netto y Fecchio, 2006, realizaron 131 observaciones en un Bosque de Galería en el Pantanal, Brasil para esta especie, con la siguiente relación y su importancia relativa:

- Fam. Bignoniaceae: *Tabebuia heptaphylla* (néctar), 0,8% en agosto;
- Fam. Caparidaceae: *Crataeva tapia* (pulpa más semillas), 0,8% en febrero;
- Fam. Cecropiaceae: *Cecropia pachystacha* (pulpa más semillas), 16,8% en diciembre-marzo;
- Fam. Flacourtiaceae: *Banara arguta* (pulpa más semillas), 1,6% en abril;
- Fam. Leguminosae: *Erythrina fusca* (néctar), 0,8% en septiembre, *Inga vera* (arilos), 12,2% en febrero-abril, *Inga vera* (néctar), 29,0% en agosto-noviembre, *Lonchocarpus sericeus* (néctar), 0,8% en marzo;
- Fam. Moraceae: *Ficus luschnathiana* (pulpa más semillas), 10,7% en marzo, junio, octubre y diciembre, *Ficus pertusa* (pulpa más semillas), 1,6% en noviembre;
- Fam. Palmae: *Copernicia alba* (pulpa), 8,4% en abril-mayo, *Attalea phalerata* (pulpa), 10,0% en abril-octubre y diciembre-febrero;
- Fam. Verbenaceae: *Vitex cymosa* (flores), 1,5% en octubre, *Vitex cymosa* (pulpa), 3,0% en diciembre-enero;
- Fam. Viscaceae: *Phoradendron affine* (pulpa más semillas), 2,3% en mayo.

Dos años más tarde, Ragusa-Netto, 2008, publicó el trabajo realizado en un bosque seco, en las

Montañas de Urucum, en el Mato Grosso, Brasil, registrando 118 observaciones de alimentación sobre 14 especies vegetales (11 familias):

- Fam. Anacardiaceae: *Spondias lutea* (pétalos), 1% en noviembre;
- Fam. Bombacaceae: *Ceiba boliviana* (semillas inmad.), 2,5% en septiembre, *Eriotheca roseorum* (semillas inmad.), 5% en septiembre-octubre, *Pseudobombax longiflorum* (semillas inmad.), 2,5% en agosto-septiembre;
- Fam. Burseraceae: *Protium heptaphyllum* (arilos), 61% en octubre-diciembre;
- Fam. Cecropiaceae: *Cecropia pachystacha* (pulpa más semillas), 7% en octubre-diciembre;
- Fam. Leguminosae: *Erythrina dominguezii* (arilos), 4% en septiembre;
- Fam. Meliaceae: *Guarea guidonia* (arilos), 1% en noviembre; *Trichilia catigua* (arilos), 1% en septiembre;
- Fam. Moraceae: *Ficus calyptroceras* (pulpa más semillas), 3,3% en octubre-noviembre; *F. gardneriana* (pulpa más semillas), 3,4% en noviembre;
- Fam. Sapindaceae: *Dilodendron bippinnatum* (arilos), 2% en noviembre;
- Fam. Sterculiaceae: *Sterculia striata* (semillas inmaduras), 5% en mayo-julio;
- Fam. Tilaceae: *Luehea paniculata* (pétalos), 1,3% en octubre.

Durante el comienzo de la estación húmeda se produce el mayor pico de abundancia de la especie, coincidiendo con la mayor disponibilidad de frutos jugosos y por tanto, es el momento en el que mayor consumo de arilos se produce, principalmente de *Protium*. Cuando éstos van escaseando, las semillas son el principal alimento, de cara a la estación seca, las semillas de Bombaceae, las de Sterculiaceae y el néctar de *Erythrina* suponen la mayor parte de su alimento. Durante la estación seca, además, se desplazan a zonas cercanas para consumir *Ficus calyptroceras* (fruto) y néctar de *Erythrina dominguezii*, que escasean en la zona de estudio, donde la mayor fuente de alimentación en esta época será el néctar de *Inga vera*.

Los reportes de alimentación para el resto de especies parecen tener denominadores en común, con abundancia en el uso de frutas con pulpa y flores (néctar) con mayor frecuencia que las semillas.

Brotogeris jugularis

La alimentación de la catita churica o de lomo naranja, fue recogida en el trabajo de Matuzak *et al*, 2008, en Costa Rica. En la siguiente relación se recogen tanto las especies y los ítems consumidos como el número de observaciones de cada uno de ellos, en los que predomina el consumo de pulpa sobre el de semillas de 30 especies vegetales de 17 familias:

- Fam. Acanthaceae: *Avicennia germinans* (semillas y hojas) n= 5 en agosto-septiembre;
- Fam. Anacardiaceae: *Anacardium excelsium* (flores) n= 1 en febrero, *Spondias mombin* (pulpa) n= 2 en septiembre, *Mangifera indica* (pulpa) n= 47 en mayo-agosto;
- Fam. Bignoniaceae: *Tabebuia rosea* (flores) n= 5 en abril y junio;
- Fam. Bombacaceae: *Ceiba aesculifolia* (semillas y flores) n= 8 en enero-abril, *C. petandra* (semillas, hojas, corteza y flores) n= 11 en febrero-abril, *Bombacopsis quinata* (semillas, hojas, corteza y flores) n= 22 en enero-abril;
- Fam. Caesalpiniaceae: *Schizolobium parahybum* (hojas) n= 1 en julio, *Dilonix regia* (flores) n= 1 en junio, *Senna* sp. (flores) n= 1 en marzo;
- Fam. Cecropiaceae: *Cecropia* sp. (semillas y flores) n= 2 en julio,

- Fam. Combretaceae: *Laguncularia racemosa* (hojas) n= 8 en febrero-mayo;
- Fam. Euphorbiaceae: *Sapium glandulosum* (pulpa) n= 2 en agosto-octubre;
- Fam. Loranthaceae: *Psittacanthus* sp. (semillas y flores) n= 6 en septiembre-octubre;
- Fam. Meliaceae: *Cedrela odorata* (semillas y pulpa) n= 2 en septiembre-octubre, *Swietenia macrophylla* (semillas) n= 1 en noviembre;
- Fam. Fabaceae: *Enterolobium cyclocarpum* (hojas y corteza) n= 8 en marzo-agosto, *Inga vera* (flores) n= 1 en febrero, *Pithecellobium saman* (semillas, flores y hojas) n= 11 en enero-febrero;
- Fam. Moraceae: *Brosimum alicastrum* (semilla y pulpa) n= 4 en junio, *Ficus insípida* (semilla, pulpa y corteza) n= 12 en mayo-julio;
- Fam. Myrtaceae: *Psidium guajava* (semillas y pulpa) n= 10 en marzo-abril;
- Fam. Palmae: *Elaeis guineensis* (pulpa) n= 19 en junio-julio;
- Fam. Rutaceae: *Zanthoxylum* sp. (semilla y pulpa) n= 5 en junio-agosto;
- Fam. Sterculiaceae: *Sterculia apétala* (semillas) n= 7 en enero-febrero, *Guazuma ulmifolia* (semillas y pulpa) n= 2 en diciembre-abril;
- Fam. Tiliaceae: *Luehena seemannii* (semillas) n= 1 en enero;
- Fam. Verbenaceae: *Tectona grandis* (semillas y flores) n= 3 en junio-septiembre.

Estimaron la composición de su dieta en los siguientes porcentajes:

- 47% frutos;
- 20% semillas;
- 15% hojas;
- 14% flores;
- 4% corteza.

Recomendaciones para elaborar dietas en cautividad:

- leguminosas;
- arroz/dátiles;
- néctar (ración de néctar: 5% peso corporal);
- mezcla de semillas/pienso;
- macedonia frutas y verduras.

ración de alimento seco: 8% peso corporal	ración de alimento blando: 15% peso corporal
-mix entre semillas para "Carolinas" y "Amazonas" -pienso estándar de mantenimiento -leguminosas -arroz -dátiles y otros frutos de palmeras	-macedonia generalista, con predominio de frutas jugosas: higos, guayabas, chirimoya, mangos, etc…

GENUS NANNOPSITTACA

Sobre este singular género de cotorritas sudamericanas, apenas disponemos de datos como para poder ofrecer unas recomendaciones en cautividad.

Los datos de campo parecen apuntar a una dieta frugívoro-granívora, pero por desgracia insuficientes para facilitarnos una comprensión en profundidad.

GENUS TOUIT

Una vez más y para nuestra desgracia y la suya propia, son pocos los conocimientos disponibles para estas especies, y de nuevo, insuficientes para sugerir pautas serias.

No obstante, los reportes indican una dieta fundamentalmente frugívoro-granívora, con mayor importancia de los frutos que para el género anterior, y explotando otras fuentes distintas como el néctar de algunas flores, para especies como *Touit batavica*.

De la especie de la que quizás, se tiene mayor información, es de *Touit surda* (lorito sordo o de cola dorada), gracias a las observaciones de Tellino Jr. *Et al*, 2000, en la que recogieron observaciones de alimentación sobre:

- pulpa (madura e inmadura) de *Byrsonima serícea* (Fam. Malpighiaceae);
- frutos y brotes de *Clusia nemorosa* (Fam. Clusiaceae);
- brotes de *Xylopia frutescens* (Fam. Annonaceae);
- semillas y frutos de *Sinphonia globurifera*;
- *Rapanea schwackeana* (Fam. Myrsinaceae);
- frutos verdes de *Spondias lutea* (Fam. Anacardiaceae);
- Varias especies de la Familia Myrtaceae.

GENUS PIONITES Y PIONOPSITTA

Ambos géneros, sin ser demasiado conocidos en profundidad, presentan suficientes similitudes como para invitarme a considerarlos de manera conjunta de cara a recomendar las pautas para su alimentación en cautividad.

Pionites melanocephala
Collar, 1997, recoge en su obra, la dieta para el caique de cabeza negra, a base de:

- semillas de *Caraipa densiflora* (Fam. Clusiaceae), *Hevea benthamiana* (Fam. Euphorbiaceae), *Guarea grandiflora* (Fam. Meliaceae), *Pouroma guianensis* (Fam. Cecropiaceae) y *Micropholis mensalis* (Fam. Sapotaceae);
- pulpa de *Dialium guianensis* (Fam. Fabaceae), *Euterpe precatoria* (Fam. Arecaceae), *Micropholis melinoneana* (Fam. Sapotaceae) y *Cynometra hostmanniana* (Fam. Fabaceae);
- semillas y pulpa de *Clusia grandiflora* (Fam. Clusiaceae);
- flores de *Eschweilera* e *Inga laterifolia* y en estación seca, especialmente de *Symphonia globulifera* y *Noranthea* sp.;
- hojas de *Sterculia excelsa*.

Otros autores reportan el consumo tanto de frutos maduros como inmaduros, además de pequeños trozos de su corteza, de *Cedrelinga catenaeformis* (Fam. Mimosaceae) en Ecuador, o el consumo de flores (néctar y/o polen) de *Erythrina fusca* en Colombia (Fam. Fabaceae). Norconk *et al*, 1998, sugiere un consumo aproximadamente del 50% de su dieta a base de semillas, pero está claro, tanto por el resto de reportes como tras la experiencia de su mantenimiento en cautividad, que el consumo de frutas (e incluso néctar) es muy apreciado por estas especies, que se comportan a menudo como grandes frugívoras.

Pionites leucogaster
El caique de cabeza amarilla o rubio, por desgracia sigue siendo un gran desconocido en libertad. Apenas algunos reportes sobre el consumo de pulpa de los frutos de la palmera *Oenocarpus bataua* o en néctar de las flores de *Platonia insignis* (Fam. Clusiaceae) es toda la información de la que disponemos. No obstante y tras el mantenimiento de esta especie en cautividad durante muchos años, podemos suponer, que las necesidades y costumbres de una y otra especie son suficientemente similares para hacer una misma proposición.

Pionopsitta vulturina
Del género *Pionopsitta*, aunque aún más desconocido, me gustaría destacar los rasgos morfológicos que presenta el loro vulturino. La cabeza desnuda de esta especie y la proyección y diseño de su pico sugieren, del mismo modo que ocurría con el loro de Pesquet (*Psittrichas fulgidus*), que su dieta esté basada en grandes frutos de pulpa blanda, sin embargo, no disponemos de ningún reporte sobre su alimentación en libertad.

Pionopsitta haematotis
Todos los reportes para esta especie, el lorito encapuchado, aún siendo bastante antiguos recogen su alimentación a base de frutos de diferente naturaleza: *Ficus* sp. (Fam. Moraceae) en Panamá

(Wetmore, 1968), bananas (Olivares, 1917), bayas de *Myrciara floribund* (Skutch, 1981) y frutos de *Cecropsia obtusifolia* (Estrada, 1984). Incluso los más recientes, Eitniear *et al*, 1994, reportaron el consumo de pequeños frutos de *Psittacanthus calyculatus* (Fam. Loranthaceae) en Belize. Aunque también consume semillas de *Heliocarpus* (Fam. Tiliaceae), *Croton* (Fam. Euphorbiaceae), *Erythrina* (Fam. Fabaceae), así como hojas verdes de algunos muérdagos.

Pionopsitta barrabandi
Roth, 1983, recoge observaciones de alimentación del lorito carinaranja, de semillas y/o frutos de: *Ficus*, *Pourouma* y *Pseudolmedia* sp. (Fam. Moraceae), *Mimosa* sp. y *Pithecellobium* sp. (Fam. Leguminosae) y *Heisteria* sp. (Fam. Olacaceae). Siendo el consumo de higos de *Ficus sphenophylla* (de gran tamaño) especialmente importante. Además se les ha observado picoteando las agallas de las hojas de *Pithecellobium*, presumiblemente en busca de larvas de avispas.
Del resto de especies, desgraciadamente no disponemos de mucha más información de campo.

Recomendaciones para elaborar dietas en cautividad:

* néctar;
* arroz/dátiles;
* leguminosas;
* mezcla de semillas/pienso;
* macedonia frutas y verduras.

ración de alimento seco: 8% peso corporal	ración de alimento blando: 15% peso corporal
-semillas para "Amazonas"	-macedonia generalista, con predominio de
-pienso estándar de mantenimiento	frutas jugosas: higos, guayabas, chirimoya,
-leguminosas	mangos, etc…
-arroz	-néctar
-dátiles y otros frutos de palmeras	

GENUS HAPALOPSITTACA Y GRAYDIDASCALUS

Poco se conoce sobre estos géneros de loritos, salvo que, y en esto parecen coincidir todas las especies, muestran una marcada preferencia por los pequeños frutos de distintas especies de muérdagos. Es conocida, por ejemplo la preferencia para la especie *H. melanotis* (lorito alinegro) de las especies de muérdagos del género *Gaiadendron* (Fam. Loranthaceae).

Díaz, 2006, recoge algunas observaciones de alimentación para *H. fuertesi* (lorito de Fuertes) en Colombia, encontrando un predominio de registros sobre las semillas del muérdago *Antidaphe viscoidea* (Fam. Eremolepidaceae, 32 observaciones), respecto a otros ítems alimentarios, explotados con menor frecuencia como los frutos de *Freziera cannenses* (Fam. Teaceae, 1 observación), aquenios (pulpa fibrosa y semillas) de *Tyllandsia* sp. (Fam. Bromeliaceae, 7 observaciones), frutos de *Podocarpus oleifolius* (Fam. Podocarpaceae, 4 observaciones) y de *Dendropthora* sp. (Fam. Santalaceae, 1 observación).

Sin embargo, el trabajo de Toyne y Flanagan, 1997, para la especie *H. pyrrhops* (lorito ecuatoriano o de cara roja) arrojó las siguientes observaciones de alimentación:

- Fam. Bromeliaceae *Vriesea* sp., estambres de flores cerradas en febrero;
- Fam. Caprifoliaceae *Virburnum leptophyllum*, bayas en abril;
- Fam. Cunoniaceae *Weinmannia elliptica*, flores y brotes en noviembre y enero, *W. latifolia* y *W. pinnata*, brotes, flores y semillas en abril;
- Fam. Melastomaceae *Miconia jahnii*, bayas en abril, *Miconia* sp., bayas inmaduras en noviembre y febrero, *Calyptrella stellata*, vainas amarillas de semillas desde noviembre a enero;
- Fam. Myrtaceae *Myrcianthes rhopaloides*, vainas de semillas en noviembre y diciembre, *Myrcianthes* sp., flores en enero;
- Fam. Verbenaceae: *Aegiphila* sp., vainas de semillas verdes en noviembre y febrero;
- Fam. Clethraceae *Clethra revoluta*, flores y vainas de semillas en abril;
- Fam. Ericaceae *Cavendishia bracteata*, bayas en mayo, *Disterigma alaternoides*: bayas en mayo.

Lo que abre el abanico de ítems alimentarios explotados conocidos, en los que, si bien es cierto que no es un trabajo cuantitativo como tal, predomina el consumo de bayas y flores en su dieta.

Graydidascalus brachyurus
Del lorito colicorto no disponemos de suficiente alimentación salvo que se alimenta de *Ficus* sp., *Psidium guajava*, bayas especialmente de *Cecropia* y algunas semillas (sin identificar). Por lo que a falta de más información es difícil establecer unas recomendaciones fidedignas, no obstante, su aparente predisposición frugívora y su cercanía filogenética con las especies anteriormente contempladas, me invita a sugerir que su dieta pueda estar orientada en el mismo camino.

Recomendaciones para elaborar dietas en cautividad:

- néctar/flores;
- mezcla de semillas/pienso;
- macedonia frutas y verduras.

ración de alimento seco: 8% peso corporal	ración de alimento blando: 15% peso corporal
-semillas para "Amazonas" y/o mix con "Carolinas" -pienso estándar de mantenimiento	-macedonia generalista, en la que estén presentes frutas del bosque (bayas...) -néctar, flores

GENUS PIONUS

Este género de loros sudamericanos es, a pesar de su relativa popularidad en cautividad, un gran desconocido, salvo 2 de sus especies (*Pionus maximiliani* y *P. menstruus*) de las que se dispone de mayor información y por tanto serán las que reflejemos principalmente, en el abordaje de sus necesidades.

Las experiencias en cautividad en el mantenimiento de estas especies, al igual que ocurre con otras como los Amazonas, demuestran una tendencia a la obesidad cuando se abusa de dietas grasas y evidencian las diferentes preferencias por los alimentos de algunas de sus especies. Entre ellas, por ejemplo, John y Pat Stoodley, 1984, recogen la preferencia por los alimentos blandos, comiendo menos cantidad de semillas y/o nueces para las especies *P. menstruus* y *P. sordidus*, mientras que *P. tumultuosus* muestra mayor preferencia por alimentos verdes que otras especies del género. De los conocimientos en libertad, destacamos los de las siguientes especies:

Pionus maximiliani
Galetti, 1993, tras 3 años estudiando la composición de la dieta del loro choclero en Brasil, estimó un consumo anual en la misma del:

- 70,4% semillas;
- 20,3% flores;
- 7,7% maíz;
- 1,6% pulpa de frutas.

Y evidenció diferencias estacionales, de manera que el consumo de flores se elevaba hasta en un 38% de su dieta durante la estación seca (14,5% durante la estación lluviosa), el consumo de semillas, fue mayor durante la estación lluviosa (hasta el 83%) mientras que durante la estación seca supuso tan solo un 21,2%, y el consumo de leguminosas suponía hasta un 41,2% de la dieta durante la estación seca (es la familia con mayor importancia en su dieta, seguida de las Euphorbiáceas).

El consumo de flores y frutos de leguminosas no coincide con los periodos de mayor disponibilidad y por tanto, cabría pensar, que, al menos los *Pionus*, pueden seleccionar sus alimentos en base a algo más, además de por su mayor o menor disponibilidad temporal. A pesar de que hay leguminosas disponibles durante todo el año, tienen un consumo principal según se va a acercando la temporada de cría (alto contenido en proteínas). Una vez en la estación reproductora, la guava (*Inga* sp.) es la principal fuente de alimento (fruto y néctar), con alto contenido en proteínas. Tras el periodo reproductor, el consumo de proteínas se reduce drásticamente (hasta 1,6% de su dieta).

El alto porcentaje de semillas de su dieta, supone hasta casi 2/3 veces más del que normalmente se recomienda en cautividad, pero hay que tener en cuenta que, obviamente en libertad, hay un elevado consumo energético y que este alto consumo de semillas es simultáneo con el de alimentos ricos en proteínas. Además, las semillas que consumen en libertad tienen un bajo contenido en lípidos, consumiendo principalmente semillas de *Inga* spp., *Dicella bracteosa* y *Croton floribunda*. Queda patente en este estudio por tanto, la importancia de la guava (*Inga* sp.) en la dieta de esta especie. Consumen tanto sus flores, como su vaina y sus semillas (las semillas tienen un contenido del 18,9% de proteínas, y la vaina, entre 10/12%).

Galetti, 1997, recoge además otras observaciones de alimentación en el Bosque Atlántico de Brasil para la especie, que aunque menos representativas, deja patente, una vez más, la importancia de las leguminosas en su dieta:

- Fam. Araliaceae *Dendropanax* sp. (semillas), 7,14% en febrero;
- Fam. Burseraceaen *Protium widgreni* (semillas), 7,14% en diciembre-enero;
- Fam. Cecropiaceae *Pouroma guianensis* (semillas), 7,14% en febrero;
- Fam. Euphorbiaceae *Margaritaria nobilis* (semillas), 14,3% en enero-abril;
- Fam. Leguminosae *Inga edulis* (semillas), 28,6% en enero;
- Fam. Myrtaceae *Eugenia cambucarana* (semillas), 7,14% en septiembre.

Existen varias citas más respecto a la alimentación de esta especie, pero he considerado oportuno omitirlas puesto que el trabajo de Galetti es suficientemente esclarecedor.

Pionus menstruus

Collar, 1997, recoge en su obra los diferentes ítems alimentarios reportados para el loro de cabeza azul, tales como:

- semillas de *Albizia* (Fam. Fabaceae), *Anacardium* (Fam. Anacardiaceae), *Caraipa* (Fam. Clusiaceae), *Dialium* (Fam. Fabaceae), *Hevea* (Fam. Euphorbiaceae), *Hura* (Fam. Euphorbiaceae), *Clusia* (Fam. Clusiaceae), *Ocotea* (Fam. Lauraceae), *Couroutaria*, *Inga* (Fam. Fabaceae), *Brosimum* (Fam. Moraceae), *Tectona* (Fam. Verbenaceae), *Micropholis* (Fam. Sapotaceae);
- frutos de *Tetragastris* (Fam. Burseraceae), *Inga* (Fam. Fabaceae), *Ficus* (Fam. Moraceae), *Euterpe* (Fam. Arecaceae);
- flores de *Notanthera* (Fam. Loranthaceae), *Erythrina* (Fam. Fabaceae).

Además recoge otras citas de *Coupia, Pseudolmedia, Psidium, Mangifera indica, Pourouma* y *Zea mays*.

Norconk et al, 1998, estima un consumo en su dieta cercano al 67% de semillas y existen numerosos reportes de consumo de diferentes leguminosas en diferentes localizaciones (*Cecrelinga, Albizia, Dialum*, etc...)

Respecto al resto de especies solo hay citas aisladas de algunos alimentos e indicios para *P. chalcopterus* de la ingesta de insectos en los momentos previos a la reproducción. No obstante, es muy probable, que si siguen el mismo patrón alimenticio que las especies de las que disponemos de mayor información, los insectos supongan un porcentaje insignificante en el total de su dieta.

Stoodley, 1984, recoge la dieta que utilizan en cautividad en su centro de cría especializado en estas especies, conteniendo un porcentaje de proteínas del 26% (sin contar frutas y verduras) que decrece hasta tan solo un 2% tras la estación reproductora. Elaboran sus dietas principalmente a base de leguminosas cocidas y cereales germinados (Trigo) a la que añaden una gran variedad de alimentos como frutas, verduras y hortalizas, maíz, algunas nueces, suplemento de Vitamina B_{12} y alimento de origen animal en la confección de sus dietas. (Hay que tener en cuenta, que esta formulación es adecuada para parejas reproductoras, pero no tanto como dieta de mantenimiento).

Realizaron ensayos comparando diferentes grupos a los que les ofrecían 4 diferentes dietas: la anteriormente citada; a base exclusivamente de frutas y verduras; semillas de girasol en exclusiva; y una mezcla de girasol, piñones, queso, manzana, pan y leche y con mucha diferencia, aquellos que se alimentaron con la dieta citada obtuvieron muchísimo mejores resultados de cría (tanto en éxito reproductor, como en desarrollo de sus pichones) que el resto.

Recomendaciones para elaborar dietas en cautividad:

- néctar/flores;
- leguminosas;
- mezcla de semillas/pienso;
- macedonia frutas y verduras.

ración de alimento seco: 8% peso corporal	ración de alimento blando: 12-15% peso corporal
-semillas para "Amazonas" -pienso estándar de mantenimiento -leguminosas: compensar si se usan en su vaina, y mantener niveles bajos fuera de estación reproductora	-macedonia generalista, en la que estén siempre presentes frutas como las guayabas, higos, mangos, papaya, legumbres en su vaina y vegetales verdes -flores/néctar, muy eventualmente

GENUS AMAZONA

Siendo uno de los más diversos géneros entre las psitácidas, es también uno de los mejor estudiados en su globalidad, si bien es cierto que no se conoce nada o apenas nada acerca de su alimentación para alguna de sus especies. De las especies con información disponible, que nos pueda servir para hacernos una idea de sus necesidades naturales, plasmaré algunos trabajos.

Antecedentes en el mantenimiento en cautividad de estas especies, han demostrado para la inmensa mayoría, unas necesidades bajas de lípidos en sus dietas por la frecuencia de aparición de lipomas, obesidad, problemas cardiacos, etc… las especies que toleran mejor niveles más altos de grasa en sus dietas, llevan asociadas generalmente niveles también más altos de proteínas, pero en cautividad esto ha de estar unido a una gran posibilidad de ejercitarse (voladeras exteriores, etc…) de lo contrario, es mejor ser más conservador.

Hay además diversos reportes clínicos con problemas de hemosiderosis, parece que con mayor frecuencia que para otras especies de psitácidas, por lo que habrá que velar por que la composición de su dieta, evite niveles altos de determinados minerales y oligoelementos como el Fe.

Amazona leucocephala

Piñeiro *et al*, 2007, evidenció el alto índice de aparición de lipomas en la amazona Cubana, con un 87% más de incidencia que el resto de especies que trataron en consulta. Entre las causas concluyeron que dichos pacientes tenían dietas demasiado energéticas (con alto contenido en hidratos y grasas y muy bajo en frutas y verduras) y con modos de vida sedentarios.

Snyder *et al*, 1982, estiman que su gran pico (mayor que la mayoría de los amazonas) pueda ser una adaptación a una dieta casi especializada a base de piñones de *Pinus caribaea bahamensis*, así parecen confirmarlo las observaciones recogidas durante casi 3 años (76-79):

- *Pinus caribaea*, Fam. Pinaceae, semillas de conos maduros e inmaduros: 10 observaciones (mayo);
- *Cassytha filiformis*, Fam. Lauraceae, tallos: 2 observaciones (mayo);
- *Acacia choriophylla*, Fam. Fabaceae, semillas: 2 observaciones (mayo);
- *Tabebuia panamensis*, Fam. Bignoniaceae, semillas: 1 observación (mayo);
- *Bursera simaruba*, Fam. Burseraceae, frutos: 1 observación (mayo);
- *Swietenia mahagoni*, Fam. Meliaceae, semillas: 3 observaciones (noviembre y marzo);
- *Sabal palmetto*, Fam. Arecaceae, frutos: 1 observación (noviembre);
- *Coccothrinax argentata*, Fam. Arecaceae, frutos: 1 observación (marzo);
- *Conocarpus erectus*, Fam. Combretaceae, semillas: 1 observación (marzo).

Otros reportes apuntaron el consumo de frutos y/o semillas de *Manilkara bahamensis* (Fam. Sapotaceae), *Metopium toxiferum* (Fam. Anacardiaceae), *Myrcianthes fragrans* (Fam. Myrtaceae), *Lysiloma latisiliquum* (Fam. Fabaceae), *Leucaena leucocephala* (Fam. Fabaceae), *Ficus* sp. (Fam. Moraceae), *Coccoloba uvifera* (Fam. Polygonaceae) y *Thrinax morrisii* (Fam. Arecaceae).

Amazona albifrons

El trabajo más extenso seguramente, acerca de la dieta de la amazona frentialba, es el realizado por Matuzak *et al*, 2008, en Costa Rica, en el que recogen las siguientes observaciones de alimentación, a base de semillas, pulpa, hojas, flores y corteza de 36 especies de 21 familias:

- Fam. Anacardiaceae: *Anacardium excelsium*, semillas, 3 observaciones en marzo-abril, *Spondias mombin*, pulpa, 2 observaciones en agosto-septiembre, *Mangifera indica*, pulpa, 8 observaciones en marzo, *Astronium graveolens*, semillas, 1 observación en marzo;
- Fam. Bignoniaceae: *Tabebuia rosa*, flores, 2 observaciones en febrero-marzo;
- Fam. Bombacaceae: *Ceiba petandra*, semillas, hojas y cortezas, 3 observaciones en febrero, *Ochroma pyramidale*, flores, 1 observación en enero;
- Fam. Boraginaceae: *Cordia alliadora*, semillas y flores, 2 observaciones en febrero;
- Fam. Burseraceae: *Bursera simaruba*, semillas, 4 observaciones en febrero-marzo;
- Fam. Caesalpiniaceae: *Schizolobium parahybum*, flores y hojas, 2 observaciones en abril-mayo, *Senna reticulata*, semillas, 1 observación en febrero, *Tamarindus indica*, semillas, 1 observación en febrero;
- Fam. Combretaceae: *Terminalia catappa*, semillas, 4 observaciones en febrero-marzo, *Terminalia oblonga*, semillas, 1 observación en febrero;
- Fam. Euphorbiaceae: *Sapium glandulosum*, semillas y pulpa, 1 observación en septiembre-octubre;
- Fam. Leguminocae: *Erytrhrina poeppigiana*, flores, 9 observaciones en diciembre-enero, *E. costaricensis*, flores, 1 observación en enero-febrero;
- Fam. Loranthaceae: *Psittacanthus* sp., semillas y flores, 3 observaciones en octubre-diciembre;
- Fam. Meliaceae: *Cedrela odorata*, semillas y pulpa, 1 observación en febrero-marzo;
- Fam. Fabaceae: *Lysiloma divaricatum*, semillas, 2 observaciones en marzo-abril, *Enterolobium cyclocarpum*, semillas, 2 observaciones en febrero-marzo, *Inga* sp., semillas, flores y cortezas, 4 observaciones en julio, *Pithecellobium saman*, semillas, flores y hojas, 3 observaciones en marzo, *Leucaena leucocephala*, semillas. 2 observaciones en junio-septiembre;
- Fam. Moraceae: *Ficus insipida*, semillas y pulpa, 2 observaciones en octubre, *Brosimum alicastrum*, semillas y pulpa, 1 observación en octubre;
- Fam. Palmace: *Elaeis guineensis*, pulpa, 8 observaciones en mayo-junio;
- Fam. Rhizophoraceae: *Rhizophora mangle*, flores, 1 observación en enero;
- Fam. Rutaceae: *Citrus aurantium*, semillas, 2 observaciones en octubre, *Zanthoxylum* sp., semillas y pulpa, 1 observación en septiembre;
- Fam. Sterculiaceae: *Sterculia apétala*, semillas, 1 observación en febrero-marzo, *Guazuma ulmifolia*, semillas y pulpa, 9 observaciones en noviembre-enero;
- Fam. Tiliaceae: *Luehea seemannii*, semillas y flores, 11 observaciones en diciembre-enero;
- Fam. Verbenaceae: *Tectona grandis*, semillas, 4 observaciones en agosto-noviembre, *Avicennia germinans*, semillas y hojas, 4 observaciones en abril-septiembre;
- Trepadora no identificada, semillas, 1 observación en febrero.

Obsérvese el predominio de las leguminosas (Fam. Leguminocae, Fabaceae y Caesalpiniaceae) en las observaciones de forrajeo, seguido de las de la Fam. Anacardiaceae, Tiliaceae y Sterculiaceae. Y obsérvese también el gran uso de las flores como fuente alimenticia estacionalmente.
Estimaron la composición de su dieta en los siguientes porcentajes:

- 37% semillas;
- 31% frutos;
- 26% flores;
- 5% hojas;
- 2% corteza.

Levinson, 1981, había observado además en México que se alimentaban principalmente de semillas de *Lysiloma divaricatum* (Fam. Fabaceae) y flores de *Ipomoea arborescens* (Fam. Convolvulaceae) y ocasionalmente de las hojas carnosas de *Opuntia thurberi* (Fam. Cactaceae), los extremos apicales de *Pachycereus pecten-aboriginum* (Fam. Cactaceae) y botones florales de *Jatropha cordata* (Fam. Euphorbiaceae).

Amazona vittata

El amazona de Puerto Rico, fue estudiado en profundidad por Snyder *et al*, 1987, recogiendo 758 observaciones de alimentación durante 11 años, de las cuales 640 fueron tomadas por Rodríguez-Vidal, 1959, consumiendo más de 60 especies vegetales, principalmente de árboles (44). De ellas, tan solo 10 especies suponen un 62% de su alimentación, siendo especialmente importante los frutos de *Prestoea montana* (Fam. Arecaceae) que suponen el 22% de los registros (especialmente importante durante la estación reproductora) y los de *Dacryodes excelsa* (Fam. Burseraceae), como segundo en importancia suponen tan sólo un 7%, desde agosto a diciembre, cuyo consumo coincide con el de *Micropholis garciniaefolia* (Fam. Sapotaceae). Tras la estación reproductora, el consumo principal se produce sobre los frutos de *Clusia grisebachiana* (Fam. Clusiaceae). Evidenciaron una preferencia por el consumo de frutos de pequeño tamaño (≥ 1 cm.) respecto a aquellos mayores o menores.

Los registros de consumo de hojas y corteza están concentrados en la estación reproductora (marzo-junio) y puede estar justificado con la adquisición de determinados nutrientes necesarios para la reproducción, como puede ser el Ca, tal y como muestran los resultados tras su análisis nutricional. No obstante, podemos considerar a esta especie como principalmente frugívora.

El análisis nutricional de algunos de sus principales alimentos, mostró los siguientes resultados (en% de Materia Seca):

especie	muestra	proteína	grasa	fibra	ceniza	Ca	otros*
Prestoea montana	pericarpo	9,16-10,80	9,35-19,63	30,62-34-80	4,06-6,69	0,64-0,67	35,35-41,87
Dacryodes excelsa	pericarpo	11,63	5,98	20,43	3,97	0,49	57,99
Psychotria berteriana	corteza	13,63	2,90	22,78	9,81	1,78	51,88
Micropholis garciniaefolia	hojas	8,40	3,32	34,89	4,33	0,72	49,06

*Otros: principalmente hidratos de carbono

A continuación reflejo la relación de los principales ítems alimentarios registrados para la especie, y que representan la mayor proporción en su dieta:

- Fam. Arecaceae: *Prestoena montana*, pericarpo;
- Fam. Burseraceae: *Dacryodes excelsa*, pericarpo;
- Fam. Marcgraviaceae: *Marcgravia sintenisii*, frutos, flores y corteza;
- Fam. Clusiaceae: *Clusia grisebachiana*, pulpa y hojas;
- Fam. Melastotomaceae: *Miconia sintenissi*, frutos;
- Fam. Salicaceae: *Casearia guianensis*, cápsulas, *Casearia decandra*, cápsula jugosa;
- Fam. Sapindaceae: *Cupania triquetra*, cápsulas;
- Fam. Oleaceae: *Linociera dominguensis*, drupas;
- Fam. Aquifoliaceae: *Ilex nítida*, drupa;

- Fam. Malpighiaceae: *Byrsonima coriácea*, drupas jugosas;
- Fam. Lauraceae: *Ocotea spathulata*, bayas jugosas;
- Fam. Fabaceae: *Inga laurina*, vainas;
- Fam. Boraginaceae: *Cordia sulcata*, drupas.

Su amplia alimentación a base principalmente de frutos, pero con escaso uso de las leguminosas en comparación con otras especies del género, puede explicar el mayor tiempo de desarrollo necesario para los pichones tal y como se ha observado.

Amazona viridigenalis

Sobre el amazona tamaulipeca, los estudios más relevantes sobre su dieta son los realizados por Enkerlin-Hoeflich y Hogan, 1997, y Enkerlin-Hoeflich, 1998. Encontrando grandes diferencias entre las dietas de los adultos y sus pichones, pero en cualquier caso, explotando un abanico de especies bastante reducido.

Los adultos se alimentaron principalmente de semillas de *Pithecelobium ebano*, frutos de *Ficus cotinifolia*, drupas de *Bumelia laetevirens* y frutos de *Myrcianthes fragans*, sin embargo el análisis de los buches de los pichones mostró diferentes resultados, en los que el alimento principal fueron los frutos y botones florales de *Cnidoscolus* sp. En la siguiente tabla, se muestran los ítems consumidos, comparando entre adultos y pichones:

ítem	adultos: índice relativo de uso	pichones: importancia relativa por peso
Cnidoscolus sp. (Fl y Fr) Fam. Euphorbiaceae	raro	71%
Acacia farnesiana (S) (Fam. Fabaceae)	--	10%
madera/corteza no Id.	--	9%
Ficus continifolia (Fr) (Fam. Moraceae)	frecuente	7%
hojas de suculentas No Id.	--	3%
Passiflora sp. (S) Fam. Passifloraceae	--	<1%
Pithecellobium ebano (S) Fam. Fabaceae	frecuente	<1%
insectos No Id.	--	<1%
Bauhinia sp. (S) Fam. Fabaceae	--	<1%
Brosimum alicastrum (Dr) Fam. Moraceae	raro	0%
Bumelia laetevirens (Dr) Fam. Sapotaceae	frecuente	0%

Bursera simaruba (Dr) Fam. Burseraceae	raro	0%
Myrcianthes fragans (Fr) Fam. Myrtaceae	frecuente	0%
Solanum erithanum (Fr) Fam. Solanaceae	ocasional	0%
Wimmeria concolor (S) Fam. Celastraceae	ocasional	0%
Ehretia elliptica (Fr) Fam. Boraginaceae	raro	0%

*Raro: 1-3 observaciones, Ocasional: 4-10 observaciones, Frecuente: >10 observaciones

**S: semillas, Fr: fruto, Fl: flores, Dr: drupa

Amazona finschi

Del amazona guayabera o de coronilla lila, disponemos de un trabajo relativamente reciente, Renton, 2001, en el que se pudo estudiar su dieta en profundidad en México, evidenciando diferencias estacionales. Renton observó una gran flexibilidad en su dieta, adaptándose a la disponibilidad de alimentos en el ambiente.

Consumió un total de hasta 33 especies vegetales (de 15 Familias distintas). Su dieta, en base al porcentaje de observaciones se conforma de la siguiente manera:

- 81,8% semillas;
- 8,8% frutos (pulpa);
- 6,6% larvas de insectos;
- 2,9% tallos de Bromelias.

Las familias más explotadas fueron la Leguminosae, con 8 especies consumidas, seguida de las familias Euphorbiaceae y Moraceae, con 3 especies consumidas en cada una de ellas.

Durante la estación seca, predominó el consumo sobre las siguientes especies (con el porcentaje de importancia relativa de cada uno de ellos):

- *Astronium graveolens* (Fam. Anacardiaceae, semillas inmaduras, 38,1%);
- *Brosimum alicastrum* (Fam. Moraceae, semillas más fruto, 18,8%);
- *Celaenodendron mexicanum* (Fam. Euphorbiaceae, semillas inmaduras, 10,3%).

Sin embargo, durante la estación lluviosa, el consumo recayó sobre:

- *Celaenodendron mexicanum* (Fam. Euphorbiaceae, semillas inmaduras, 16,8%);
- *Sciadodendron excelsum* (Fam. Araliaceae, frutos maduros, 16,8%);
- *Jatropha standleyi* (Fam. Euphorbiaceae, semillas inmaduras, 14,5%);
- *J. malacophylla* (Fam. Euphorbiaceae, semillas inmaduras, 14,0%);
- *Caesalpinia pulcherrima* (Fam. Leguminosae, semillas inmaduras, 13,1%).

El consumo de larvas de insectos (*O. Homoptera*), se produce desde abril hasta julio (finales de la estación seca y principios de la estación húmeda), y son obtenidos de las agallas de las hojas de *A. graveolens*.

Amazona autumnalis

Enkerlin-Hoeflich, 1998, evalúa la dieta del amazona frentirrojo, con los siguientes porcentajes de importancia relativa:

- *Pithecellobium ebano* (S) Fam. Fabaceae, 24%;
- *Erythrina* sp. (S) Fam. Fabaceae, 23%;
- *Passiflora* sp. (S) Fam. Passifloraceae, 14%;
- insectos, 12%;
- *Cnidoscolus* spp. (Fr) (2 especies) Fam. Euphorbiaceae, 13% (8 más 5);
- corteza no Id, 5%;
- *Ficus* sp. (Fr) Fam. Moraceae, 4%;
- *Acacia farnesiana* (S) Fam. Fabaceae, 4%;
- Fam. Cactaceae no Id (S), 2%.

Obsérvese que más del 50% de su dieta, está compuesta por semillas de leguminosas y el alto porcentaje de consumo de insectos (respecto a otras especies de *Amazona*).

Amazona brasiliensis

Hasta los trabajos de Martuscelli, 1995, la amazona colirroja había sido observada alimentándose de 42 especies vegetales (frutos, hojas y flores) de los cuales, los frutos de *Calophyllum brasiliense* (Fam. Gutiferae) eran consideraros particularmente importantes. En el citado estudio, evidenció el consumo de hasta 68 especies vegetales, de las cuales, destacaron por su importancia:

- *Arecastrum (Syagurus) romanzoffianum* (Fam. Arecaceae);
- *Psidium cattleianum* (Fam. Myrtaceae);
- *Calophyllum brasiliense* (Fam. Guttiferae);
- *Erythrina speciosa* (Fam. Leguminosae).

El 88,7% de las observaciones, recayeron en el consumo de frutos (pulpa y semillas, principalmente consumidas simultáneamente) y el 9,8% de las mismas, sobre flores y néctar (seleccionan las especies cuyas flores tienen una alta producción de néctar: *Noranthea, Pseudobombax, Erythrina*…). Observaron además en 2 ocasiones consumiendo exudados y larvas de escarabajos de frutos de la palma *Attalea*, desechando el fruto para elegir las larvas y sus exudados. Además, en 5 ocasiones, consumieron viejas cápsulas de *Tibouchina holosericea, T. mutabilis* y *Jacaranda puberula*, ocupadas por pequeñas arañas y pupas de insectos. En una ocasión, consumieron hojas jóvenes de *Aechmea nudicaluis* (Fam. Bromeliaceae).

De la relación de especies explotadas, las familias más consumidas, en número de observaciones fueron:

- Fam. Myrtaceae: 23 observaciones, frutos;
- Fam. Palmae: 14 observaciones, frutos e insectos;
- Fam. Leguminosae: 11 observaciones, flores, frutos y semillas;
- Fam. Moraceae: 10 observaciones, frutos;
- Fam. Melastotomaceae: 8 observaciones, frutos e insectos;
- Fam. Guttiferae: 7 observaciones, frutos;
- Fam. Lauraceae: 7 observaciones, semillas.

Amazona (Alipiopsitta) xanthops

El amazona del Cerrado o de cara amarilla, ha sido recientemente desubicado del género *Amazona* para constituir un género propio (*Alipiopsitta*, Caparroz y Pacheco, 2006). Varias observaciones han sido reportadas como parte de la dieta de esta especie, principalmente de frutos y semillas de Fam. Anacardiaceae y Fam. Leguminosae, pero también del consumo de *Ficus* sp. (Fam. Moraceae), semillas de *Kielmeyera coriacea* (Fam. Clusiaceae), *Psidium gauajava* (Fam. Myrtaceae), *Myrciaria cauliflora* (Fam. Myrtaceae), *Salacia crassifolia* (Fam. Hyppocrataceae), etc…

Bianchi, 2009, publica el primer estudio sobre su ecología alimentaria exclusivo para esta especie, encontrando un consumo total (incluyendo las ya reportadas) de hasta 5 familias de especies nativas y 3 familias de especies cultivadas, en el Parque Nacional Emas, en el Cerrado, Brasil, aportando fuentes novedosas en su alimentación, hasta entonces no reportadas como las que se muestran en la siguiente tabla:

familia	especie	ítem	nº observaciones
Sapotaceae	*Pouteria ramiflora*	hojas y brotes	4
Palmae	*Mauritia flexuosa*	fruto	1
Erythroxylaceae	*Erythroxilum suberosum*	fruto	2
Annonaceae	*Annona coriácea*	fruto	1
Rosaceae	*Rubus cf fructicosus*	fruto	9
Ochnaceae	*Ouratea hexasperma*	flores	2
Anacardiaceae	*Mangifera indica*	fruto	17
Poaceae	*Zea mays*	semillas	3

Observó también el consumo de termitas aladas en octubre, por parte de 8 ejemplares durante más de 1,5 horas de captura activa. Debido a la gran abundancia de estas termitas en la zona de estudio, esta observación es posible que sea más importante relativamente que lo observado como algo ocasional.

Recientemente, Araújo y Marcondes-Machado, 2011, publican el estudio más completo hasta la fecha sobre la dieta de esta especie y su variación estacional. En su estudio, reportan el consumo de hasta 15 especies vegetales distintas y arcilla. En el cual:

- 29% frutos;
- 29% semillas;
- 22% flores;
- 14% hojas;
- 3% arcilla/arena;
- 2% corteza.

De estas 15 especies, tan sólo 6 de ellas suponen hasta el 83% de las observaciones de alimentación y fueron las siguientes:

- *Caryocar brasiliensis* (Fam. Cariocaceae), pulpa y flores (20%);
- *Mimosa claussenii* (Fam. Leguminosae-Mimosaceae), semillas y flores (17,6%);
- *Leucaena leucocephala* (Fam. Leguminosae-Mimosaceae), semillas (12,9%);
- *Qualea parviflora* (Fam. Vochysialceae), semillas (11,8%);
- *Eriotheca pubescens* (Fam. Malvaceae), flores y corteza (11,8%);

- *Pterodon emarginatus* (Fam. Leguminosae-Fabaceae), hojas (9,4%).

Encontraron diferencias estacionales en el consumo de frutos, flores y hojas, mientras que las semillas fueron consumidas durante todo el año:

- 1ª estación lluviosa: frutos (cerca del 90%) y flores (cerca del 10%);
- estación seca: frutos (60%) y flores (30%);
- 2ª estación lluviosa: hojas (cerca del 47%), frutos (32%) y flores (21%).

Observaron que el consumo de semillas de *Leucaena leucocephala* se produce durante todo el año, pero en pequeñas cantidades. Tanto las semillas como sus hojas, que también son consumidas, son tóxicas, pero esta ingesta de pequeñas cantidades y quizás el consumo de arcilla como detoxificante, parece no generarles ningún tipo de daño. El consumo de corteza podría estar también relacionado con posibles propiedades detoxificadoras, así como con la digestión mecánica y para facilitar la absorción de determinados nutrientes, pero no hay estudios concluyentes.

Amazona barbadensis

Sobre el amazona de hombros amarillos, Low, 1981 recoge las observaciones del Profesor Voous alimentándose sobre:

- *Caesalpinia coriaria*, semillas. Fam. Leguminosae;
- *Crotalaria tortuosa*, semillas. Fam. Leguminosae;
- *Prosopis juliflora*, semillas. Fam. Leguminosae;
- *Leucaena leucocephala*, semillas. Fam. Leguminosae;
- *Cereus* sp., frutos. Fam. Cactaceae;
- *Lemaireocerus* sp., frutos. Fam. Cactaceae.

Así como de cultivos de mijo (semillas) y frutos de mangos, guayabas, granadas, papayas, aguacates, guanábanas y kenepas.

Rejins y Van der Salm, 1981, confirman las anteriores citas y recogen además observaciones sobre:

- *Guaiacum officinalle*, frutos, Fam. Zygophyllaceae;
- *Casearea tremula*, frutos, Fam. Flacourtiaceae;
- *Bursera bonairensi*, frutos, Fam. Burseraceae;
- *Crescentia cujete*, néctar, Fam. Bignoniaceae.

Sanz y Grajal, 1998, dentro de su programa de reintroducción de la especie en Isla Margarita, ofrecieron principalmente los alimentos naturales que habían sido reportados por Silvius, 1992 para la especie, a los que añadieron otros comerciales y recogieron las preferencias de alimentación de entre todas ellas. La siguiente relación muestra los alimentos ofrecidos, especificando, cuáles de ellos fueron especies cultivadas añadidas a las reportadas por Silvius ([A]), y cuáles de ellos fueron sobre los que mostraron mayor preferencia en su consumo ([B]):

familia	especie	ítems
Anacardiaceae	*Mangifera indica* [A]	frutos

Asclepidaceae	*Matelea marítima*	frutos
Bignoniaceae	*Tabebuia serratifolia*	semillas
Bromeliaceae	*Bromelia chysantha*	frutos
Cactaceae	*Stenocereus griseus*	hojas [B], flores [B] y frutos [B]
	Subpilocereus repandus	hojas [B], flores [B] y frutos [B]
	Acanthocereus tetragonus	frutos
	Persekia guamacho	frutos
Capparaceae	*Capparis odoratissima*	hojas, flores y semillas [B]
	C. bastata	flores y frutos [B]
	C. flexuosa	flores y frutos [B]
Compositae	*Helianthus annus* [A]	semillas
Cucurbitaceae	*Cucumis* sp. (melón) [A]	semillas
	Cucumis sp. (sandía) [A]	semillas
Flacourtaceae	*Caesaria* sp.	frutos [B]
Leguminosae	*Cercidium preaecox*	semillas
	Pithecelobium unguis-cacti	hojas y semillas [B]
	Prosopis juliflora	flores y frutos [B]
	Caesalpina coriaria	semillas [B]
	C. granadillo	semillas [B]
	C. mollis	semillas
	Calliandra sp.	semillas
	Platymiscium sp.	flores y semillas
	Lonchocarpus violaceus	semillas
Musaceae	*Musa* sp. (plátano) [A]	fruto [B]
	Musa sp. (banana) [A]	fruto
Rhamnaceae	*Ziziphus Mauritania* [A]	fruto
Sapindaceae	*Talisia oliriformis*	fruto
Theophrastaceae	*Jacquinia revoluta*	fruto
Zigophyllaceae	*Bulnesia arbórea*	hojas, flores y semillas [B]
	Guaiacum officinale	flores y frutos [B]

Es, cuanto menos, curioso que sus preferencias en cautividad, y más teniendo en cuenta que fueron ejemplares criados a mano, coinciden prácticamente con lo observado en libertad, donde las especies de las familias Cactaceae y Leguminosae son las protagonistas en su dieta, junto a los frutos de *Casearia* sp., como veremos a continuación.

Rodríguez-Ferrano y Sanz, 2007, publicaron el trabajo más extenso sobre esta especie, tras 5 años de observación, reportando el uso de 16 ítems de 12 especies vegetales distintas (10 familias) en la Isla de La Blanquilla. Tras estos 5 años, el alimento más consumido fueron los frutos de *Casearia tremula* (Fam. Flacourtiaceae), suponiendo el 33% de las observaciones totales. Los pichones fueron alimentados principalmente a base de frutos de *C. tremula* y *Stenocereus griseus* (Fam. Cactaceae).

A continuación, aunque no especifican la importancia relativa de cada uno de los ítems, reflejamos las especies (e ítems) que fueron observadas siendo consumidas por la especie en La Blanquilla:

* Fam. Boraginaceae: *Burreria cumanensis*, frutos;
* Fam. Cactaceae: *Stenocereus griseus*, frutos y brácteas;

- Fam. Capparidaceae: *Capparis adoratissima*, frutos y botones florales;
- Fam. Flacourtiaceae: *Caearia tremula*, frutos y semillas;
- Fam. Poaceae: *Cenchrus* sp., semillas;
- Fam. Leguminosae: *Tamarindus indica*, frutos y flores, *Prosopis juliflora*, semillas, *Pithecellobium ungis-cati*, semillas;
- Fam. Moraceae: *Ficus britonni*, frutos;
- Fam. Arecaceae: *Cocos nucifera*, botones florales;
- Fam. Theophrastaceae: *Jacquinia revoluta*, frutos;
- Fam. Zygophyllaceae: *Guaiacum officinale*, frutos.

Observaciones recientes de José Antonio Díaz (sin publicación) parecen confirmar lo expuesto hasta ahora por los diferentes autores. En las que, las especies de las familias Cactaceae y Leguminosae son especialmente importantes en su dieta.

Amazona aestiva

El amazona de frente azul, es sin duda la especie más estudiada de su género, con numerosas publicaciones sobre su ecología en general y su alimentación en particular. Voy a reflejar las que considero más significativas para esclarecer sus requerimientos alimentarios.

Guerrero Ayuso *et al*, 2002, estudiaron la alimentación en Bolivia durante un ciclo anual, estimando la siguiente frecuencia de registros en función de los tipos de alimentos consumidos:

- 56% semillas inmaduras (fundamentalmente de Fam. Leguminosae);
- 27% semillas maduras (fundamentalmente de Fam. Apocynaceae);
- 3% pulpa de frutos: poco observado seguramente porque son difíciles de observar cuando los consumen durante la estación reproductora;
- 3% flores;
- 8% tallos de Fam. Cactaceae (principalmente *Stetsonia coryne*);
- 4% corteza (*Cochlospermum tetraporum*, con alto contenido en Ca).

Más del 36% de las especies que componen su dieta está formado por especies de la Familia Fabaceae.

Durante los meses de marzo a julio, los picos de alimentación se producen a base de semillas de *Acacia aroma*, *Chloroleucon chacoense*, *Chloroleucon insignis* y *Acacia macrocarpa* (Todos, Fam. Fabaceae).

Desde finales de junio a primeros de septiembre, los loros explotan principalmente las semillas de *Aspidosperma quebrachoblanco* y *A. pyrifolium* (Fam. Apocynaceae).

En septiembre y octubre, ingieren principalmente semillas de *Acacia albicorticata*, *Gooffroea decorticans*, *Chloroleucon tenuiflorum* y *Prosopis chilensis* (Todas ellas, de la Fam. Fabaceae).

A partir de este momento, una vez comenzada la estación reproductora, los loros consumen principalmente frutos de *Agonandra excelsa* (Fam. Opiliaceae), *Capparis retusa* (Fam. Caparaceae), *Sideroxylon obtusifolium* (Fam. Sapotaceae), *C. coccínea* (Fam. Simaroubaceae) y *Ziziphus mistol* (Fam. Plumbaginaceae) e incorporan las semillas de *Caesalpina paraguariensis* (Fam. Fabaceae), con las que alimentan también a sus pichones.

Ragusa-Netto y Fecchio, 2006 (Y Ragusa-Netto, 2007), estudian la composición de la dieta de varias especies en El Pantanal, Brasil, entre las que se encuentra el loro de frente azul. Durante sus observaciones, evidenciaron una diferencia estacional:

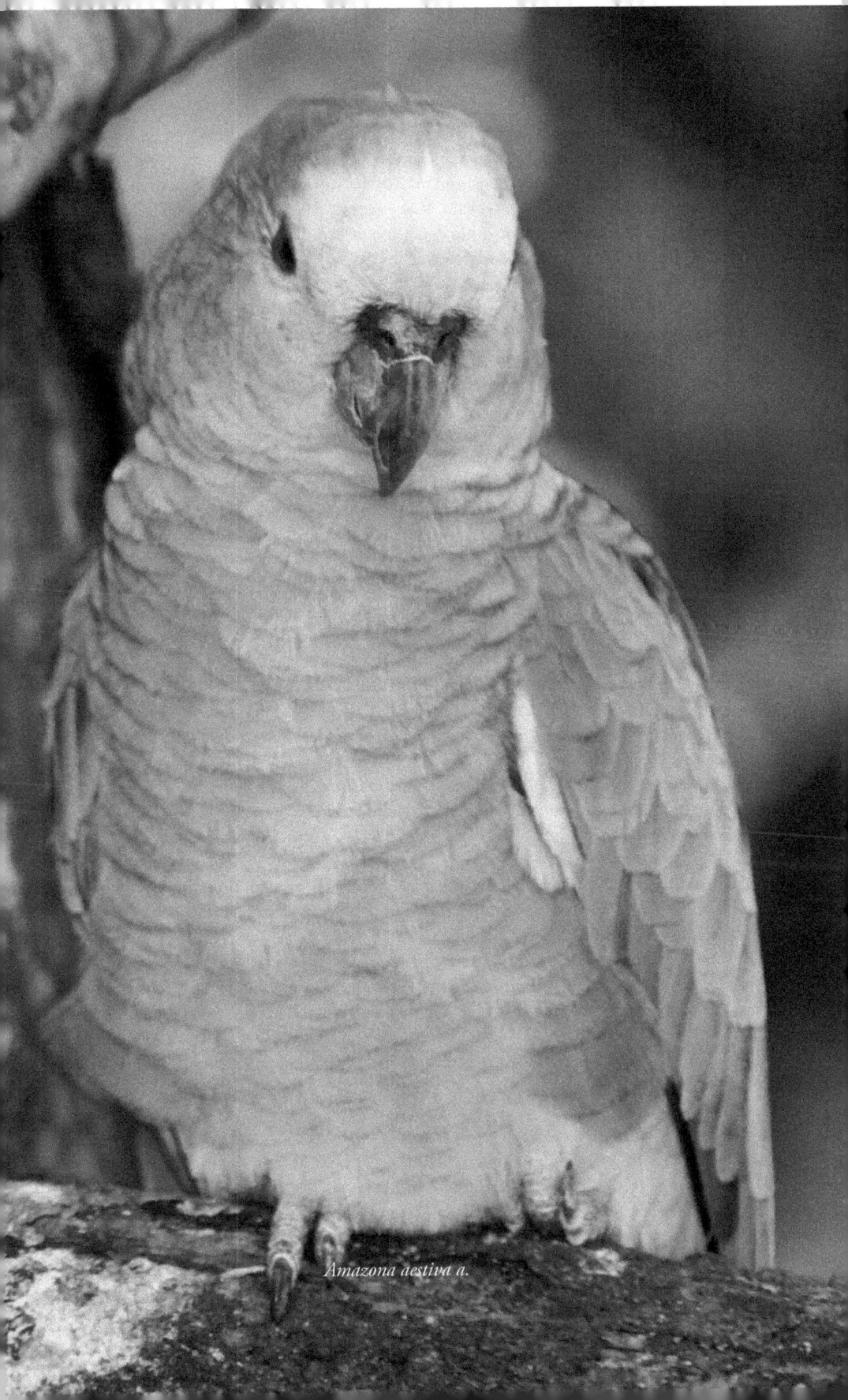

Amazona aestiva a.

- durante la estación seca: principalmente semillas de frutos coriáceos (no jugosos) y la pulpa del fruto de *Attalea phaleratta* (Fam. Arecaceae);
- durante la estación húmeda: consumo masivo de frutos jugosos (89% de sus observaciones), principalmente de *Vitex cymosa* (Fam. Verbenaceae) y *Ocotea diospyrifolia* (Fam. Lauraceae);
- durante las inundaciones: consumo extensivo de semillas de los arilos de *Sapium obovatum* (Fam. Euphorbiaceae) y moderado de arilos de *Inga vera* (Fam. Leguminosae).

Encontraron también una coincidencia entre los picos de abundancia de la especie en la zona de estudio y los de los frutos carnosos de las familias Lauraceae y Verbenaceae (las pulpas de los frutos de la familia Lauraceae, son en general ricos en lípidos, pero los de Verbenaceae, pobres en lípidos. No obstante, parecen consumir esta pulpa en busca de sus semillas y no tanto por su composición nutricional).

De 118 observaciones de alimentación para esta especie, se reparten por frecuencia de importancia:

- Fam. Apocynaceae: *Aspidosperma australe* (semillas), 7%;
- Fam. Arecaceae: *Attalea phalerata* (pulpa), 10%;
- Fam. Bignoniaceae: *Tabebuia heptaphylla* (flor), 7%;
- Fam. Capparidaceae: *Crataeva tapia* (pulpa más semillas), 1%;
- Fam. Cecropiaceae: *Cecropia pachystachya* (pulpa más semillas), 2%;
- Fam. Euphorbiaceae: *Sapium obovatum* (semillas), 16%;
- Fam. Flacourtiaceae: *Banara arguta* (pulpa más semillas), 1%;
- Fam. Lauraceae: *Ocotea diospyrifolia* (pulpa), 9%;
- Fam. Leguminosae: *Albizia inundata* (semillas), 1%, *Albizia niopoides* (semillas), 1%, *Enterolobium contortisiliquum* (semillas), 2%, *Erythrina fusca* (flores), 4%, *Inga vera* (arilos), 8%;
- Fam. Moraceae: *Ficus luschnathiana* (pulpa más semillas), 3%
- Fam. Sterculiaceae: *Guazuma tomentosa* (semillas), 1%
- Fam. Verbenaceae: *Vitex cymosa* (pulpa), 29%.

Fernández Seixas, 2009, en su tesis doctoral, recoge el consumo de flores, pulpa, hojas y especialmente de semillas de 48 especies vegetales de 25 familias diferentes, además de la arcilla de los termiteros.

Las semillas suponen un 67% de su dieta, en las que predominan las de las familias Anacardiaceae (3 especies), Bignoniaceae (4 especies) y Fabaceae (10 especies). Aunque son bastante generalistas, adaptándose bien a la disponibilidad de recursos en cada momento.

De 1.349 individuos observados, 1.058 consumieron frutos y/o semillas, 245, flores, y 41 de ellos, hojas. Las especies de mayor consumo (con sus porcentajes de importancia relativa en su dieta), fueron:

- Fam. Anacardiaceae: 23,8% De las cuales, *Astronium fraxinifolium* (14,6%), botones florales, pero principalmente semillas tanto maduras como inmaduras, *Myracrodruon urundeuva* (8,6%), semillas maduras e inmaduras;
- Fam. Arecaceae: 4,3% De las cuales, *Acrocomia aculeata* (3,5%), fruto maduro (pulpa);
- Fam. Bignoniaceae: 28,2% De las cuales, *Tabebuia heptaphylla* (10%), especialmente flores (néctar y pólen), pero también semillas, peciolos, *T. impetiginosa* (13,1%), principalmente

semillas, maduras e inmaduras, *T. ochracea* (4,3%), principalmente flores (néctar y pólen);
- Fam. Dilleniaceae: 4,8%: *Curatella americana* (4,8%), semillas de frutos maduros/ inmaduros,
- Fam. Fabaceae: 16% De las cuales, *Anadenanthera colubrina* (5,8%), semillas, *Erythrina dominguezzi* (4,5%), flores (néctar y pétalos).

Durante la estación seca, predomina el consumo de frutos de *T. impetiginosa*, *A. fraxinifolium* y *M. urundeuva* y flores de *T. impetiginosa* y *T. ochracea*.
Durante la estación lluviosa, fueron más frecuentes los consumos de los frutos de *Curatella americana*, *Luehea paniculata* (Fam. Malvaceae) y *Acrocomia aculeata*.

Trabajos más antiguos, como los de Moschione y Banchs, 1992, sobre la especie en su distribución Argentina, no difieren de lo expuesto hasta ahora, con un consumo principalmente a base de semillas (pero también, frutos, hojas y flores), de especies de las familias Anacardiaceae, Fabaceae y Bignoniaceae, en los que frutos y semillas de algunas especies exóticas como *Melia azedarach* (Fam. Meliaceae) y *Citrus sinensis* (Fam. Rutaceae) forman parte importante de su dieta.
En laboratorio, Vendramin-Gallo *et al*, 2001, evaluaron los efectos de la edad en la digestión de las semillas para esta especie, comparando la capacidad digestiva entre adultos y pichones de la materia seca, fibra, grasas, proteínas e hidratos de carbono de las semillas de girasol, maíz y soja.
Encontraron capacidades similares de digestión entre adultos y pichones para las proteínas, fibras y grasas, pero los adultos mostraron mayor capacidad de digestión de los hidratos de carbono de las semillas de girasol que los pichones. Estas diferencias son atribuibles a la actividad de las enzimas digestivas, el volumen de secreciones gastrointestinales y la velocidad del tránsito intestinal. Los pichones, presentan deficiencia en la secreción de ácidos biliares e insuficiente secreción de enzimas digestivas. Además, presentaron baja digestibilidad de la fibra, lo que puede estar relacionado con la fermentación bacteriana, cuya colonización es o más lenta o menor en las aves jóvenes que en las adultas. Hay que tener en cuenta, no obstante, que los padres pasan el alimento a sus hijos, ya pre-digerido, lo que facilitaría la digestión correcta en los pichones.
Todas las semillas mostraron una digestibilidad similar para las grasas e hidratos de carbono, pero tanto para las proteínas, como para la fibra y materia seca, fue mayor para el maíz, seguido del girasol y la soja en último lugar.
La pobre digestión de la soja, en todos los aspectos, la hace o bien desaconsejable en su uso en dietas en cautividad o al menos, prescindible en aras de otras leguminosas que puedan ser más fácilmente asimilables.

Amazona ochrocephala

La taxonomía del amazona real aún no está suficientemente clara respecto a esta especie, que comprende entre 10-11 subespecies diferentes y que algunos autores diferencian y separan tres especies distintas: *A. ochrocephala* (amazona de frente amarilla), *A. auropalliata* (amazona de nuca amarilla) y *A. oratrix* (amazona de cabeza amarilla). No obstante, y de cara al abordaje de su comportamiento alimenticio, he optado por no diferenciar entre las 3 discutidas especies puesto que, por un lado, a menudo no queda clara la subespecie a la que se hace referencia en algunos trabajos y por otro lado, a que no he encontrado, entre los que sí la especifican, diferencias significativas como para tener que escrutinarlas por separado.

Hoeflich, 1998, estudia la composición de la dieta para el *A. oratrix* en México, con los siguientes resultados:

- 30% *Passiflora* sp. (Fam. Passifloraceae);
- 20% *Pithecellobium ebano* (Fam. Fabaceae);
- 14% corteza;
- 13% *Bauhinia* sp. (Fam. Fabaceae);
- 7% *Cnidoscolus* sp. (Fam. Euphorbiaceae);
- 5% insectos;
- 4% pulpa no Id.;
- 3% *Acacia farnesiana* (Fam. Fabaceae);
- 2% *Erythrina* sp. (Fam. Fabaceae);
- 2% semillas de Fam. Cactaceae.

Aguilar, 2001, recopila la información disponible sobre *A. ochrocephala* en Venezuela, alimentándose de los frutos de *Persekia guamacho* (Fam. Cactaceae), *Curatella americana* (Fam. Dilleniaceae) y frutos y brotes tiernos de *Hura crepitans* (Fam. Euphorbiaceae) y de *Cochlospermum orinocense* (Fam. Bixaceae). Y se alimenta de frutos de cultivos como *Mussa paradisea*, *Melicoccus bijugatus* y *Mangifera indica*.

Matuzak *et al*, 2008, recoge 121 observaciones sobre *A. o. auropalliata* en Costa Rica, alimentándose de 34 especies vegetales de 21 familias diferentes tal y como recoge la siguiente relación:

- Fam. Anacardiaceae: *Anacardium excelsum,* semillas, 1 observación en marzo-abril, *Spondias mombin,* pulpa, 6 observaciones en agosto-septiembre, *Mangifera indica,* pulpa y hojas, 6 observaciones en marzo;
- Fam. Annonaceae: *Annona* sp., pulpa, 1 observación en febrero,
- Fam. Bignoniaceae: *Tabebuia rosea,* flores, 2 observaciones en febrero-marzo;
- Fam. Bombacaceae: *Bombacopsis quinata,* flores, pulpa y semillas, 11 observaciones en febrero-abril;
- Fam. Boraginaceae: *Cordia alliadora,* semillas y flores, 1 observación en febrero
- Fam. Burseraceae: *Bursera simaruba,* semillas, 8 observaciones en febrero-marzo;
- Fam. Caesalpiniaceae: *Schizolobium parahybum,* flores y hojas, 4 observaciones en abril-mayo;
- Fam. Chrysobalanaceae: *Licania platypus,* hojas, 1 observación en enero;
- Fam. Combretaceae: *Terminalia catappa,* semillas, 1 observación en febrero-marzo, *Terminalia oblonga,* semillas, 1 observación en febrero, *Combretum* sp., flores, 2 observaciones en febrero;
- Fam. Elaeocarpaceae: *Muntingia calabura,* semillas y pulpa, 1 observación en enero;
- Fam. Euphorbiaceae: *Sapium glandulosum,* semillas y pulpa, 3 observaciones septiembre-octubre;
- Fam. Leguminocae: *Erythrina poeppigiana,* flores, 2 observaciones en diciembre-enero, *Erythrina costaricensis,* flores, 1 observación en enero-febrero;
- Fam. Meliaceae: *Cedrela odorata,* semillas y pulpa, 5 observaciones febrero-marzo;
- Fam. Fabaceae: *Lysiloma divaricatum,* semillas, 2 observaciones marzo-abril, *Enterolobium*

cyclocarpum, semillas, hojas, corteza y líquenes 7 observaciones en febrero-abril, *Leucaena leucocephala* semillas 7 observaciones en junio-septiembre;

- Fam. Moraceae: *Ficus insípida,* semillas y pulpa, 2 observaciones en octubre;
- Fam. Myrtaceae: *Psidium guajava,* semillas y pulpa, 1 observación en abril;
- Fam. Palmae: *Scheelea rostrata,* pulpa, 2 observaciones en junio-septiembre;
- Fam. Rubiaceae: *Calycophyllum candidissimun,* semillas, 1 observación en febrero;
- Fam. Rutaceae: *Citrus aurantifolia,* semillas, 2 observaciones en octubre-noviembre, *Citrus limeta* semillas 2 observaciones en noviembre, *Citrus aurantium,* semillas, 17 observaciones en octubre-diciembre, *Citrus paradise* semillas 1 observación en noviembre, *Zanthoxylum* sp., semillas y pulpa, 1 observación en septiembre;
- Fam. Sterculiaceae: *Guazuma ulmifolia,* semillas y pulpa, 1 observación en noviembre-enero;
- Fam. Tiliaceae: *Luehea seemannii,* semillas y flores, 1 observación en diciembre-enero;
- Fam. Verbenaceae: *Tectona grandis,* semillas, 16 observaciones en agosto-noviembre, *Avicennia germinans* semillas y hojas 1 observación en abril-septiembre.

Estimando una composición porcentual en su dieta de:

- 61% semillas;
- 23% pulpa de fruta;
- 7% flores;
- 7% hojas;
- <1% corteza;
- <1% líquenes.

En las que las familias, Leguminocae-Fabaceae-Caesalpiniaceae, Verbenaceae, Anacardiaceae y Rutaceae componen la mayor parte de su dieta.

Son varios los reportes para diferentes subespecies (o especies) del consumo de la pulpa de diversos frutos de palmeras, tales como: *Euterpe* sp., *Roystonea borinquena, Attalea speciosa, Attalea maripa,* etc… pero desconocemos su importancia relativa real, aunque parece ser minoritaria.

Rodríguez Castillo y Eberhard, 2006, reportan para *A. ochrocephala* en Panamá, durante la estación reproductora, en el periodo en el que la hembra ya permanece en el nido, anterior a la puesta, cómo el macho ofrece a ésta, flores de *Erythrina fusca* (Fam. Fabaceae) y *Gliricidia sepium* (Fam. Fabaceae) para que la hembra las consuma.

Amazona amazonica

Del amazona de alas naranjas, hay varias citas sobre el consumo de leguminosas, como las semillas de *Cedrelinga catenaeformis* y *Erithrina* sp., así como de especies diversas como *Sloanea, Richeria, Byrsonima, Curatella americana, Tabebuia serratifolia, Spondias mombin* y palmeras como *Euterpe sp.* Pero es el trabajo de Bonadie y Bacon, 2000, el único que cuantifica la importancia relativa de las observaciones recogidas para la especie en Trinidad, tal y como se recoge en la siguiente relación:

- 48,77% *Roystonea oleracea* (pulpa, Fam. Arecaceae);
- 35,65% *Mauritia setigera* (pulpa, Fam. Arecaceae);

- 15,57% compuesto por: *Mangifera indica* (frutos, Fam. Anacardiaceae), *Manilkara bidentata* (frutos, Fam. Sapotaceae), *Andira inermis* (frutos, Fam. Fabaceae), *Cocos nucifera* (flores, Fam. Arecaceae), *Theobroma cacao* (vainas, Fam. Malvaceae).

Mostrando además una marcada estacionalidad en su alimentación, de manera que consumen principalmente *Roystonea oleracea* de julio a septiembre, ambas palmeras de octubre a diciembre, en enero, principalmente *Mauritia setigera* y durante la estación seca, el resto de especies citadas.

Silva, 2008, reporta el consumo, además, de néctar de las flores de *Mabea fistulifera* (Fam. Euphorbiaceae) para esta especie.

Amazona kawalli

El amazona de Kawall o de mejillas blancas, aunque por algunos autores es considerado una forma aberrante de *A. farinosa*, sigue tratándose como una especie diferenciada. El único trabajo sobre la alimentación de esta especie es el publicado por Martuscelli y Yamashita, 1997, en el que se recogen observaciones de alimentación sobre 10 especies distintas, en las que consumen principalmente semillas (60%), pero también, pulpa, frutos, hojas y flores de:

- *Maximiliana (Attalea) maripa* (frutos y pulpa, Fam. Arecaceae), 2 observaciones;
- *Eichelera* sp. (semillas), 1 observación;
- *Joanesia* sp. (semillas, Fam. Oleaceae), 1 observación;
- Fam. Leguminosae No Id, (semillas), 1 observación;
- *Inga* sp. (pulpa y semillas, Fam. Fabaceae), 1 observación;
- *Calophyllum brasiliense* (pulpa y semillas, Fam. Calophyllaceae), 1 observación;
- *Euterpe oleracea* (pulpa, Fam. Arecaceae), 1 observación;
- *Tapirira guianensis* (semillas, Fam. Anacardiaceae), 1 observación;
- *Hevea brasiliensis* (Hojas, Fam. Euphorbiaceae), 4 observaciones;
- *Erythrina* sp. (flores, Fam. Fabaceae), 1 observación.

Amazona farinosa

Del amazona harinoso, hay diversas citas aisladas sobre observaciones de alimentación, y la única que cuantifica la importancia relativa de ellas, es sin duda insuficiente debido al escaso número de observaciones (n= 5). No obstante, reflejaré las obtenidas por Simao *et al*, 1997, en Brasil:

- 20%: semillas de *Protium heptaphyllum* (Fam. Burseraceae) en diciembre-enero;
- 20%: semillas de *Pourouma velutina* (Fam. Cecropiaceae) en abril;
- 40%: pulpa más semillas de *Eschweilera ovata* (Fam. Lecythidaceae) en abril-mayo;
- 20%: pulpa más semillas de *Sterculia speciosa* (Fam. Sterculiaceae) en mayo-julio.

Norconkt *et al*, 1998, estiman un consumo cercano al 60% de semillas en su dieta. Pererira y Barrantes, 2009, reportan el consumo de grandes cantidades de frutos de *Symphonia globulifera* (Fam. Clusiaceae) entre los meses de julio a enero, en la Península de Osa, Costa Rica.

Collar *et al*, 1997, recoge el consumo de néctar de *Tabebuia insignis* (Fam. Bignoniaceae), arilos de *Casearia* (Fam. Flacourtiaceae) y *Virola* (Fam. Myristicaceae). Además, semillas y/o frutos de *Euterpe* sp. (Fam. Arecaceae), *Ficus* sp. (Fam. Moraceae), *Brosimum* sp. (Fam. Moraceae),

Inga sp. (Fam. Fabaceae), *Dussia* sp. (Fam. Fabaceae), *Pithecellobium* sp. (Fam. Fabaceae), *Tetragastris* sp. (Fam. Burseraceae), *Dialium guianensis* (Fam. Fabaceae), *Peritassa compta* (Fam. Celastraceae), *Prionostemma aspera* (Fam. Celastraceae), *Cochlospermum orinocense* (Fam. Bixaceae), *Sloanea grandiflora* (Fam. Elaeocarpaceae), *Couma macrocarpa* (Fam. Apocynaceae), *Abuta grandiflora* (Fam. Menispermaceae), *Piptadenia psilostachya* (Fam. Fabaceae), *Cecropia miparia* (Fam. Urticaceae), *Helicostylis tomentosa* (Fam. Moraceae), *Micropholis* sp. (Fam. Sapotaceae) y *Pouteria* sp. (Fam. Sapotaceae).

Amazona vinacea
El amazona de pecho vinoso, ha sido estudiado en profundidad por Cockle *et al*, 2007, en su distribución en la Argentina, evidenciando el consumo de 9 especies vegetales nativas:

* *Araucaria angustifolia*, n= 10, Fam. Araucariaceae;
* *Holocalyx balansae*, n= 7, Fam. Fabaceae;
* *Parapiptadenia rigida*, n= 6, Fam. Fabaceae;
* *Matayba eleagnoides*, n= 5, Fam. Sapindaceae;
* *Ateleia glaziobeana*, n= 5, Fam. Fabaceae;
* *Syagrus romanzoffiana*, n= 2, Fam. Arecaceae;
* *Aechmea* sp., n= 1. Fam. Bromeliaceae;
* *Peltophorum dubium*, n= 1, Fam. Fabaceae;
* *Allophylus edulis*, n= 1, Fam. Sapindaceae.

De 6 especies introducidas/exóticas:

* *Melia azedarach*, n= 31, Fam. Meliaceae;
* *Eucalyptus* sp., n= 11, Fam. Myrtaceae;
* *Hovenia dulcis*, n= 2, Fam. Rhamnaceae;
* *Eriobotrya japonica*, n= 1, Fam. Rosaceae;
* *Persea* sp., n= 1, Fam. Lauraceae;
* *Citrus* sp., n= 1, Fam. Rutaceae.

Y partes no identificadas de los capullos de orugas de lepidópteros, n= 2.

Habían sido además, reportados con anterioridad para esta misma especie, el consumo de: *Pinus* sp. (Fam. Pinaceae), *Podocarpus lamberti* (Fam. Podocarpaceae), *Euterpe edulis* (Fam. Arecaceae), *Guadua* sp. (Fam. Poaceae), *Cedrela fissilis* (Fam. Meliaceae), *Eugenia uniflora* y *E. involucrata* (Fam. Myrtaceae), *Erythrina falcata* (Fam. Fabaceae), *Mimosa scabrella* (Fam. Fabaceae), *Laplacea fruticosa* (Fam. Theaceae).

Nótese el consumo predominante de diferentes especies de coníferas y de leguminosas, unido al consumo masivo de *Melia azedarach*.

Carrara *et al*, 2008, en un nuevo reporte de su localización en Brasil, lo describen alimentándose de semillas de *Anadenanthera* sp. (Fam. Fabaceae).

De cara a la proposición de directrices para la elaboración de dietas en cautividad, podríamos diferenciar entre al menos 3 grupos de amazonas (aquellos en los que las coníferas tienen una importancia significativa en su dieta, tales como *A. vinacea*, *A. leucocephala*, *A. petrei*,…, aquellos en los que los frutos de las palmeras parecen ser más representativos en las mismas, como *A. amazónica*, *A. vittata*,…, y aquellos en los que predomina el consumo de leguminosas, como la inmensa mayoría de las restantes). No obstante, existen suficientes similitudes entre todos ellos como para poder manejar a todas las especies con una dieta "tipo", que estará sujeta por supuesto, a pequeñas adaptaciones a cada una de las especies en función de lo reflejado en el presente Manual y en la bibliografía adjunta.

Recomendaciones para elaborar dietas en cautividad:

- insectos;
- néctar/flores;
- leguminosas/piñones/frutos palmeras;
- mezcla de semillas/pienso;
- macedonia frutas y verduras.

ración de alimento seco: 8% peso corporal	ración de alimento blando: 12% peso corporal
-semillas para "Amazonas" -pienso estándar de mantenimiento -leguminosas -piñones/frutos de palmeras (ajustar para las especies más indicadas según textos…) -insectos	-macedonia generalista, en la que estén presentes frutas como los higos blancos, cítricos, frutos de cactus, legumbres en su vaina y vegetales verdes -evitar/no abusar: frutos negros/oscuros y frutas del bosque -flores/néctar, muy eventualmente

GENUS DEROPTYUS

Deroptyus accipitrinus

Sobre el loro cacique o gavilán, Strahl *et al*, 1991, recogen algunas observaciones de su alimentación de flores, yemas terminales, brotes nuevos y tejidos meristemáticos de los peciolos (miden hasta 30 centímetros) de *Bombacopsis* sp. (Fam. Bombaceae) que son ingeridos completamente. Frutos inmaduros de *Dialum guinaense* (Fam. Leguminosae) y frutos (pulpa) de las palmeras *Euterpe* sp., así como *Psidium guajava* e *Inga* cultivados.

McLaughlin & Burton, 1976, lo observan alimentándose de la pulpa de *Attalea fagifolia*, *Astrocaryum tucumoides* y *Astrocaryum tucuma*. Schubart *et al*, 1965, encontraron además en contenidos estomacales, semillas de la Fam. Annonaceae.

Hay reportes (Collar, 1997) del consumo de semillas de *Jacaranda copeia* (Fam. Bignoniaceae), *Caraipa densiflora* (Fam. Clusiaceae) y *Licaria alba* (Fam. Lauraceae), pulpa y semillas de *Tetragastris* (Fam. Burseraceae), frutos de *Ocotea globífera* (Fam. Lauraceae) y pulpa de *Oenocarpus* sp. (Fam. Arecaceae).

Pero desconocemos la importancia relativa que todos estos ítems puedan tener en el conjunto de su dieta. Su similitud con el género *Amazona* y la explotación de los mismos ecosistemas pueden hacernos pensar en que exista también cierta similitud en sus dietas. No obstante, hemos de ser cautos hasta la obtención de más conocimientos sobre esta especie.

Recomendaciones para elaborar dietas en cautividad:

* néctar/flores;
* leguminosas/frutos palmeras;
* mezcla de semillas/pienso;
* macedonia frutas y verduras.

ración de alimento seco: 10% peso corporal	ración de alimento blando: 12% peso corporal
-semillas para "Amazonas"	-macedonia generalista, en la que estén
-pienso estándar de mantenimiento	presentes verduras de tallo, especialmente las
-leguminosas	más largas, así como guayabas, mangos…
-frutos de palmeras	-flores/néctar, muy eventualmente

GENUS TRICLARIA

Triclaria malachitacea

De este singular loro ventriazul, disponemos de la siguiente información. Pizo *et al*, 1995, recogieron las siguientes observaciones sobre su alimentación:

- Fam. Bromeliaceae, *Aechmea ornata*, (flores) noviembre;
- Fam. Myrtaceae: *Campomanesia* sp., semillas, diciembre, *Psidium catleyanum*, semillas, mayo, *Psidium guajava*, semillas, mayo.

Pero fueron insuficientes como para elaborar una imagen global de sus necesidades. Sin embargo, los trabajos de Bencke, 1996, recogieron un total de 52 observaciones de alimentación a lo largo de casi 3 años en los que, semillas y pulpa principalmente, de 15 especies vegetales fueron consumidos según recoge la siguiente relación:

- Fam. Euphorbiaceae: *Pachystroma longifolium*, n= 9, *Actinostemon concolor*, n= 8, *Sebastiana brasiliensis*, n= 4, *Tetrorchidium rubrivenium*, n= 1;
- Fam. Poaceae: *Zea mays*, n= 7, *Melica sarmentosa*, n= 1;
- Fam. Myrtaceae: *Eugenia rostrifolia*, n= 3, *Campomanesia xanthocarpa*, n= 3, *Psidium cattleianum*, n= 1, *Myrciaria floribunda*, n= 1, *Calyptranthes grandifolia*, n= 1;
- Fam. Lauraceae: *Ocotea* sp., n= 2, *Nectandra megapotamica*, n= 1;
- Fam. Meliaceae: *Trichilia elegans*, n= 1;
- Fam. Sapindaceae: *Allophylus edulis*, n= 1;
- corteza y ramas, n= 8.

Hasta entonces, se habían recogido indicios de que existiera una fuerte relación entre la especie y *Euterpe edulis*, y así parece mostrarlo su rango de distribución asociado a dicha palmera, no obstante, estas observaciones alejan la posibilidad de que esta relación sea tan estrecha (o al menos, que, si lo fue en algún momento, la especie haya sabido adaptarse a explotar nuevos nichos, op. pers.) Puesto que a pesar de estar disponible en la zona de estudio (Rio Grande Do Sul) no fue observado consumiéndola durante todo ese tiempo. Con estos resultados, hasta la fecha se puede afirmar, que los alimentos clave en la dieta del loro ventriazul serían los compuestos por las familias Myrtaceae y Euphorbiaceae, y el consumo de maíz (*Zea mays*) se produciría en los periodos de escasez de producción de frutos y semillas de las especies principales (semillas de *P. longifolium*, *A. concolor* y *Sebastiana brasiliensis*, frutos de *E. rostrifolia* y semillas y pulpa de *C. xanthocarpa*).

Tampoco fueron evidenciados el consumo de néctar y brotes a pesar de haber sido reportados para la especie por otros autores con anterioridad.

Galetti, 1997, recoge observaciones de alimentación en el bosque atlántico brasileño de 8 especies vegetales, tal y como muestran los porcentajes recogidos en la siguiente relación:

- Fam. Elaeocarpaceae: *Sloanea monosperma*, semillas en julio, 15,4%;
- Fam. Lauraceae: *Cryptocarya moschata*, pulpa en mayo-julio, 7,7%;
- Fam. Myristicaceae: *Virola oleífera*, cápsulas en mayo-agosto, 7,7%;
- Fam. Myrtaceae: *Campomanesia neriiflora*, semillas en enero-febrero, 23%, *Campomanesia*

sp., semillas en diciembre, 15,4%, *Eugenia* sp., semillas, 7,7%, *Myrceugenia reitzii*, semillas en agosto-noviembre, 7,7%;
* Fam. Palmae: *Euterpe edulis*, semillas en mayo-septiembre, 5,4%.

Además de los recogidas de los pobladores locales, como es el consumo de semillas de *Heteropsis oblongifolia* (Fam. Araceae) en enero-febrero y semillas de *Sorocea bomplandi* (Fam. Moraceae) en noviembre-diciembre.

Dejando de manifiesto, una vez más la importancia de la familia Myrtaceae en la dieta de esta especie, aunque evidenciando también el sospechado consumo de los frutos de *E. edulis*, tal y como habían vaticinado otros colegas anteriormente, pero sin un peso relevante en la misma.
La mayor parte de las semillas consumidas, son ricas en carbohidratos pero con contenidos bajos en lípidos.

Recomendaciones para elaborar dietas en cautividad:

* leguminosas;
* arroz/maíz;
* mezcla de semillas/pienso;
* macedonia frutas y verduras.

ración de alimento seco: 10% peso corporal	ración de alimento blando: 12% peso corporal
-semillas para "Amazonas" -pienso estándar de mantenimiento -leguminosas -arroz/maíz	-macedonia generalista, cuyas frutas no sean especialmente jugosas

ESTADOS ESPECIALES

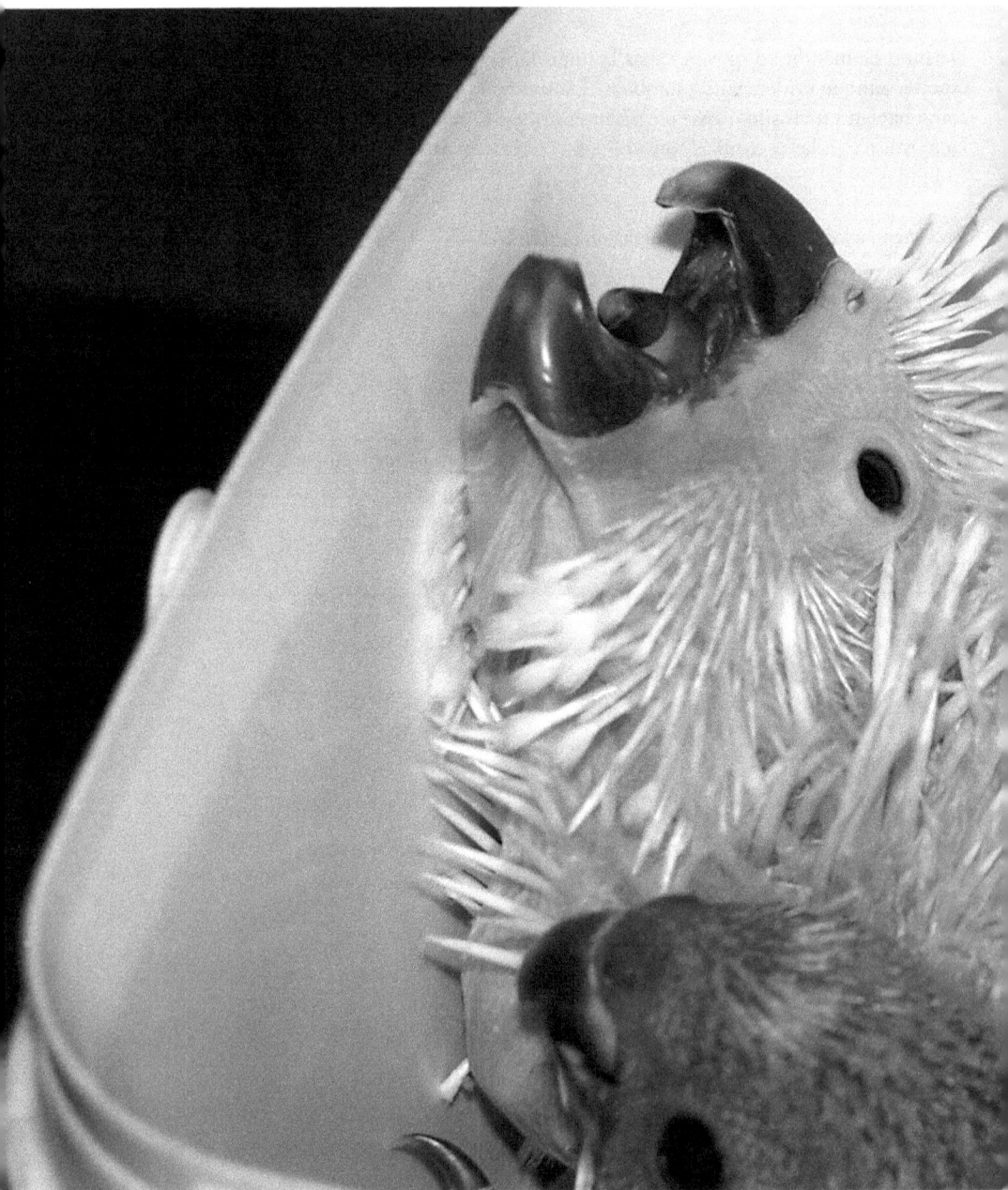

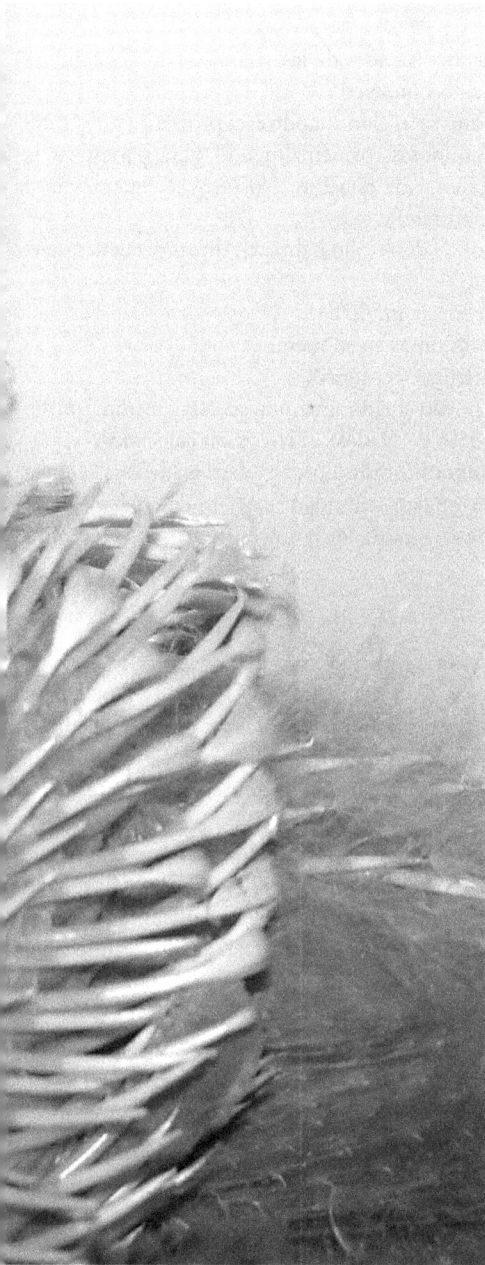

Tal y como comentamos en la introducción, lo mencionado hasta ahora está dirigido para ejemplares adultos sin requerimientos especiales, para dietas de mantenimiento. No obstante, es lógico pensar que cada una de las etapas vitales de las psitácidas va a requerir de diferentes necesidades nutricionales y por tanto, abrimos este capítulo donde se repasarán las particularidades de los diferentes estados. Aunque lo haremos de forma general, sin concretar por especies.

Las siguientes directrices servirán para modificar entonces las dietas de cada una de las especies desde sus dietas base propuestas.

AVES JÓVENES

Los requerimientos de proteínas (aminoácidos) van a ser mayores que durante el estado adulto, desde el momento del nacimiento, para la formación de nuevos tejidos (constante durante su desarrollo) durante todo su crecimiento. Serán mayores por tanto en el momento de la eclosión y van a ir decreciendo según se estabilice su crecimiento. No obstante, durante el primer año de edad (en promedio para la mayoría de las especies) aunque morfológicamente serán similares a los adultos, su desarrollo sigue completándose y por tanto sus necesidades proteicas serán más elevadas. Entre el resto de estructuras y órganos, las plumas suponen un alto porcentaje de las proteínas totales del aves (en torno a un 28% de las proteínas totales en *Melopsittacus undulatus*, por ejemplo). Además su composición en aminoácidos es diferente a las del huevo y al resto de partes del organismo (son ricas en Cisteína y muchos de los aminoácidos no esenciales).

Sus requerimientos energéticos son también más elevados por la intensa actividad celular durante el crecimiento y la formación de los nuevos tejidos, por tanto los niveles de grasa e hidratos de carbono se verán también incrementados. Pero además habrá que incrementar la cantidad diaria de alimento, al menos en un 50% durante el primer año de edad, aproximadamente.

Las necesidades de Ca, imprescindibles para la formación de los huesos se verán también incrementadas (en sus justas proporciones con el P, entre 1'4:1 y 4:1, asumiendo que los niveles de vitamina D_3 son adecuados), habiéndose calculado un porcentaje necesario en torno al 3% de su dieta.

Durante estos periodos se incrementan además las necesidades de las vitaminas en general y es interesante dietas con importante contenido en Ácido Linoléico.

En la naturaleza, la mayoría de los ciclos reproductores se inician cuando ésta provee de suficientes alimentos ricos en proteínas (como son las leguminosas, principalmente) para garantizar la supervivencia y el buen desarrollo de los pichones en cada estación. Nosotros lo tenemos fácil pues solo tenemos que imitar lo que ocurre en la naturaleza.

Para adecuar la dieta base propuesta a estos periodos de desarrollo habrá, en líneas generales, que:

- incrementar la ración total de alimento alrededor de un 50%;
- aumentar la frecuencia y/o la cantidad de leguminosas en su menú;
- aumentar la proporción de alimentos frescos (frutas, verduras);
- incrementar o incorporar alimentos como el huevo cocido, incluida su cáscara (todo junto, rayado) así como otros aportes de Ca extra, como derivados lácteos ya especificados;
- aumentar el número de tomas de alimentación a un mínimo de 3 diarias, de esta manera optimizaremos el aprovechamiento de esta mayor cantidad de alimento dispensado y disminuiremos el estrés y la ansiedad que se genera durante estos periodos de altos requerimientos.

AVES SENILES

Durante este periodo crítico como en cualquier otra especie animal, habrá que tener en cuenta la utilización de dietas con fácil digestibilidad, con niveles reducidos de proteínas, fósforo y sodio y con niveles adicionales de Vitaminas A, E y B_{12}, Tiamina, Piridoxina, Zinc, Ácido Linoleico y Lisina.

Además deberemos garantizar un nivel de hidratación óptimo y tendremos en cuenta, que desgraciadamente, las aves seniles que lleguen a nuestra gestión muy posiblemente habrán sufrido durante muchos años una dieta incorrecta, por lo que el funcionamiento de algunos órganos vitales (corazón, hígado, riñones, etc...) es muy probable que se encuentre afectado, disminuido. Sería por tanto muy interesante que se monitorizara su estado de manera más frecuente con la ayuda de un veterinario especializado para ir haciendo los ajustes necesarios.

Su nivel de actividad habrá disminuido considerablemente por lo que sus necesidades energéticas se verán también alteradas.

Para adecuar la dieta base propuesta a estos periodos de envejecimiento habrá, en líneas generales, que:

- disminuir posiblemente la cantidad de alimento ofrecido;
- disminuir la frecuencia/cantidad de leguminosas en su dieta al mínimo necesario;

- aumento de la proporción en su dieta de frutas, verduras y hortalizas, a menudo cocinadas (verduras y hortalizas);
- disminuir la proporción de alimentos especialmente ricos en grasas, principalmente de frutos secos;
- disminuir la proporción de hidratos de carbono complejos (pastas, arroces, tubérculos…).

AVES EN PERIODO DE MUDA

Aunque en condiciones normales, las aves psitácidas completan la renovación de su plumaje completo a lo largo de todo el año, hay periodos en los que esta renovación (Muda) se produce de manera más notable, más intensa.

Normalmente estaremos hablando de los periodos de primavera/verano y es habitual que sea post-reproducción.

Tal y como hemos comentado anteriormente, las plumas suponen un importante porcentaje de proteínas respecto al total del ave, y por tanto deberemos garantizarles mediante la dieta, todos los aminoácidos necesarios para su formación, especialmente Cis, Met y Lys (deficiencias de Met, por ejemplo, han sido relacionadas con la aparición de "líneas/bandas de estrés" en las plumas de las psitácidas)

Este periodo, además, supone una alta demanda energética que habrá que garantizar con la dieta, especialmente de grasas, por tanto, para adecuar la dieta base propuesta a estos periodos de muda habrá, en líneas generales, que:

- incrementar la proporción de leguminosas en el menú semanal, en al menos un 25-50% más, respecto al de mantenimiento;
- incrementar levemente, la fracción de grasas: incorporación de algún fruto seco extra, semillas oleaginosas, etc;
- garantizar además en el menú alimentos de origen animal.

AVES EN EDAD Y ESTACIÓN REPRODUCTORA

Consideraremos incluir en este apartado sólo a aquellas aves en estado adulto, que, estando emparejadas para su reproducción se acerquen a la estación reproductora y no a cualquier ave adulta con edad reproductora, en cuyo caso habrá que remitirnos a la dieta base, de mantenimiento para ejemplares adultos.

Durante este periodo, va ser especialmente importante, sobre todo para las hembras, garantizar una serie de nutrientes que garantice la correcta formación de los huevos y la reposición del material invertido para ello. No obstante, es importante recordar, que los machos han de mostrarse en estos periodos en su máximo esplendor de cara a sus hembras, por lo que, aunque a menudo olvidados, tendremos que tener en cuenta aquellos factores que garanticen su perfecto estado de salud. Normalmente será suficiente con haber provisto durante el resto del año una dieta correcta de mantenimiento, no obstante, niveles altos de proteína en la dieta favorecerán la entrada de celo, tanto en el macho como en la hembra, unido también a niveles altos de grasa como garantía de supervivencia para la prole.

Podríamos resumir los requerimientos para:

- formación y postura de huevos: incrementar niveles de grasa, proteínas, Ca, vitaminas A, D_3 y B_{12}, rivoflavina y zinc;
- para garantizar la fertilidad y la viabilidad embrionaria: niveles altos de vitamina E, piridoxina, biotina, rivoflavina, ácido fólico y ácido pantoténico, zinc, cobre, hierro y manganeso.

Por tanto, para adecuar la dieta base de mantenimiento, habrá que:

- incrementar la cantidad total de alimento ofrecido (en torno a un 50-75% más, según casos);
- incrementar la proporción de leguminosas, especialmente germinadas será interesante para casi todas de manera general, pero especialmente importante para algunas especies como las del género *Amazona*;
- introducir alimentos de origen animal: pasta de huevo, pasta de insectívoros, larvas y/o pinkies de ratones vivos, etc... puede ser un factor fundamental para algunas especies de cacatúas, por ejemplo;
- incrementar la proporción de alimentos grasos: especialmente importante para guacamayos y loros grises y algunos del género *Poicephalus*;
- aumentar la proporción de alimentos ricos en Ca: huevo, queso, otros lácteos especificados, etc;
- aumentar la frecuencia de tomas: mínimo de 3, para favorecer la sensación de abundancia de alimentos, como garantía para la reproducción.

AVES ENFERMAS

Ni que decir tiene, que en estos casos, la dieta deberá estar dirigida especialmente por un veterinario que la adecue a su estado en cada momento, no obstante, y aunque no entraré en demasiados detalles, habría que tener en cuenta algunos aspectos. Normalmente las aves enfermas se vuelven hipercatabólicas y por tanto se deshidratan, y este será el primer factor a intentar garantizar. Por tanto habrá que suplementar en orden de importancia:

- agua (habrá que preparar según qué tipo de sueros en el que se disuelva en el agua suficientes sales para restaurar los niveles que hayan podido ser alterados);
- energía (especialmente de hidratos de carbono de fácil asimilación);
- proteínas (salvo en enfermedades hepáticas o renales).

Es importante durante estos periodos, que ofrezcamos a las aves una fuente adicional de calor, pero este hecho, hará que los alimentos se deterioren con mayor rapidez, por lo que la renovación de los mismos es importante que sea con mayor frecuencia de lo habitual.

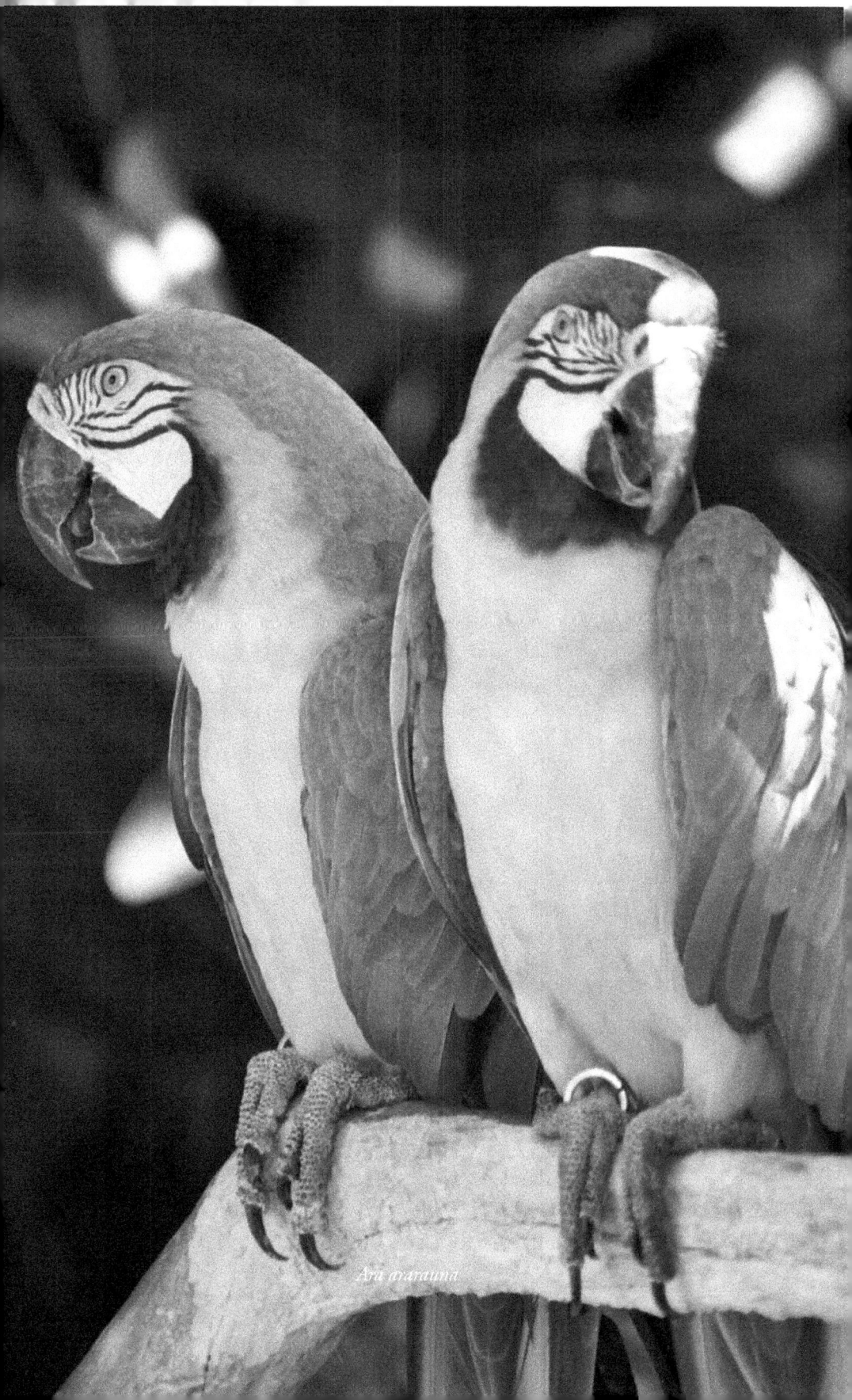

Ara ararauna

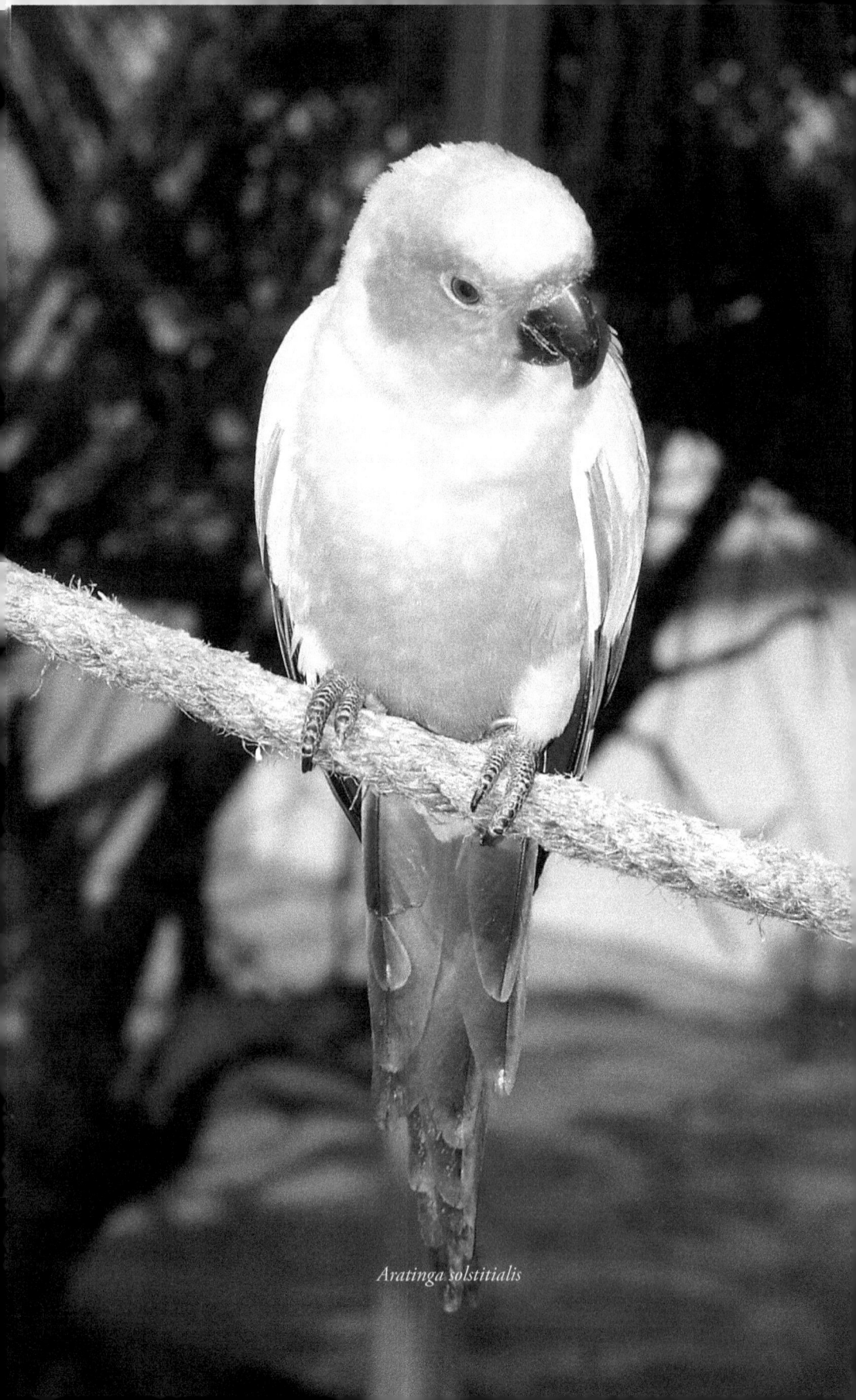

Aratinga solstitialis

FACTOR PSICOLÓGICO DE LA ALIMENTACIÓN

Enriquecimiento ambiental

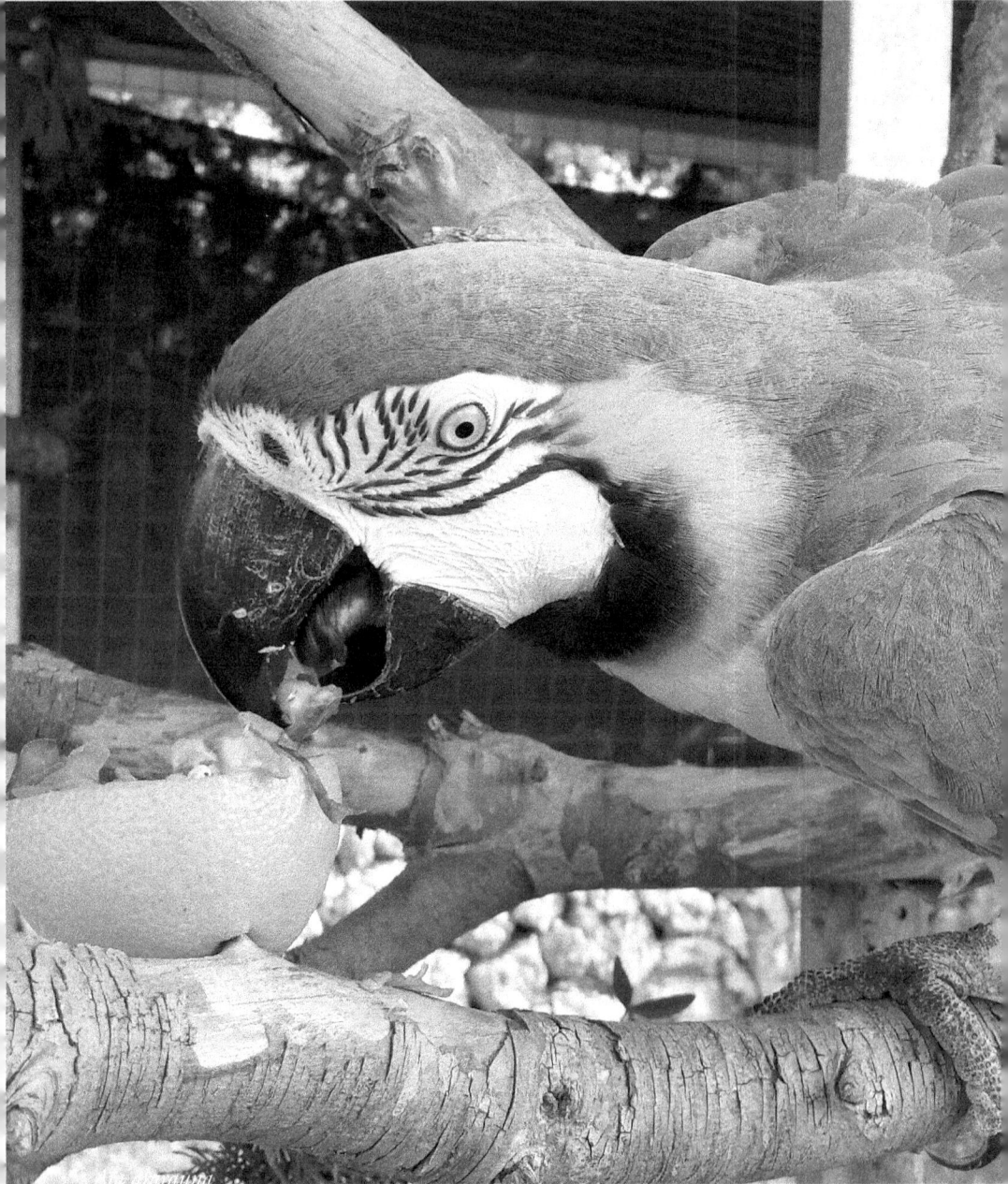

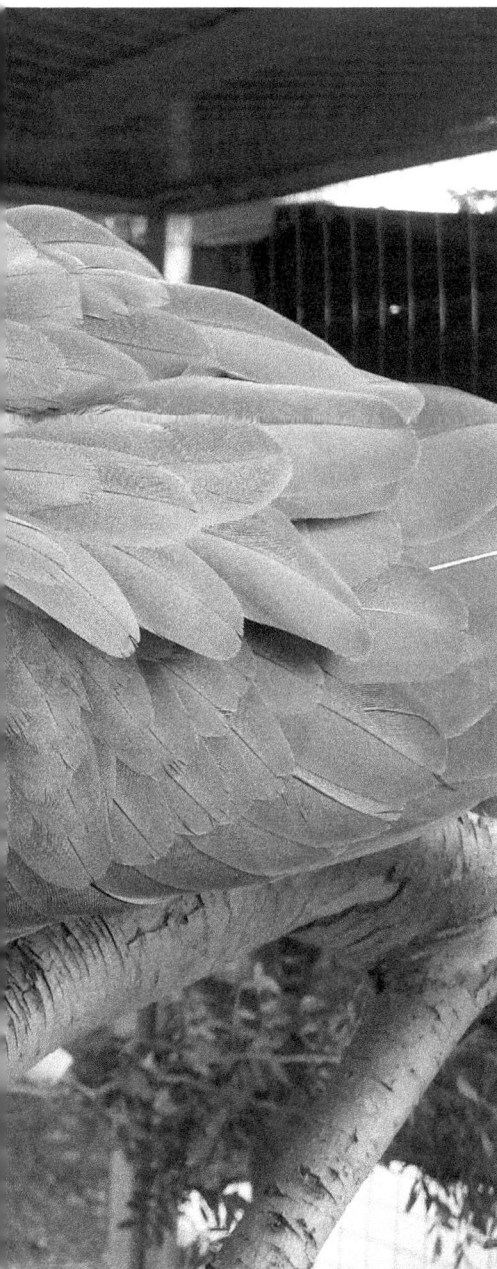

Hasta aquí hemos contemplado las necesidades a cubrir con la dieta atendiendo a cuestiones etológicas y nutricionales, no obstante, la alimentación es un comportamiento "*per se*" sumamente importante de cuidar.

El hecho de dividir la ración total de alimento recibido a diario, en al menos dos tomas, es ya de por sí, un hecho que por un lado es respetuoso con sus necesidades etológicas y por otro lado, un factor más que va a obligar a ocupar un tiempo importante del día de manera efectiva.

Si entendemos el enriquecimiento ambiental como un conjunto de herramientas que persiguen estimular el comportamiento exploratorio, físico y social de nuestras aves a través de estímulos sensoriales para mejorar la calidad de vida de éstos en cautividad, es lógico pensar entonces, que algo tan imprescindible como la alimentación ha de jugar un papel importante en este enriquecimiento.

A continuación me voy a permitir la licencia de proponer algunas ideas de enriquecimiento, a modo de breves pinceladas, que se deben hacer a la hora de alimentar a las aves psitácidas, pero son solo eso, ideas, sugerencias y nunca serán el total de opciones con las que jugar para conseguir nuestros propósitos. Todas ellas admiten pues, infinitas modificaciones y aplicaciones a las diversas especies. Si leen con atención la información recogida para cada una de las especies, les será fácil adecuar todas estas propuestas (y más) utilizando según qué recursos que resultarán más idóneos para cada una de ellas.

1) **Rotación espacio-temporal:**

i. comederos: cambiar de manera rotatoria

la ubicación de los mismos en su instalación;

ii. tipos de alimentos: uso de frutas y verduras de temporada a lo largo del año, utilización de un número limitado de frutas y verduras que son cambiados diariamente, semanalmente, mensualmente… rotación entre el uso de los diferentes alimentos secos durante los días de la semana (especialmente con, entre, el uso de piensos y semillas), etc;

iii. tipo de presentación: variación en los tamaños de corte, mezcla caótica VS "quesito trivial" (separación visible de los distintos ingredientes);

iv. tomas de alimentación (invertir o alternar los alimentos diarios en cada toma).

2) Esconder los alimentos:

i. en los comederos: utilizando materiales de ocultación retirables: hojas de papel, grandes hojas vegetales que envuelven el alimento, cajas de cartón como contenedores;

ii. enterrar en el suelo (aves que lo explotan).

3) Dificultar la obtención de los mismos:

i. hielos, dentro de, especialmente en verano;

ii. cañas que albergan alimento en su interior;

iii. cestas como contenedores;

iv. botellas cerradas y perforadas;

v. piñas de pino que alojan semillas en sus bráteas.

4) Elementos que favorezcan la manipulación de los alimentos:

i. frutos secos enteros;

ii. piezas de fruta en trozos grandes, para que sean manejados con ayuda de las patas;

iii. frutas y verduras pinchadas en las perchas de las instalaciones.

5) Elaboración de juguetes con los alimentos:

i. brochetas porta frutas/flores: varias flores, frutas o trozos ensamblados en estructuras colgantes;

ii. soga en la que se incrustan alimentos secos entre sus fibras;

iii. frutas porta premios: semillas y trozos de frutos secos incrustados en la pulpa de la fruta.

6) Elementos que favorecen la alimentación social:

i. espigas enteras de panizo;

ii. gelatinas (neutras) que contienen trozos de frutas, verduras y semillas en su interior ofrecido en espacios comunes;

iii. frutas porta premios;

iv. piezas de fruta enteras pinchadas en las perchas de la instalación.

Y un largo e infinito etc que dependerá de la imaginación, la actitud y la experiencia con cada una de las especies que estén a nuestro cargo, adecuando cada una de las técnicas a la etología de cada especie y que harán de una obligación cotidiana, una herramienta para enriquecer la calidad de vida de estas exigentes aves.

REFLEXIONES FINALES

Como apuntaba en el inicio de esta obra, independientemente del esfuerzo, gran esfuerzo, invertido en su elaboración, es por suerte o por desgracia tan solo el preludio de una obra que pretendo, sea siempre inacabada, abierta a la crítica, colaboración y participación de todos aquellos a los que hoy tienen en sus manos este manual técnico. Las experiencias en el mantenimiento de todas y cada una de las especies, la publicación de nuevos trabajos anatómicos, fisiológicos, nutricionales y de campo y las relevancias detectadas en la práctica clínica serán siempre bienvenidas para futuras ediciones, que corregirán ésta y que sin duda, enriquecerán una obra que lo único que pretende es enriquecer, desde el entendimiento de su etología, la vivencia en cautividad de estas impresionantes aves.

Estoy convencido de que, muchas de mis conclusiones a la hora de proponer las dietas en cautividad para cada una de las especies no serán bien acogidas, no serán compartidas por muchos de los técnicos especialistas que trabajan hoy a diario con estas aves. No obstante, espero al menos, que la información que ha sido recopilada y ofrecida en cada uno de los capítulos suponga una ayuda, hasta ahora difícil de gestionar, para que cada especialista elabore sus propias dietas en base a sus conclusiones personales.

Estoy convencido también, de que la información contenida en este manual, va a sorprender (espero que gratamente) a muchos de los que poco podían imaginar acerca del consumo (en ocasiones de manera significativa) de algunos ítems para algunas especies en concreto.

Y espero, sinceramente, que tanto esfuerzo y trabajo, sirvan al menos para concienciar sobre la conveniencia de ajustar los protocolos de manejo de estas especies en cautividad, desde el más absoluto respeto por su etología, para garantizar la suficiente calidad de vida que estas aves, hoy cautivas bajo nuestra responsabilidad, se merecen.

Ángel Nuevo González

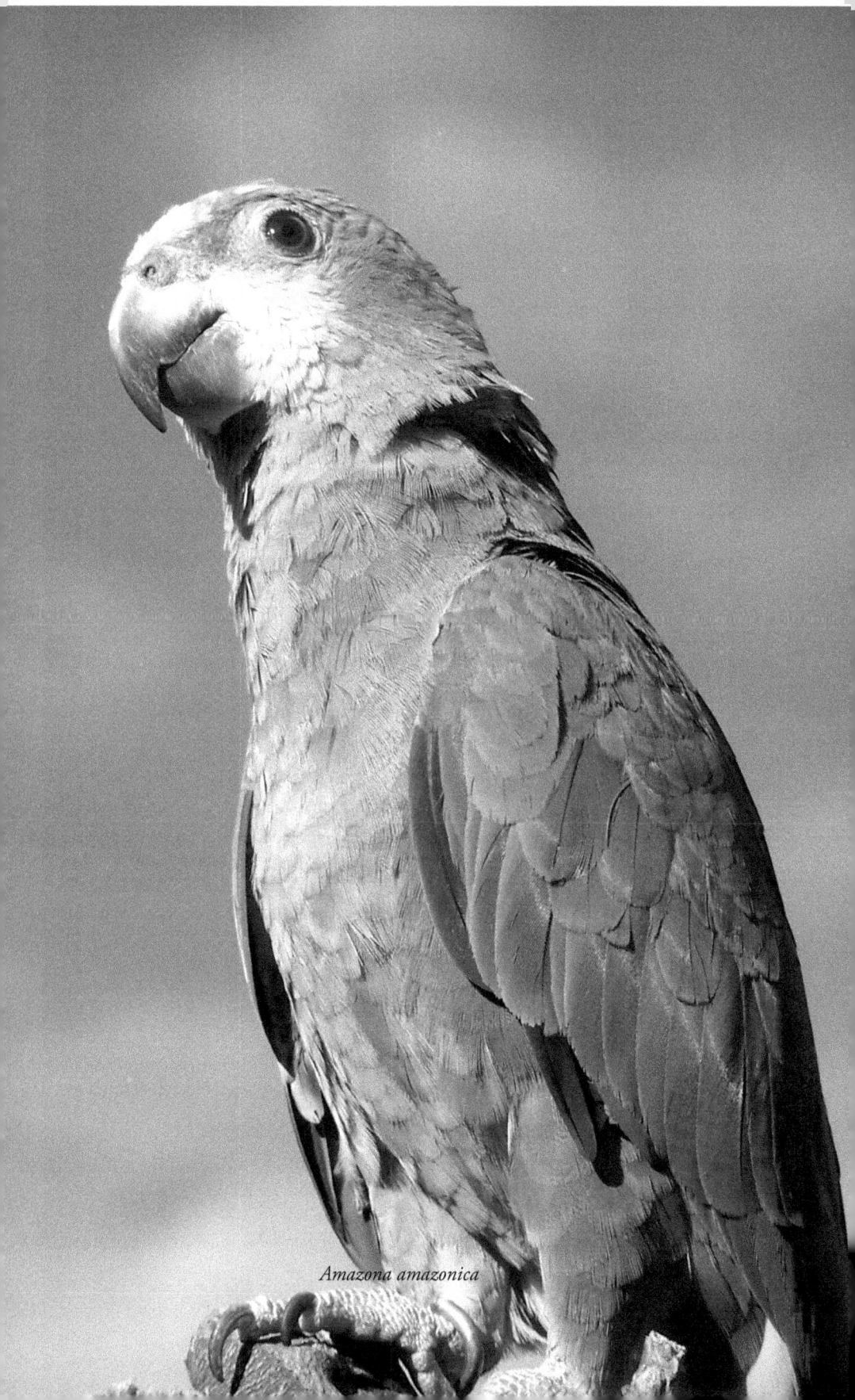

Amazona amazonica

REFERENCIAS BIBLIOGRÁFICAS

Abbott, Ian. 1998. Conservation of the forest red-tailed black cockatoo, a hollowdependent species, in the eucalypt forests of Western Australia. Forest Ecology and Management 109, 175-185

Albertani, Felipe Becker; Miyaki, Cristina Yumi y Wanjtal, Anita. 1997. Extra-pair paternity in the Golden Conure (*Guaruba guarouba*) (Psittacidae: Psittaciformes) detected in captivity. Ararajuba 5(2): 135-139

Ali y Ripley. 1981. Parrots: Order Psittaciformes, Key of genera *Psittacula* y *Loriculus*. Pp-163-191

Anderson, R. Charles; Dedman, Valda y Doughty, Chris. 1980. The Orange-bellied Parrot: Species Endangered by lmproperly Assessed Development. Vic. Nat. Vol. 97: 235-247

Aramburú, Rosana & Corbalán, Valeria, 2000. Dieta de pichones de cotorra *Myiopsitta monachus monachus* (Aves: Psittacidae) en una población silvestre. Ornitología Neotropical 11, 241-245

Aramburú, Rosana y Bucher, Enrique H. 1999. Preferencias alimentarias de la Cotorra *Myiopsitta monachus* (Aves: Psittacidae) en cautividad. Ecología Austral, 9: 11-14

Atchley, A. A. 1984. Nutritional value of palms. Principes 28(3):138-143

Barros, Yara de Melo e Marcondes-Machado, Luiz Octavio. 2000. Comportamento alimentar do periquito-da-caatinga *Aratinga cactorum* em Curaçá, Bahia. Ararajuba 8(1): 55-59

Beeton, R. J. S. 1985. The Little Corella: a seasonally adapted species. Proc. Ecol. Soc. Aust. 13, 53-63

Begazo, Alfredo J. 1996. Ecology and conservation of The Yellow-faced parrotlet *Forpus xanthops*. Cotinga 6: 20-23

Beggs, J. R. y Wilson, P. R. 1987. Energetics of south island kaka (*Nestor meridionalis meridionalis*) feeding on the larvae of kanuka longhorn beetles (*Ochrocydus huttoni*). New Zealand Journal of Ecology 10: 143-146

Beggs, J. R. Y Wilson, P. R. 1991. The Kaka *Nestor meridionalis* a New Zealand Parrot Endangered by Introduced Wasps and Mammals. Biological Conservation 56: 23-38

Beggs, Wayne and Mankelow, Sarah. 2002. Kea (*Nestor notabilis*) makes meals of mice (*Mus musculus*). Notornis Vol. 49: 50

Bejarano-Bonilla, David Alfonso. Uso de saladeros artificiales por el lorito cadillero (*Bolborhynchus ferrugineifrons*) en los andes colombianos. Ornitologia neotropical 20: 471–475

Beltrami M; Naranjo J; Sarmiento C; Ulloa L; Alfaro L; Olguin P. 1996. Reproductive behavior of *Cyanoliseus patagonus byroni* in semi-captive conditions. Museo Nacional de Historia Natural Boletín (Santiago) (45): 19-29

Bencke, Glayson Airel. 1996. The Ecology and Conservation of the Blue-bellied Parrot *Triclaria malachitacea* in Forest Fragments in Rio Grande do Sul, Brazil. Final Report. Bird Conservation Alliance.

Benson, C. W.; Benson, F. M.: Sturrt, S. N. y Fry, C. H. 1988. The Birds of Africa, Vol. 3: Order Psittaciformes, 1-25

Berg, Karl S.; Socola, Jacqueline and Angel, Rafael R. 2007. Great Green Macaws and the annual cycle of their food plants in Ecuador. J. Field Ornithol. 78(1):1–10

Bertagnolio, Paolo. 1994. Tool-using by parrots: The Palm Cockatoo and the Hyacinthine Macaw. pp 68-73

Best, Brinley J.; Clarke, Christopher T.; Checker, Matthew; Broom, Amnnda L.; Thewlis, Richard M.; Duckworth, Will y McNab, Angus. 1993. Distributional records, natural history notes, and conservation of some poorly known birds from southwestern Ecuador and northwestern Peru. Bull. B.O.C. 113(2): 108-119

Best, Brinley J.; Krabbe, Niels; Clarke, Christopher T. y Best, Amanda L. 1995. Red-masked Parakeet *Aratinga erythrogenys* and Grey-cheeked Parakeet *Brotogeris pyrrhopterus*: two Threatened parrots from Tumbesian Ecuador and Peru?. Bird Conservation International 5: 233-250

Best, H. A. 1984. The foods of kakapo on stew art island as determined from their feeding sign. New Zealand Journal of Ecology 7: 71-83

Bianchi, Carlos A. 2009. Notes on the ecology of the yellow-faced parrot (*Alipiopsitta xanthops*) in central Brazil. Ornitologia neotropical 20: 479–489

Bisheimer. 2001. Condición actual, explotación comercial y control de las poblaciones argentinas de *Cyanoliseus patagonus* (Loro Barranquero). Recomendaciones para un Plan de Manejo de la Especie. Tesis Doctoral. 99 pp.

Bonadie, Wayne A. Y Bacon, Peter R. 2000. Year-round utilization of fragmented palm swamp forest by Red-bellied macaws (*Ara manilata*) and Orange-winged parrots (*Amazona amazonica*) in the Nariva Swamp (Trinidad). Biological Conservation 95: 1-5

Boussekey, Marc; Saint-Pie, Jean y Morvan, Olivier. 1991. Observations on a population of Red-fronted macaws *Ara rubrogenys* in the Rio Caíne Valley, central Bolivia. Bird Conservation International, 1: 335-350

Boyes, Rutledge S. & Perrin, Michael R. 2009. Flocking dynamics and roosting behaviour of Meyer's parrot (*Poicephalus meyeri*) in the Okavango Delta, Botswana. African Zoology 44(2): 181–193

Boyes, Rutledge S. & Perrin, Michael R. 2009. The feeding ecology of Meyer's Parrot *Poicephalus meyeri* in the Okavango Delta, Botswana. Ostrich, 80(3): 153–164

Boyes, Rutledge S. and Perrin, Michael R. 2010. Do Meyer's Parrots *Poicephalus meyeri* benefit pollination and seed dispersal of plants in the Okavango Delta, Botswana?. African Journal of Ecology. Vol.48. n° 3, 769-782

Bradbury, Jack W; Cortopassi, Kathryn A. y Clemmons, Janine R. 2001. Geographical variation in the contacts call of orange-fronted parakeets. The Auk 118(4):958–972

Brandt, Alexander e Machado, Ricardo Bomfim. 1990. Àrea de alimentaÇao e comportamento alimentar de *Anodorrhynchus leari*. Ararajuba, 1: 57-63

Brereton, Raymond; Mallick, Stephen A. y Kennedy, Simon J. 2004. Foraging preferences of Swift Parrots on Tasmanian Blue-gum: tree size, flowering frequency and flowering intensity. Emu, 104: 377-383

Brice, A. T.; Dahl, K. H. And Grau, C. R. 1989. Pollen digestibility of hummingbirds and psittacines. The Condor 91, 681-688

Brightsmith, Donald J.; Taylor, John and Phillips, Timothy D. , 2008. The roles of soil characteristics and toxin adsorption in avian geophagy. Biotrópica, Vol. 40 (6), 766-774

Brightsmith, Donald J.; McDonald, Debra; Matsafuji, Daphne and Bailey, Christopher A. 2010. Nutritional Content of the Diets of Free-living Scarlet Macaw Chicks in Southeastern Peru. Journal of Avian Medicine and Surgery 24(1):9–23

Brightsmith, Donald, 2004. Effects of Diet, Migration, and Breeding on Clay Lick Use by Parrots in Southeastern Peru. Prepared for the American Federation of Aviculture 2004 Symposium Proceedings

Brooker, M.G. 1973. Port Lincoln Parrots feeding on moth larvae. Emu 73: 27-28

Brown, P. 1984. Food and feeding of the Green Rosella (*Platycercus caledonicus*). National Parks and Wildlife Service, Sandy Bay. Pp-17-25

Bryant, D.M. 2006. Energetics of free-living kakapo (*Strigops habroptilus*). Notornis 53(1): 126-137

Bryant, S. L. 1994. Habitat and Potential Diet of the Ground Parrot in Tasmania. EMU Vol. 94, 166-171

Burbidge, Allan H, 2008. Little and Long-Billed Corellas learning to use a new food source, the seeds of Marri. Australian field ornithology, 25, 136-139

Butler, D.J. 2006. The habitat, food and feeding ecology of kakapo in Fiordland: a synopsis from the unpublished MSc thesis of Richard Gray. Notornis 53(1): 55-79

Cameron, 2007. Cockatoos, Capítulo 7: Food and Feeding. 113-128

Cannon, C. E, 1979. Observations on the Food and Energy Requirements of Rainbow Lorikeets, *Trichoglossus haematodus* (Aves:Psittacidae). *Australian Wildlife Research* **6** , 337–346

Cannon, C.E. 1981. The diet of Eastern and Pale-headed Rosellas. Emu 81 : 101-110

Cannon, C.E. 1984. The diet of lorikeets *Trichoglossus spp* in the Queensland-New South Wales border region. Emu 84: 16-22

Carrara, Lucas A; Faria, Luciene C. P.; Matos, José R. & Antas, Paulo de Tarso Z. 2008. Papagaio-de-peito-roxo *Amazona vinacea* (Kuhl) (Aves: Psittacidae) no norte do Espírito Santo: redescoberta e conservação. Revista Brasileira de Zoologia 25 (1): 154–158

Carrillo, Daniel J. 2007. Factores que afectan el éxito reproductivo del ñángaro en la Isla de Margarita, Venezuela. Memoria de la Fundación La Salle de Ciencias Naturales 2007, 167: 89-99

Cerqueira Lima, Pedro & Sampaio dos Santos, Sidnei. 2005. Reprodução de uma população reintroduzida de *Aratinga auricapilla* (Kuhl, 1820) Aves: Psittacidae, em área de Cerrado no Leste da Bahia, Brasil. Ornithologia 1(1):13-17

Clarke, C. M. H. 1970. Observations on population, movements and food of the kea (*Nestor notabilis*). Notornis Vol. 17: 105-114

Clout, M. N. 1989. Foraging Behaviour of Glossy Black-Cockatoos. Ausi. Wildl. Res. 16, 467-473

Clout, Mick N.; Elliott, Graeme P.; Robertson, Bruce C., 2002. Effects of supplementary feeding on the offspring sex ratio of kakapo: a dilemma for the conservation of a polygynous parrot. Biological Conservation 107, 13–18

Coates-Estrada, Rosamond; Estrada, Alejandro and Meritt Jr., Dennis. 1993. Foraging by parrots (*Amazona autumnalis*) on fruits of *Stemmadenia donnell-smithii* (Apocynaceae) in the tropical rain forest of Los Tuxtlas, Mexico. Journal of Tropical Ecology, Vol. 9 (1): 121-124

Cobcroft, M. D, 1992. Cow pats and Sulphur-Crested Cockatoos. The Sun Bird, Vol. 22 nº 2, 25-29

Cockle, K., G. Capuzzi, A. Bodrati, R. Clay, H. del Castillo, M. Velázquez, J. I. Areta, N. Fariña, & R. Fariña. 2007. Distribution, abundance and conservation of the Vinaceous Amazon (*Amazona vinacea*) in Argentina and Paraguay. Journal of Field Ornithology 78: 21-39

Collazo, Jaime A; White Jr., Thomas H.; Vilella, Francisco J. y Guerrero, Simon A. 2003. Survival of captive-reared hispaniolan parrots released in parque macional del Este, Dominican Republic. The Condor 105:198–207

Contreras-González, A. M.; Rivera-Ortíz, F. A.; Soberanes-González, C.; Valiente-Banuet, A. and Arizmendi, M. C. 2009. Feeding Ecology of Military Macaws (*Ara militaris*) in a Semi-Arid Region of Central México. The Wilson Journal of Ornithology 121 (2), 384-391

Cook, J. M.; Haslam, J. L.; Matterson, C.; Sears, H. and Wicks, C. P. 1984. The status and feeding ecology of the jamaican amazon parrots: *Amazona collaria* (yellow-billed amazon) and *Amazona agilis* (black billed amazon). The Parrot Society. Vol 17(8): 225-239

Cooper, C. E.; Withers, P. C.; Mawson, P. R.; Bradshaw, S. D.; Prince, J. and Roberston, H. 2002. Metabolic ecology of cockatoos in the south-west of Western Australia. Australian Journal of Zoology, 50, 67–76

Cooper, Christine, 2000. Food manipulation by Southwest Australian Cockatoos. Eclectus, 8, 3-9

Cotton, Peter A. 2001. The Behavior and Interactions of Birds Visiting *Erythrina fusca* Flowers in the Colombian Amazon. Biotropica 33 (4), 662-669

Crowley, G.M., Garnett, S.T. and Shephard, S. 2004. Management guidelines for golden-shouldered parrot conservation. Queensland Parks and Wildlife Service, Brisbane

Crowley, Gabriel M. and Garnett, Stephen T. 2001. Food Value and tree selection by Glossy Black-Cockatoos *Calyptorhynchus lathami*. Austral Ecology 26, 116–126

Cruz Madariaga, Gustavo y Muñoz-Molina, Carlos. 1986. Nuevos antecedentes del Loro Tricahue (*Cyanoliseus patagonus*) en la Sexta Región. Boletín Técnico nº 30. Ministerio de Agricultura. República de Chile. 43 pp

Cruz, Alexander y Gruber, Steven. 1981. The distribution, ecology, and breeding biology of jamaican amazon parrots. Pp 103-131

Chapman, Colin A.; Chapman, Lauren J. y Wrangham, Richard. 1993. Observations on the feeding biology and population ecology of the Grey Parrot *Psittacus erithacus*. Scopus, 16: 89-93

Chapman, Tamra F. 2007. Foods of the Glossy Black-Cockatoo *Calyptorrhynchus lathami*. Australian field ornithology 24: 30-36

Chébez, J. C. 1985. El Chorao (*Amazona pretrei*). Nuestras Aves Amenazadas. Pp 17-19

Christian, Colmore S. 1993. The challenge of parrot conservationin St Vincent and The Grenadines. Journal of Biogeography, Vol. 20 (5): 463-469

Christian, Colmore S.; Zamore, Michael P. and Christian, Adolphus E. 1994. Parrot Conservation in a Small Island-Nation: Case of the Commonwealth of Dominica. Human Ecology, Vol. 22, No. 4: 495-504

Churchill, D. M. y Christensen, P. 1970. Observations on pollen harvesting by brush-tongued lorikeets. Aust. J. Zool. 18: 427-437

da Silva, Paulo Antonio. 2005. Predação de sementes pelo maracanã-nobre (*Diopsittaca nobilis*, Psittacidae) em uma planta exótica (*Melia azedarach*, Meliaceae) no oeste do Estado de São Paulo, Brasil. Revista Brasileira de Ornitologia 13 (2):183-185

da Silva, Paulo Antonio. 2007. Predação de sementes por periquitos *Brotogeris chiriri* (Psittacidae) em *Chorisia speciosa* (Bombacaceae). Revista Brasileira de Ornitologia 15 (1) 127-129

da Silva, Paulo Antonio. 2008. Periquitos (*Aratinga aurea e Brotogeris chiriri*, Psittacidae) como potenciais polinizadores de *Mabea fistulifera* Mart. (Euphorbiaceae). Revista Brasileira de Ornitologia, 16(1):23-28

Davies, S. J. J. F. 1966. The movements of the White-tailed black cockatoo (*Calyptorrhynchus baudinii*) in South-Western Australia. Pp-33-42

de Araújo, Carlos Barros & Marcondes-Machado, Luiz Octavio, 2011. Diet and feeding behavior of the Yellow-Faced Parrot (*Alipiopsitta xanthops*) in Brasilia, Brazil. Ornitologia Neotropical 22, 79-88

de Faria, Iubatã Paula; dos Santos Abreu, Tarcísio Lyra & Bianchi, Carlos Abs , 2007. Seed and fruit predation of *Kielmeyera* (Guttiferae) and *Qualea* (Vochysiaceae) species by six psittacid species in the Brazilian Cerrado. Ecotropica 13: 75–79

de Faria, Iubatã Paula. 2007. Peach-fronted Parakeet (*Aratinga aurea*) feeding on arboreal termites in the Brazilian Cerrado. Revista Brasileira de Ornitologia 15(3):457-458

Diamond, Jared; Bishop, K. David y Gilardi, James D. 1999. Geophagy in New Guinea birds. Ibis 41, 181-193

Díaz, Soledad y Kitzberger, Thomas. 2006. High *Nothofagus* flower consumption and pollen emptying in the southern South American austral parakeet (*Enicognathus ferrugineus*). Austral Ecology 31, 759–766

Díaz, Soledad y Kitzberger, Thomas. 2007. Cómo ser loro y sobrevir en los bosques australes. Estudios sobre la relación de las cachañas y los bosques que habitan, sugieren adaptaciones extraordinarias para vivir en ambientes de bajas temperaturas y pobre disponibilidad de alimento. Desde la Patagonia difundiendo saberes - Vol. 5 - N° 6: 26-30

Díaz, Verónica Alejandra. 2006. Biología y comportamiento de la cotorra coroniazul (*Hapalopsittaca fuertesi*) en el departamento del Quindío. Conservación Colombiana - Número 2, 111-122

Downs, Colleen T. 2000. Ingestion patterns and daily energy intake on a sugary diet: the Red Lory *Eos bornea* and the Malachite Sunbird *Nectarinia famosa*. Ibis, 142, 359-364

Eckert, John. 1990. Orange-Bellied Parrots feeding on a cultivated crop. South Australian Ornithologist, 31: 16-17

Eitniear, Jack Clinton; McGhee, Steven and Waddell, Will. 1994. Observations on the feeding upon *Psittacanthus calyculatus* by Brown-Hooded Parrots (*Pionopsitta haematotis*). Ornitologia neotropical 5: 119-120

Eitniear, Jack Clinton; Tapia, Alvaro Aragon & McGehee, Steven M. 1997. Traditional use of limestone cave by nesting green parakeets (*Aratinga holochlora*). Ornitologia neotropical 8: 243-244

Elliott, Graeme P.; Dilks, Peter J y O'Donnell, Colin F. J. 1996. The ecology of yellow-crowned parakeets {*Cyanoramphus auriceps*) in *Nothofagus* forest in Fiordland, New Zealand. New Zealand Journal of Zoology, Vol. 23: 249-265

Emison, W. B. y Beardsell, C. M. 1989. Long-Billed Corellas feeding in rice crops in the riverina region of New South Wales. Australian Birds 22 (3-4), 76-77

Emison, W. B, Beardsell, C. M. y Temby, I. D. 1994. The biology and status of the long-billed corella in Australia. Proceeding of the Western Foundation of Vertebrate Zoology 5 (4), 211-247

Endersby, Ian. 2005. Rainbow Lorikeets *Trichoglossus haematodus* feeding on Psyllid Lerps. Australian Field Ornithology, 22:42-45

Enkerlin Hoeflich, E.C. 1998. Status, ecologia y conservación de loros amazona en el noreste de México. Instituto Tecnológico y de Estudios Superiores de Monterey. Centro de Calidad Ambiental. Informe final SNIB-CONABIO proyecto n° B115. México DF.

Enkerlin-Hoeflich, E. C., and K. M. Hogan. 1997. Red-crowned Parrot (*Amazona viridigenalis*). In The Birds of North America, No. 292 (A. Poole and F. Gill, eds.). The Academy of Natural Sciences, Philadelphia, PA, and The American Ornithologists' Union, Washington, D.C.

Evans, Beth E; Ashley, Jane y Marsden, Stuart J. 2005. Abundance, habitat use, and movements of bluewinged macaws (*Primolius maracana*) and other parrots in and around an atlantic forest reserve. Wilson Bulletin 117(2):154–164

Evans, Peter G. H. 1991. Status and conservation of Imperial and Red-necked Parrots *Amazona imperalis* and *A. arausiaca* on Dominica. Bird Conservation International 1:11-32

Failla, Mauricio; Seijas, Verónica A.; Quillfeldt, Petra & Masello, Juan F. 2008. Potencial impacto del loro barranquero (*Cyanoliseus patagonus*) sobre cultivos del nordeste patagónico de Argentina: percepción del dano por parte de los productores locales. Gestión Ambiental 16: 27-40

Fernandez Seixas, Gláucia Helena, 2009. Ecologia alimentar, abundancia em dormitórios e sucesso reproductivo do papagaio-verdadeiro (*Amazona aestiva*) (Linnaeus, 1758) (Aves: Psittacidae), em um mosaico de ambientes no Pantanal de Miranda, Mato Grosso do Sul, Brasil. Tesis Doctoral.

Filardi, Christopher E. Y Tewksbury, Joshua. 2005. Ground-foraging palm cockatoos (*Probosciger aterrimus*) in lowland New Guinea: fruit flesh as a directed deterrent to seed predation?. Journal of Tropical Ecology, 21:355–361

Fisher, A. M. 1993. Patterns of damage to Cherry buds by Adelaide Rosellas *Platycercus elegans adelaidae* in the Southern MT Lofty ranges. South Australian Ornithologist, 31: 132-140

Francisco, Mercival R.; Lunardi, Vitor O.; Guimaraes Jr., Paulo R. And Galetti, Mauro. 2008. Factors affecting seed predation of *Eriotheca gracilipes* (Bombacaceae) by parakeets in a cerrado fragment. Acta oecologica 33: 240–245

Francisco, Mercival Roberto; Lunardi, Vitor de Oliveira and Galetti, Mauro. 2002. Massive Seed Predation of *Pseudobombax grandiflorum* (Bombacaceae) by Parakeets *Brotogeris versicolurus* (Psittacidae) in a Forest Fragment in Brazil. Biotropica, Vol. 34, No. 4, 613-615

Frankel, T. L. and Avram, D. 2001. Protein requirements of rainbow lorikeets, *Trichoglossus haematodus*. Australian Journal of Zoology, 49, 435–443

Galetti, Mauro and Pedroni, Fernando. 1996. Notes on the diet of Peach-fronted Parakeet *Aratinga aurea* in the Serra do Cipo, Minas Gerais, Brazil. Cotinga 6: 59-60

Galetti, Mauro, 1993. Diet of the scaly-headed parrot (*Pionus maximiliani*) in a semideciduous forest in southeastern Brazil. Biotropica Vol. 25, Nº 4, 419-425

Galetti, Mauro, 1997. Seasonal abundance and feeding ecology of parrots and parakeets in a lowland Atlantic forest in Brazil. AraraJuba 5 (2), 115-126

Garnett, Stephen and Crowley, Gabriel. 1995. Feeding Ecology of Hooded Parrots *Psephotus dissimilis* During the Early Wet Season. EMU Vol. 95, 54-61

Gartrell, B. D. and Jones, S. M. 2001. *Eucalyptus* pollen grain emptying by two Australian nectarivorous psittacines. J. Avian Biol. 32: 224–230

Gartrell, Brett D.; Raidal, Shane R.; Jones, Susan M. 2003. Renal disease in captive swift parrots (*Lathamus discolor*): The effect of diet on plasma uric acid concentrations. Journal of avian medicine and surgery. Vol. 17, nº 4, 206-212

Gartrell, Brett D. 2000. The nutritional, morphologic, and physiologic bases of nectarivory in australian Birds. Journal of Avian Medicine and Surgery 14(2):85–94

Gartrell, Brett D.; Jones, Susan M.; Brereton, Raymond N. Y Astheimer, Lee B. 2000. Morphological Adaptations to nectarivory of the alimentary tract of the swift parrot *Lathamus discolor*. EMU Vol. 100, 274-279

Gerischer, Bernd-Henning y Walther, Bruno A. 2003. Behavioural observations of the blue lorikeet (*Vini peruviana*) on Rangiroa atoll, Tuamotu Archipelago, French Polynesia. Notornis, 2003, Vol. 50: 54-58

Greene, Terry C. 1999. Aspects of the ecology of Antipodes Island Parakeet (*Cyanoramphus unicolor*) and Reischek's Parakeet (*C. novaezelandiae hochstetteri*) on Antipodes Island, October-November 1995. Notornis 46: 301-310

Greene,Terry C. 1998. Foraging ecology of the Red-Crowned Parakeet (*Cyanoramphus novaezelandiae novaezelandiae*) and Yellow-Crowned Parakeet (*C. auriceps auriceps*) on Little Barrier Island, Hauraki Gulf,New Zealand. New Zealand Journal of Ecology 22(2), 161-171

Guerrero Ayuso, Jesús; Ity Romero, Elio y González García, Luciano, 2002. Ecología Alimentaria del Ayuru en el Izozog. Provincia Cordillera. Santa Cruz, Bolivia. Revista Boliviana de Ecología y Conservación Ambiental 12, 39-52

Hampe, Arndt. 1988. Field studies on the Black Parrot *Coracopsis nigra* in Western Madagascar. Bull ABC, Vol 5 nº 2, 108-113

Harrison, Malcolm. 1970. The orange-fronted parakeet *Cyanoramphus malherbi*. Notornis Vol. 17, 115-125

Haugaasen, Torbjørn. 2008. Seed predation of *Couratari guianensis* (Lecythidaceae) by macaws in central Amazonia, Brazil. Ornitologia neotropical 19: 321–328

Haverschmidt, F. 1954. Evening flights of the Southern Everglade Kite and the Blue and Yellow Macaw in Surinam. General Notes, Vol. 66, nº 4: 264-265

Hingston, A. B.; Potts, B.M y McQuillan, P.B. 2004. The swift parrot, *Lathamus discolor* (Psittacidae), social bees (Apidae) and native insects as pollinators of *Eucalyptus globulus ssp globulus* (Myrtaceae). Australian Journal of Botany, 52, 371-379

Homberger, D. G. 2001. Functional Morphology of a Predator-Prey relationship: Australian Cockatoos and Woody fruits. American Zoologist, Vol. 41, 1474-1475

Homberger, D. G. 2003. Vertebrate biomechanics and evolution. Capítulo 13: The comparative biomechanics of a prey-predator relationship, the adaptative morphologies of the feeding apparatus of Australian Black-Cockatoos and their foods as a basis for the reconstruction of the evolutionary history of the Psittaciformes. pp-203-228

Homberger, Dominique G. 1981. Functional morphology and evolution of the feeding apparatus in parrots, with special reference to the Pesquet's parrot, *Psittrichas fulgidus* (Lesson). Museum of Zoology Louisiana State University. USA. Pp: 471-485

Hopper, Stephen D. 1980. Pollen and nectar feeding by purple-crowned lorikeets on *Eucalyptus occidentalis*. Emu, 80: 239-240

Hopper, Stephen D. y Burbidge, Andrew A. 1979. Feeding behaviour of a purple crowned lorikeet on flowers of *Eucalyptus Buprestium*. Emu, 79: 40-42

Hudson, 1923. Birds of La Plata. Argentina.

Iqbal, Muhamad Tariq; Khan, Hammad Ahmad y Ahmad, Mahmood-ul-Hassan. 2000. Feeding regimens of the Rose-ringed Parakeet (*Psittacula krameri*) on a sunflower field in an agro-ecosystem of Central Punjab, Pakistan. Pakistan Vet. J. 20 (4): 177-179

Janzen, DH, 1981. *Ficus ovalis* Seed Predation by an Orange-Chinned Parakeet (*Brotogeris jugularis*) in Costa Rica. Auk. Vol. 98, no. 4, 841-844

Johnstone, R. E. y Kirkby, T. 1999. Food of the Forest Red-Tailed Black Cockatoo *Calyptorrhynchus banksii naso* in South-west Western Australia. Pp-167-177

Jones, Carl G. y Duffy, Kevin. 1993. Conservation management of the echo parakeet *Psittacula eques echo*. Dodo, Jersey Wildlife Preservation Trust,29: 126-148

Jones, Darryl. 1987. Feeding ecology of the Cockatiel, *Nymphicus hollandicus*, in a Grain-Growing area. Aust. Wildl. Res. 14: 105-115

Joseph, Leo. 1982. The Glossy Black-Cockatoo on Kangaroo Island. Emu 82: 46-49

Joseph, Leo. 1982. The Red-Tailed Black Cockatoo in South-Eastern Australia. Emu 82 : 42-45

Joseph, Leo. 1989. Food-holding behaviour in some australian parrots. Corella, 13(5): 143-144

Joseph, Leo. 1992. Notes on the distribution and natural history of the sun parakeet *Aratinga solstitialis solstitialis*. Ornitologia Neotropical 3: 17-26

Juste B., J. 1996. Trade in the Gray Parrot *Psittacus erithacus* on the Island of Principe (Sao Tomé and Principe, Central Africa): initial assessment of the activity and its impact. Biological Conservation, 76: 101-104

Karasov, William H. y Cork, Steven J. 1996. Test of a Reactor-Based Digestion Optimization Model for Nectar-Eating Rainbow Lorikeets. Physiological Zoology 69(1):117-138

Kearvell, Jonathan C.; Young, James R. And Grant, Andrew D. 2002. Comparative ecology of sympatric orange-fronted parakeets (*Cyanoramphus malherbi*) and yellow-crowned parakeets (*C. auriceps*), South Island, New Zealand. New Zealand Journal of Ecology 26(2): 139-148

Kennedy, Simon J. y Overs, Anthony E. 2001. Foraging ecology and habitat use of the Swift Parrots on the South-western slopes of the New South Wales. Corella 25 (3): 68-74

Kennedy, Simon, J. y Tzaros, ChristopherL. 2005. Foraging ecology of the Swift Parrot *Lathamus discolor* in the box-ironbark forests and woodlands of Victoria. Pacific conservation biology Vol.

11: 158-73

Kinnaird, Margaret F.; O'Brien, Timothy G.; Lambert, Frank R. y Purmiasa, David, 2003. Density and distribution of the endemic Seram cockatoo *Cacatua moluccensis* in relation to land use patterns. Biological Conservation 109, 227–235

Klemann Jr, Louri; Neto, Pedro Scherer; Monteiro, Tiago Venâncio; Ramos, Fernando Matsuno & de Almeida, Rodrigo. 2008. Mapeamento da distribuçào e conservaçào do chauà (*Amazona rhodocorytha*) no estado do Espìrito Santo, Brasil. Ornitologia neotropical 19 (Suppl.): 183–196

Koutsos, Elizabeth A. y Klasing, K. C. 2005. Vitamin A nutrition of growing cockatiel chicks *(Nymphicus hollandicus)*. Journal of Animal Physiology and Animal Nutrition 89, 379–387

Koutsos, Elizabeth A.; Matson, Kevin D., and Klasing, Kirk C., 2001. Nutrition of Birds in the Order Psittaciformes: A Review. Journal of Avian Medicine and Surgery 15(4), 257–275

Koutsos, Elizabeth A.; Smith, Jeanne; Woods, Leslie W. y Klasing, Kirk C. 2001. Adult Cockatiels *(Nymphicus hollandicus)* Metabolically Adapt to High Protein Diets. J. Nutr. 131: 2014–2020

Krabbe, Niels and Sornoza Molina, Francisco. 1996. The last Yellow-eared Parrots *Ognorhynchus icterotis* in Ecuador?. Cotinga 6: 25-26

Kretzschmar, Jörg. 1995. Observations of the roosting behaviour of the collared lory *Phigys solitarius* - estimating bird numbers of an endemic species. Jahrbuch für Papageienkunde 1 : 115-120

Kristosch, Giane C. & Marcondes-Machado, Luiz O. 2001. Diet and feeding behavior of the Reddish-bellied Parakeet (*Pyrrhura frontalis*) in an Araucaria forest southeastern Brazil. Ornitologya neotropical12: 215–223,

Kuehler, C.; Lieberman, A; Varney, A; Unitt, P; Sulpice, R.M; Aza, J y Tehevini, B. 1997. Translocation of Ultramarine Lories *Vini ultramarina* in the Marquesas Islands: Ua Huka to Fatu Hiva. Bird Conservation International, 7: 69-79

Kuniy, Adriana Akemi; Yamashita, Carlos y Gomes, Eduardo Pereira Cabral. 2001. Estudo do aproveitamento de frutos da palmeira jerivá (*Syagrus romanzoffiana*) por *Anodorhynchus hyacinthinus, A. leari* e *Ara ararauna*. Ararajuba 9 (2): 119-123

Lambert, Frank R, 1993. Trade, status and management of three parrots in the North Moluccas, Indonesia: White Cockatoo *Cacatua alba*, Chattering Lory *Lorius garrulus* and Vioiet-eared Lory *Eos squamata*. Bird Consewation International 3:145-168

Lanning, Dirk V. 1991. Distribution and breeding biology of the red-fronted macaw. Wilson Bull., 103(3): 351-365

Lanning, Dirk V. 1991. Distribution and nest sites of the monk parakeet in Bolivia. Wilson Bull., 103(3): 366-372

Lanning, Dirk V. y Shiflett, James T. 1981. Status and nesting ecology of the thick-billed parrot (*Rhynchopsitta pachyrhyncha*). Pp-393-401

Lanning, Dirk V. y Shiflett, James T. 1983. Nesting ecology of thick-billed parrots. Condor 85: 66-73

Larissa Quinto Pereira, Ricardo De Francisco Strefezzi, José Luiz Catão-Dias, Michele Martins Trindade, Rafael Almeida Fighera, Glaucia Denise Kommers, and Maristela Lovato, *2010*. Hepatic Hemosiderosis in Red-Spectacled Amazons (*Amazona pretrei*) and Correlation with Nutritional Aspects. Avian Diseases: Vol. 54, No. 4,1323-1326.

Lawson, Peter W. y Lanning, Dirk V. 1981. Nesting and status of the maroon-fronted parrot (*Rhynchopsitta terrisi*). 385-391

Lee, Jessica; Finn, Hugh y Calver, Michael. 2010. Mine-site revegetation monitoring detects feeding by threatened black-cockatoos within 8 years. Ecological management & restoration VOL 11 NO 2, 141-143

Leslie, D. 2005. Is the superb parrot *Polyfelis swainsonii* Population in cuba state forest limited by hollow or food availability?. Corella, 29(4): 77-87

Levinson, Stewart T. 1981. The social behavior of the white-fronted amazon (*Amazona albifronts*). Pp 403-418

Long, J. L. 1984. The diets of three species of parrots in the South of Western Australia. Ast. Wildl. Res. 11: 357-371

Long, J. L. y Mawson, P.R. 1994. Diet of Regent Parrots (*Polytelis anthopeplus*) in the South-west of Western Australia. Pp-293-299

López-Lanús, Bernabé y Socola, Jacqueline.2000. Estudio y conservación del *Ara ambigua* en la Reserva Cerro Blanco, sudeste de Ecuador. Cotinga 14: 24-25

López-Lanús, Bernabé y Lowen, James C. 1999. Observations of breeding activity in El Oro Parakeet *Pyrrhura orcesi*. Cotinga 11: 46-47

Low, Rosemary. 1981. The Yellow-Shouldered Amazon (*Amazona barbadensis*). Pp-215-225

Low, Rosemary. 1998. Hancock House Encyclopedia of the Lories. Hancock House Publishers LTD.
Loyn, R.H., Lane, B.A., Chandler, C. and Carr, G.W. 1986. Ecology of Orange-bellied Parrots *Neophema chrysogaster* at their main remnant wintering site. Emu 86: 195-206

Mack, Andrew L. y Wright, Debra D. 1998. The Vulturine Parrot, *Psittrichas fulgidus*, a threatened New Guinea endemic: notes on its biology and conservation. Bird Conservation International 8: 185-194

Mackworth-Praed y Grant. 1980. Parrots of Africa: Key to the Adult Parrots, Parakeets and Lovebirds of Eastern Africa. Pp-539-555

Maclean, 1988. Parrots and Parakeets of Africa. 316-322

Madriz Vargas, Fernando, 2004. Relación de dependencia directa para la alimentación y anidación de la Lapa Verde (*Ara ambigua*) y el almendro (*Dipteryx panamensis*) en la zona norte de Costa Rica. Informe de consultoría comisión interna del SINAC y FONAFIFO.

Magrath, Robert y Lill, Alan. 1983. The use of time and energy by the Crimson Rosella in a temperate wet forest in winter. Aust. J. Zool, 31: 903-912

Magrath, Robert y Lill, Alan. 1985. Age-related differences in behaviour and ecology of Crimson Rosellas, *Platycercus elegans*, during the non-breeding season. Aust. Wildl. Res. 12: 299-306

Maijer, Sjoerd; Herzog, Sebastian K.; Kessler, Michael; Friggens, Michael T. & Fjeldså, Jon. 1998. A distinctive new subspecies of the green-cheeked parakeet (*Pyrrhura molinae*, Psittacidae) from Bolivia. Ornitologia neotropical 9: 185–191

Manriquez, Paulino B. 1984. Censo y algunos antecedentes del Loro Tricahue *Cyanoliseus patagonus* en la Precordillera Andina de la Sexta Región. Boletín Técnico nº 11. Ministerio de Agricultura. República de Chile. 52pp

Maron, Martine; Dunn, Peter K.; McAlpine, Clive A. And Apan, Armando. 2010. Can offsets really compensate for habitat removal? The case of the endangered red-tailed black-cockatoo. Journal of Applied Ecology, 47, 348–355

Marsden, Stuart J. y Pilgrim, John D. 2003. Factors influencing the abundance of parrots and hornbills in pristine and disturbed forests on New Britain, PNG. Ibis, 145, 45–53

Martuscelli, Paulo y Yamashita, Carlos. 1997. Rediscovery of the Red-cheeked Parrot *Amazona kawalli* (Grantsau and Camargo 1989) with notes on its ecology, distribution and taxonomy. Ararajuba 5(2): 97-113

Martuscelli, Paulo. 1994. Maroon-bellied Conures feed on gall-forming homopteran larvae. Wilson Bull., 106(4): 769-770

Martuscelli, Paulo. 1995. Ecology and conservation of the Red-tailed Amazon *Amazona brasiliensis* in south-eastern Brazil. Bird Conservation International 5: 405-420
Masello, Juan F.; Pagnossin, María Luján; Sommer, Christina and Quillfeldt, Petra. 2006. Population size, provisioning frequency, flock size and foraging range at the largest known colony of Psittaciformes: the Burrowing Parrots of the north-eastern Patagonian coastal cliffs. Emu, 106, 69–79

Matuzak, Greg D. And Brightsmith, Donald J. 2007. Roosting of Yellow-naped Parrots in Costa Rica: estimating the size and recruitment of threatened populations. J. Field Ornithol.

78(2):159–169

Matuzak, Greg; Bezy, Bernadette and Brightsmith, Donald J. 2008. Foraging ecology of parrots in a modified landscape: seasonal trends and introduced species. The Wilson Journal of ornithology 120 (2), 353-365

Mawson, Peter R. y Long, John L. 1995. Changes in the status and distribution of four species of parrot in the south of Western Australia during 1970-90. Pacific Conservation Biology Vol 2: 191-99

McCormack, Gerald y Künzlé, Judith. 1996. The 'Ura or Rimatara Lorikeet *Vini kuhlii*: its former range, present status, and conservation priorities. Bird Conservation International, 6:325-334

McFarland, David C. 1991. The Biology of the Ground Parrot, *Pezoporus wallicus*, in Queensland. I. Microhabitat Use, Activity Cycle and Diet. Wildl. Res., 18: 169-184

Medway, David G. 2005. Feeding association of tui (*Prosthemadera n. novaeseelandiae*) with North Island kaka (*Nestor meridionalis septentrionalis*). Notornis, Vol. 52, Part 2: 111-112

Meehan, C.L.; Millam, J.R.; Mench, J.A., 2003. Foraging opportunity and increased physical complexity both prevent and reduce psychogenic feather picking by young Amazon parrots. Applied Animal Behaviour Science 80, 71–85

Melo, C.I; Oliveira, A.D.; Borges, C.A.; Ribeiro, G.; Tavares, J., 2009. Impact of *Forpus xanthopterygius* (Spix, 1824) (Aves, Psittacidae) on flowers of *Handroanthus serratifolius* (Vahl.) S. O. Grose (Bignoniaceae). Brazilian Journal of Biology Vol. 69 (4), 1149-1151

Mettke-Hofmann, Claudia; Wink, Michael; Winkler, Hans and Leisler, Bernd. 2005. Exploration of environmental changes relates to lifestyle. Behavioral Ecology 16(1): 247-254

Mondon, Julie; Morrison, Kate y Wallis, Robert. 2009. Impact of saltmarsh disturbance on seed quality of Sarcocornia (*Sarcocornia quinqueflora*), a food plant of an endangered Australian parrot. Ecological management & restoration VOL 10(1): 58-60

Monterrubio, Tiberio; Enkerlin-Hoeflich, Ernesto y Hamilton, Robert B. 2002. Productivity and nesting succes of thick-billed parrots. The Condor 104: 788–794

Monterrubio-Rico, Tiberio César; Renton, Katherine; Ortega-Rodriguez, Juan Manuel; Pérez-Arteaga, Alejandro y Cancino-Murillo, Ramón. 2010. The Endangered yellow-headed parrot *Amazona oratrix* along the Pacific coast of Mexico. Oryx, 44(4), 602–609

Moorhouse, Ron J. 1997. The diet of north island kaka (*Nestor meridionalis*) on kapiti island. New Zealand Journal of Ecology, 21(2): 141-152

Morales, Cristina y Vitale, Carmen, 2002. Tendencias poblacionales de *Nandayus nenday* (Vieillot) (Aves:Psittacidae) En el Bajo Chaco Paraguayo. Bol. Mus. Nac. Hist. Nat. Parag. Vol.

14 (1-2), 74-79

Moschione, Flavio N. y Banchs, Ricardo A. 1992. Un anàlisis de la situaciòn poblacional y comercialización DEL loro hablator (*Amazona aestiva xanthopteryx*) en la republica argentina. Informe Final: Proyecto *Amazona aestiva*. Dirección Nacional de Flora y Fauna Silvestres

Munshi-South, Jason and Wilkinson, Gerald S. 2006. Diet influences life span in parrots (Psittaciformes). The Auk, 123 (1), 108-118

Murcia-Nova, Marjhy Andrea; Beltrán-Alvarado, Diego y Carvajal-Rojas, Lyndon. 2009. A New Record of the Yellow-Eared Parrot (*Ognorhynchus icterotis*: Psittacidae) in the Eastern Andes of Colombia. Ornitología Colombiana No.8: 94-99

Mwangomo, Ephraim A.; Hardesty, Linda H.; Sinclair, A. R. E.; Mduma, Simon A. R. And Metzger, Kristine L. 2007. Habitat selection, diet and interspecific associations of the rufous-tailed weaver and Fischer's lovebird. Afr. J. Ecol., 46, 267–275

Myers, Mark C. Y Vaughan, Christopher. 2004. Movement and behavior of scarlet macaws (*Ara macao*) during the post-fledging dependence period: implications for in situ versus ex situ management. Biological Conservation 118: 411–420

Navarro, Maximiliano E.; Gallegos, Marcelo O.; Garay, Diomedes B.; Ortiz, Bidoldo F.; Cueva, Miguel y Rodríguez, Lucas E. 2008. Registro de una población de guacamayo verde *Ara militaris* (Linnaeus, 1766) en el Departamento General San Martin, Provincia de Salta, Argentina y consideraciones para su conservación. Nòtulas faunìsticas - Segunda Serie, 22 (2008): 1-11

Ndithia, Henry and Perrin, Michael R. 2006. Diet and foraging behaviour of the Rosy-faced Lovebird *Agapornis roseicollis* in Namibia. Ostrich, 77(1&2): 45–51

Nemeth, Nicole M. y Vaughan, Christopher. 2004. Feeding observations on Scarlet Macaw *Ara macao* in Costa Rica. Cotinga 21: 71-72

Nichols, Thomas Duncan. 1981. St. vincent amazon (*Amazona guildinguii*) predators, clutch size, plumage, polymorphism, effect of the volcanic eruption, and population estimate. Pp 197-208

Nixon, A. J. 1994. Feeding ecology of hybridizing parakeets on mangere island, Chatam islands. Notornis supplement 41: 5-18
Norconk, Marilyn A.; Grafton, Brian W. y Conklin-Brittain, Nancy L. 1998. Seed Dispersal by Neotropical Seed Predators. American Journal of Primatology 45:103–126

Norconk, Marilyn A.; Wetis, Catherine y Kinzey, Warren G. 1997. Seed Predation by Monkeys and Macaws in Eastern Venezuela: Preliminary Findings. Primates, 38(2): 177-184

Nunes, Maria Flávia Conti y Galetti, Mauro. 2007. Use of forest fragments by blue-winged macaws (*Primolius maracana*) within a fragmented landscape. Biodivers. Conserv. 16: 953–967

O`Brien, Joseph J; Stahala, Caroline; Mori, Gina P; Callaham Jr., Mac A. and Bergh, Chris M. 2006. Effects of prescribed fire on conditions inside a cuban parrot (*Amazona leucocephala*) surrogate nesting cavity on great abaco, Bahamas. The Wilson Journal of Ornithology 118(4):508–512

O`Donnell, Colin F. J. 1993. More sap feeding by the Kaka. Notornis 40: 79-80

O`Donnell, Colin F. J. y Dilks, Peter J. 1989. SAP-feeding by the kaka (*Nestor meridionalis*) in south westland, New Zealand. Notornis 36: 65-71

Olmos, Fábio; Martuscelli, Paulo & Silva, Robson Silva e. 1997. Distribution and dry season ecology of Pfrimer´s conure *Pyrrhura pfrimeri*, with a reappraisal of brazilian *Pyrrhura "leucotis"*. Ornitologia neotropical 8: 121-132

Orange-bellied Parrot Recovery Team (1998) Orange-bellied Parrot Recovery Plan 1998-2002. Department of Primary Industries, Water and Environment, Hobart

Oren, David C. & Novaes, Fernando C. 1986. Observations on the Golden Parakeet *Aratinga guarouba* in Northern Brazil. Biological Conservation 36: 329-337

Ortiz-Catedral, Luis y Brunton, Dianne H. 2009. Notes on the diet of the critically endangered orange-fronted parakeet (*Cyanoramphus malherbi*) on Maud Island. New Zealand Journal of Zoology. Vol 36: 385-388

Ortiz-Maciel, Sonia Gabriela; Hori-Ochoa, Consuelo and Enkerlin-Hoeflich, Ernesto. 2010. Maroon-Fronted Parrot (*Rhynchopsitta terrisi*) Breeding Home Range and Habitat Selection in the Northern Sierra Madre Oriental, Mexico. The Wilson Journal of Ornithology, 122(3):513-517

Pacheco, M. Andreína; Beissinger, Steven R. And Bosque, Carlos. 2010. Why Grow Slowly in a Dangerous Place? Postnatal Growth, Thermoregulation, and Energetics of Nestling Green-Rumped Parrotlets (*Forpus passerinus*). The Auk, 127(3):558-570

Pacheco, M. Andreína; García-Amado, M. Alexandra; Bosque, Carlos and Domínguez-Bello, María G. 2004. Bacteria in the crop ot the seed-eating Green-Rumped Parrotlet. The Condor 106, 139-143

Paranhos, Sandra Jammal; de Araújo, Carlos Barros e Marcondes Machado, Luiz Octavio. 2009. Comportamento de *Aratinga aurea* (Psittacidae) no Sudeste de Minas Gerais, Brasil. Revista Brasileira de Ornitologia, 17(3-4):187-193

Paranhos, Sandra Jammal; de Araújo, Carlos Barros e Marcondes-Machado, Luiz Octavio. 2007. Comportamento alimentar do Periquito-de-encontro-amarelo (*Brotogeris chiriri*) no interior do estado de São Paulo, Brasil. Revista Brasileira de Ornitologia 15 (1) 95-101

Pauletti Prestes, Némora; Martínez, Jaime; Meyrer, Paulo André; Hansen, Luis Henrique and de Negri Xavier, Marcelo. 1997. Nest characteristics of the Red-spectacled Amazon *Amazona petrei*, Temminck, 1830, (Psittacidae). Ararajuba 5(2): 151-158

Pepper, J. W.; Male, T. D. And Roberts, G. E. 2000. Foraging ecology of the South Australian glossy black-cockatoo (*Calyptorhynchus lathami halmaturinus*). Austral Ecology 25, 16–24

Pereira, Ana I. & Barrantes, Gilbert, 2009. Distribución y densidad de la avifauna de la Península de Osa, Costa Rica (1990-1991). Revista Biología Tropical. Vol. 57 (Suppl. 1), 323-332

Pereira, Glauco Alves; Periquito, Maurício Cabral e Albano, Ciro. 2008. Nota sobre a ocorrência e observações da tiriba-pérola *Pyrrhura lepida* (Aves, Psittacidae) no estado de Pernambuco, Nordeste do Brasil. Revista Brasileira de Ornitologia, 16(4):395-397

Perrin, M. R. 2005. A review of the taxonomic status and biology of the Cape Parrot *Poicephalus robustus*, with reference to the Brown-necked Parrot *P. fuscicollis fuscicollis* and the Grey-headed Parrot *P. f. suahelicus*. Ostrich, 76(3&4): 195–205

Pezzoni, M.; Arambarri, A.M. Y Aramburu, R., 2009. Dieta de pichones de cotorra *Myiopsitta monachus monachus* (Aves:Psittacidae) en la provincia de Buenos Aires. Facena, Vol. 25, 39-43

Pitter, Elin y Christiansen, Mette Bohn. 1995. Ecology, status and conservation or the Red-fronted Macaw *Ara rubrogenys*. Bird Consensation International 5: 61-78

Pizo, Marco Aurélio; Simáo, Isaac & Galetti, Mauro, 1995. Diet and flock size of sympatric parrots in the Atlantic Forest of Brazil. Ornitologia neotropical 6: 87-95

Plair, Bernadette L.; Kuchinski, Kristine; Ryan, Joseph; Warren, Selene; Pilgrim, Karen; Boodoo, David; Ramsubage, Sham; Ramadhar, Audho; Lal, Motilal; Rampaul, Bhim & Mohammed, Natasha. 2008. Behavioral monitoring of blue-and-yellow macaws (*Ara ararauna*) reintroduced to the nariva swamp, Trinidad.Ornitologia neotropical 19 (Suppl.): 113–122

Pranty, Bill; Feinstein, Daria y Lee, Karen. 2010. Natural history of blue-and-yellow macaws (*Ara ararauna*) in Miami-dade county, Florida. Florida Field Naturalist 38(2):55-62

Pryor, Gregory S. 2003. Protein Requirements of Three Species of Parrots With Distinct Dietary Specializations. Zoo Biology 22:163–177

Ragusa-Netto, J. 2002. Fruiting phenology and consumption by birds in *Ficus calyptroceras* (MIQ.) MIQ. (MORACEAE). Braz. J. Biol., 62(2): 339-346

Ragusa-Netto, J. 2005. Extensive consumption of *Tabebuia aurea* (manso) Benth. & Hook. (Bignoniaceae) nectar by parrots in a tecoma savanna in the southern Pantanal (Brazil). Braz. J. Biol., 65(2): 339-344

Ragusa-Netto, J. 2006. Dry fruits and the abundance of the Blue and Yellow Macaw (*Ara ararauna*) at the cerrado remmant in Central Brazil. Ornitologia Neotropical, 17: 491-500

Ragusa-Netto, J. 2007. Nectar, fleshy fruits and the abundance of parrots at a gallery forest in the southern Pantanal (Brazil). Studies on Neotropical Fauna and Environment 42(2): 93–99

Ragusa-Netto, J. 2008. Yellow-chevroned Parakeet (*Brotogeris chiriri*) abundance and canopy foraging at a dry forest in western Brazil. Studies on Neotropical Fauna and Environment Vol. 43, No. 2, 99–105

Ragusa-Netto, J. and Fecchio, A, 2006. Plant food resources and the diet of a parrot community in a gallery forest of the Southern Pantanal, Brazil. Braz. J. Biol., 66(4): 1021-1032

Reijns, Peer J. and Van der Salm, Jakkus N. C. 1981. Some ecological aspects of the yellow-shouldered amazon (*Amazona barbadensis rothschilidi*). Pp 227-233

Renton, K., 2006. Diet of Adult and Nestling Scarlet Macaws in Southwest Belize, Central America. Biotropica, 38: 280–283

Renton, Katherine, 2001. Lilac-Crowned Parrot diet and food resource availability: resource tracking by a parrot seed predator. The Condor 103, 62-69

Ridgely, Robert S. y Robbins, Mark B. 1988. *Pyrrurha orcesi*, a new parakeet from southwestern Ecuador, whith systematic notes on the *P. melanura complex.*. Wilson Bull., 100(2): 173-182

Rinke, D. 1988. Group Sizes of Red Shining Parrots on 'Eua, Kingdom of Tonga. Notornis 35: 57-58

Rivera-Milan, Frank F.; Collazo, Jaime A.; Stahala, Caroline; Moore, Wendy J.: Davis, Ancilleno; Herring, Garth; Steinkamp, Melanie; Pagliaro,Ron; Thompson, Jennifer L. And Bracey, Woody. 2005. Estimation of density and population size and recommendations for monitoring trends of Bahama parrots on Great Abaco and Great Inagua. Wildlife Society Bulletin 33(3): 823-834

Robinet, O.; Beugnet, F.; Dulieu, D. And Chardonnet, Ph. 1995. The Ouvea parakeet - state of knowledge and conservation status. Oryx Vol 29. No 2: 143-150

Robinet, Olivier; Bretagnolle, Vincent; Clout, Mick, 2003. Activity patterns, habitat use, foraging behaviour and food selection of the Ouvéa Parakeet (*Eunymphicus cornutus uvaeensis*). Emu 103, 71-80.

Robinson, Angus. 1965. Feeding notes on the White-tailed Black Cockatoo. Pp-169-170
Rodrigues Tellino Jr, Wallace; de Lyra Neves, Rachel María y Siqueira Carneiro, Roberto. 2000. Observaçoes de *Touit surda* (Psittacidae) em fragmentos florestais de Pernambuco, Brasil. Melopsittacus 3(4): 159-165

Rodriguez Castillo, Angélica M. y Eberhard, Jessica R. 2006. Reproductive behavior of the yellow-crowned parrot (*Amazona ochrocephala*) in western Panama. The Wilson Journal of Ornithology 118(2):225–236

Rodriguez-Estrella, Ricardo; Mata, Eustolia y Rivera, Laura. 1992. Ecological notes on the green parakeet of isla socorro, Mexico. The Condor 94: 523-525

Rodriguez-Ferraro, Adriana y Sanz, Virginia. 2007. Natural history and population status of the yellow-shouldered parrot on la blanquilla island, Venezuela. The Wilson Journal of Ornithology 119(4):602–609

Romero Balderas, Karina G; Naranjo, Eduardo J; Morales, Helda H y Night, Ronald B. 2006. Daños ocasionados por vertebrados silvestres al cultivo de maíz en la Selva Lacandona, Chiapas, México. Interciencia, Vol. 31 n° 4: 276-283

Roper, T. J. 2003. Olfactory discrimination in Yellow-backed Chattering Lories. Ibis 145, 689–691

Roth, Paul. 1984. Repartiçao do habitat entre psitacídeos simpátricos no sul da amazonia. Acta Amazónica 14(1-2): 175-221

Rowley, I. and Collar, N. J. 1997. Order Psittaciformes. Pp 246-479, in: del Hojo, J.; Elliott, A. and Sargatal, J. eds. (1977). Handbook of the Birds of the World. Vol. 4. Snadgrouse to Cuckoos. Lynx Edicions, Barcelona.

Rowley, Ian y Chapman, Graeme, 1986. Cross-Fostering, imprinting and learning in two sympatric species of cockatoo

Rowley, Ian y Chapman, Graeme, 1991. The Breeding Biology, Food, Social Organization, Demography and Conservation of the Major Mitchell or Pink Cockatoo, *Cacatua leadbeateri*, on the Margin of the Western Australian Wheatbelt. Ausr. J. Zool., 39, 211-261

Rowley, Ian, 1990. Behavioural ecology of the Galah *Eolophus roseicapillus* in the Wheatbelt of Western Austraila. Chipping Norton. Australia. 188pp

Sagar, P. M. 1988. Some characteristics of red-crowned parakeets on the poor knights islands. Notornis 35: 1-8

Saini, Harjeet K; Dhindsa, Manjit S. y Toor, H. S. 1994. Food of the Rose-ringed Parakeet *Psittacula krameri*: a quantitative study. Journal Bombay Natural Hist. Society, Vol. 91: 96-103

Sanz, Virginia y Grajal, Alejandro. 1998. Successful of Reintroduction of Captive-Raised Yellow-Shouldered Amazon Parrots on Margarita Island, Venezuela. Conservation Biology, Vol. 12(2): 430-441

Saunders, D. A. 1974. The Occurrence of the White-tailed Black-Cockatoo *Calyptorrhynchus baudinii*, in *Pinus* plantations in Western Australia. Aust. Wildl. Res. 1, 45-54

Saunders, D. A. 1977. The effect of agricultural clearing on the breeding success of the White-tailed Black Cockatoo. Emu 77: 180-184

Saunders, D. A. 1980. Food and movements of the Short-billed form of the White-tailed Black Cockatoo. Aust. Wildl. Res. 7, 257-269

Saunders, D. A. 1991. The effect of land clearing on the ecology of Carnaby's cockatoo and the inland red-tailed black cockatoo in the wheatbelt of western Australia. ACTA XX CONGRESSUS INTERNATIONALIS ORNITHOLOGICI. Pp-658-664

Saunders, D.A; Rowley, I; Smith G. T, 1985. Birds in Eucalypt Forests and Woodlands. Ecology, Conservation, Management. Capítulo 27: The Effects of Clearing for Agriculture on the distribution of Cockatoos in the Southwest of Western Australia, 309-321

Sazima Ivan. 2008. The parakeet *Brotogeris tirica* feeds on and disperses the fruits of the palm *Syagrus romanzoffiana* in Southeastern Brazil. Biota Neotrop. 8(1): 231-234

Sazima, I, 1989. Peach-fronted Parakeet (*Aratinga aurea*) feeding on winged termites. The Wilson Bulletin 101(4), 656-657

Sazima, I, 2008. The parrotlet *Forpus xanthopterygius* scrapes at clay nests of the ovenbird *Furnarius rufus*: tasting or testing a new home?. Revista Brasileira de Ornitologia, 16(3):256-259

Scotth, John K. Y Black, Robert. 1981. Selective Predation by White-Tailed Black Cockatoos on Fruit of *Banksia attenuata* containing the Seed-Eating Weevil *Alphitopis nivea*. Aust. Wildl. Res., 8, 421-430

Schubot, Richard; Del Otero, Tony; Clubb, Kevin y Clubb, Susan, 1992. Psittacine aviculture. Perspectives, techniques and research. Capítulo 5: Analysis of psittacine diets fed at ABRC, 9 páginas.

Selman, R. G; Hunter, M. L y Perrin, M. R. 2000. Rüppell's Parrot: status, ecology and conservation biology. Ostrich, 71(1&2): 347-348

Selman, R. G; Perrin, M. R y Hunter, M. L. 2002. The diet of Rüppell's Parrot, *Poicephalus rueppellii*, in the Waterberg, Namibia. Ostrich, 73 (3&4): 127-134

Shepherd, John D; Ditgen, Rebecca S. y Sanguinetti, Javier. 2008. *Araucaria araucana* and the Austral parakeet: pre-dispersal seed predation on a masting species. Revista Chilena de Historia Natural 81: 395-401

Shukuroglou, Pavlina y McCarthy, Michael A. 2006. Modelling the occurrence of rainbow lorikeets (*Trichoglossus haematodus*) in Melbourne. Austral Ecology, 31, 240–253

Silva, Flavio. 1981. Contribução ao conhecimiento da biologia do l'apagaio Charäo, (*Amazona pretrei*) (Ternminck,1830) (Psittacidae, Aves). lheringia, Ser. Zool, Porto Alegre 58: 79-85

Silva. 1989. A monograph of endangered parrots: macaws, conures and *Rhynchopsitta*. 214-217

Silveira, Luís Fábio; de Lima, Flávio César Thadeo y Höfling, Elizabeth. 2005. A new species of *Aratinga* parakeet (Psittacciformes: Psittacidae) from Brazil, with taxonomic remarks on the *Aratinga solstitialis* Complex. The Auk 122(1):292–305

Silvius, Kirsten M. 1995. Avian Consumers of Cardón Fruits (*Stenacereus griseus,* Cactaceae) on Margarita Island, Venezuela. Biotrópica 27 (1): 96-105

Simao, Isaac; Maes dos Santos, Flavio Antonio y Pizo, Marco Aurelio, 1997. Vertical stratification and diet of psittacids in a Tropical lowland forest of Brazil. Ararajuba, 5 (2), 169-174

Skead, C. J. 1964. The overland flights and the feeding habits of the Cape Parrot, *Poicephalus robustus* (Gmelin), in the Eastern Cape Province. Ostrich, Vol. 35: 202-223

Smith, GT; Moore, LA, 1991. Foods of corellas *Cacatua pastinator* in Western Australia. Emu. Vol. 91, no. 2, 87-92

Snyder, Joel F. R; Koening, Susan E.; Koschmann, James; Snyder, Helen A. and Johnson, Terry B. 1994. Thick-billed parrot releases in Arizona. The Condor 96: 845-862

Snyder, N. F. R; Willey, J. W; Kepler, C. B. 1987. The Parrots of Luquillo. Natural History and Conservation of the Puerto Rican Parrots. Los Angeles LA. Western Fundation of Vertebrate Zoology. Chapter 5: Movements and food: 67-93 and Appendix 8 and 10.

Snyder, N. R. R., Enkerlin-Hoeflich, E. C. and Cruz-Nieto, M. A. 1999. Thick-billed Parrot (*Rhynchopsitta pachyrhyncha*). In The Birds of North America, No. 406 (A. Poole and F. Gill, eds.). The Birds of North America, Inc., Philadelphia, PA

Snyder, Noel F. R; King, Warren B. y Kepler, Cameron B. 1982. Biology and conservation of the bahama parrot. The living bird. 90-114

Soto Piñeiro, Carlos Jesús; Crúz López, Eliécer, 2007. Incidencia de lipomas en la cotorra cubana (Incidence of lipomas in the cuban parrot). REDVET. Revista electrónica de Veterinaria 1695-7504 Volumen VIII, Número 12

South, Jason M.; and Pruett-Jones, Stephen, 2000. Patterns of flock size, diet, and vigilance of naturalized Monk Parakeets in Hyde Park, Chicago. The Condor 102, 848-854

Souza, Franco Leandro; Uetanabaro, Masao; Landgref Filho, Paulo e Faggioni, Gabriel. 2009. Uma fonte alternativa de água para a tiriba-fogo, *Pyrrhura devillei?*. Revista Brasileira de Ornitologia, 17(3-4):210-212
Stoodley, John and Pat. 1984. Pionus Parrots. Bezels Publications. Lovedean, Portsmouth, PO8 0SW, England.

Strahl, Stuart D.; Desenne, Philip A.; Jimenez, Jose Luis; Goldstein, Isaac R. 1991. Behavior and biology of the Hawk-Headed Parrot, *Deroptyus accipitrinus*, in southern Venezuela. The Condor 93:177-180

Styche, Andrew, 2008. Distribution and Behavioural Ecology of the Sulphur-Crested Cockatoo (*Cacatua Galerita L.*) in New Zealand. Tesis Doctoral

Sudershan Rao, G y Shivanarayan, N. 1981. Note on the food of nestlings of Rose-ringed Parakeet in Hyderabad. Pavo, Vol. 19, Nº 1 y 2, 97-99

Symes, Craig T. y Perrin, Michael R. 2003. Feeding biology of the Greyheaded Parrot, *Poicephalus fuscicollis suahelicus* (Reichenow), in Northern Province, South Africa. Emu, 103: 49-58
Taylor, M. R. 2000. Natural history, behavior and captive management of the Palm cockatoo *Probosciger aterrimus* in North America. Int. Zoo Yb. 37: 61-69

Taylor, Robert J. y Mooney, Nick J. 1990. Fungal feeding by Yellow-tailed black cockatoo. Corella 14(1): 30

Taylor, Rowland H. 1985. Status, Habits and conservation of the *Cyanoramphus* parakeets in the New Zealand Region. ICBP Technical Publications Nº 3: 195-211

Taylor, Stuart y Perrin, Michael R. 2006. The diet of the Brown-headed Parrot (*Poicephalus cryptoxanthus*) in the wild in southern Africa. Ostrich - Journal of African Ornithology, Volume 77, Numbers 3-4, 179-185

Temby, Ian D. y Emison, William B. 1986. Foods of the Long-Billed Corella. Aust. Wildl. Res. 13, 57-63

Toyne, E. P. & Flanagan, J. N. M. 1997. Observations on the breeding, diet and behavior of the Red-faced Parrots *Hapalopsittaca pyrrhops* in southern Ecuador. Bull B.O.C. 117(4): 257-263

Toyne, E.P; Jeffcote, M. T. y Flanagan, J. N. 1992. Status, distribution and ecology of the White-breasted Parakeet *Pyrrhura albipectus* in Podocarpus National Park, southern Ecuador. Bird Conservation International 2: 327-338

Tracey, J., Bomford, M., Hart, Q., Saunders, G. and Sinclair, R. 2007. Managing Bird Damage to Fruit and Other Horticultural Crops. Bureau of Rural Sciences, Canberra.

Trevelyan, Rosie. 1995. The feeding ecology of Stephen's lory and nectar availability in its food plants. Biological Journal of the Linnean Society, 56: 185–197

Trivedi, Cornejo, and Watkinson, 2004. Seed Predation on Brazil Nuts (*Bertholletia excelsa*) by Macaws (Psittacidae) in Madre de Dios, Peru. Biotrópica 36 (1), 118-122
Tubelis, Dárius Pukenis, 2009. Bird foraging in *Anacardium* patches in central brazilian fire breaks: relationship between flock size and patch size. Ornitologia neotropical 20: 421–430

Tubelis, Dárius Pukenis, 2009. Feeding ecology of *Ara ararauna* (Aves, Psittacidae) at firebreaks in western Cerrado, Brazil. Biotemas, 22 (2): 105-115

Valdés-Peña, Rene A; Ortiz-Maciel, Sonia Gabriela; Valdez Juarez, Simon O.; Enkerlin-Hoeflich, Ernesto C. y Snyder, Noel F. R. 2008. Use of clay licks by maroon-fronted parrots (*Rhynchopsitta terrisi*) in northern Mexico. The Wilson Journal of Ornithology 120(1):176–180

Vaughan, Christopher; Nemeth, Nicole & Marineros, Leonel , 2006. Scarlet Macaw, *Ara macao*, (Psittaciformes: Psittacidae) diet in Central Pacific Costa Rica. Revista Biología Tropical, Vol. 54 (3), 919-926

Vendramin-Gallo, M; Pessutti, C; Pezzato, A. C. y Vicentini-Paulino, M.L.M. 2001. Effect of Age on Seed Digestion in Parrots (*Amazona aestiva*). Physiological and Biochemical Zoology 74(3):398–403

Viader, Xavier. La grasa en la alimentación de los loros grises: consecuencias de la hiperespecialización trofica del *Psittacus erithacus*. Resúmen Ponencia. IV Congreso de Psitacultura. Valls.

Walker, Jonathan S. 2007. Dietary specialization and fruit availability among frugivorous birds on Sulawesi. Ibis, 149, 345–356

Waples, K. A; Barnett, J. L. y Marks, C. A. 2000. Food preference of long-billed corellas *Cacatua tenuirostris* in aviary experiments. Corella 24 (4): 65-69

Warburton, L. S. and Perrin, M. R. 2005. Foraging behaviour and feeding ecology of the Black-cheeked Lovebird *Agapornis nigrigenis* in Zambia. Ostrich, 76(3&4): 118–129

Warburton, L.S., and Perrin, M.R. 2006. The Black-cheeked Lovebird (*Agapornis nigrigenis*) as an agricultural pest in Zambia. Emu 106, 321-328

Waterhouse, R. D. 1997. Some observations on the ecology of the Rainbow Lorikeet *Trichoglossus haematodus* in Oatley, South Sydney. Corella, 21(1): 17-24

Weaver, C.M. 1982. Breeding habitats and status of the Golden-shouldered Parrot *Psephotus chrysopterygius*, in Queensland. Emu 82: 2-6

Wermundsen, T, 1997. Seasonal change in the diet of the Pacific Parakeet *Aratinga strenua* in Nicaragua. Ibis. Vol. 139, no. 3, 566-568

Wiedenfeld, David A. 1994. A new subspecies of scarlet macaw and its status and conservation. Ornitologia neotropical 5: 99-104

Wilson, Kerry-Jayne. 1993. Observations of the kuramoò (*Vini peruviana*) on Aitutaki Island, Cook Islands. Notornis, 40: 71-75

Wirminghaus, J.O.; Downs, Colleen T.; Symes, C.T.; Perrin, M.R. 2002. Diet of the Cape Parrot, *Poicephalus robustus*, in Afromontane forests in KwaZulu-Natal, South Africa. Ostrich - Journal of African Ornithology, Volume 73, Numbers 1-2,20-25

Wood, G. A. 1987. Further field observations of the Palm Cockatoo *Probosciger aterrimus* in the Cape York Peninsula, Queensland. Corella 12 (2), 48-52

Wyndham, E. 1980. Environment and food of the budgerigar *Melopsittacnrs undulatus*. Australian

Journal of Ecology, 5: 47-61

Wyndham, E. y Cannon, C. E. 1991. Parrots of Eastern Australian Forests and Woodlands: The Genera *Platycercus* and *Trichoglossus*. Birds of The Eucalypt Forest and Woodlands: Ecology, Conservation, Management. Capítulo: 12, 141-150

Yamashita, Carlos y Machado de Barros, Yuri. 1997. The Blue-throated macaw *Ara glaucogularis*: characterization ot its distinctive habitats in savannahs of the Beni, Bolivia. Ararajuba 5(2): 141-150

Zona, S. & A. Henderson. 1989. A review of animal-mediated seed dispersal of palms. Selbyana 11: 6–21

www.ingramcontent.com/pod-product-compliance
Lightning Source LLC
Chambersburg PA
CBHW072051020426
42334CB00017B/1472